내 몸 내가 고쳐 쓴다 ❶

질병 탈출 자연의학 처방전

내 몸 내가 고쳐 쓴다 1

1쇄 발행 2020년 12월 24일
3쇄 발행 2024년 2월 19일

지은이 이경원

펴낸곳 책과이음
출판등록 2018년 1월 11일 제395-2018-000010호
대표전화 0505-099-0411 **팩스** 0505-099-0826
이메일 bookconnector@naver.com
Facebook·Blog /bookconnector

ISBN 979-11-90365-11-6 14510
979-11-90365-10-9 14510 (세트)

책값은 뒤표지에 있습니다.
잘못 만들어진 책은 구입하신 서점에서 교환해드립니다.

책과이음 • 책과 사람을 잇습니다!

NATURAL

내 몸 내가 고쳐 쓴다 ①

THE HEALING POWER OF NATURAL MEDICINE

질병 탈출 자연의학 처방전

MEDICINE

미국 자연의학 전문가 이경원 지음

책과이음

한국에 사는 30대 여성이 가슴에 무엇이 만져진다고 해서,
나이가 젊으니 간단한 섬유종일 수도 있으나 그래도 검사를 해 봐야 한다고 강력히 권했습니다.
검사 결과 유방암으로 판명되어 항암 치료를 받았는데, 구토가 너무 심하여 모든 치료를
거부하고 채식만으로 암을 치료한다는 무허가 요양원에 들어가 버렸습니다.
그 후 소식이 끊겨 걱정을 하고 있었는데, 한참 뒤에 연락이 왔습니다.
유방암이 척추로 번져 뼈가 주저앉는 바람에 시멘트로 세우는 수술을 받았고,
황체호르몬 주사와 뼈 주사를 맞으며 하루하루를 고통스럽게 살아가고 있다는 것입니다.
의사로서, 한 인간으로서 너무나 가슴 아프고 안타까운 일이었습니다.

젊은 여성의 유방암은 자연의학으로 얼마든지 예방이 가능한데……
이것을 모르고 있는 것이 문제입니다. 자궁근종 수술도 얼마나 많이들 합니까?
역시 자연의학으로 예방이 잘되는 질환 중 하나인데 사람들이 몰라서 병을 키우고,
불행한 결과를 맞이하고 있습니다. 하루빨리 자연의학을 널리 알려야 한다는
의사로서의 사명감으로 쉬지 않고 이 책을 써 왔습니다.
평생을 환자들의 치료와 연구에 바치시며 인간이 무병장수하며 살기를 염원하신
선친의 뜻을 이어받아, 여기 자연의학을 전합니다.

인간은 원래 내추럴(Natural)하게 태어났습니다. 그러므로 병을 치료하는 데 있어서도 수술이 불가피한 경우가 아니라면, 인위적이고 화학적인 처치에 앞서 인간 생리에 맞게 부족한 성분은 채우고 과한 것은 덜어내는 자연스러운 방법을 써야 우리 몸이 부작용 없이 건강해질 수 있습니다. 이것이 자연의 섭리이며, 자연의학적인 치료법입니다. 이것을 따르면 큰 병을 얻어 병원에 가는 일도 막을 수 있습니다.

자연의학은 서양의학과 생화학에 근거를 두고 있다는 점에서 한의학이나 민간요법과 많이 다릅니다. 또 화학적인 처방약을 사용하지 않고 우리 몸에 필요한 성분을 친인체적인 자연성분과 음식 등으로 공급하여 몸이 가지고 있는 자연치유력을 높여 준다는 점에서 서양의학과도 다릅니다. 미국을 비롯하여 독일 스위스 등 유럽 선진국들은 진작부터 자연의학이 현대의학의 부족함을 보완하고 미래의학을 이끌어 가는 통합의학의 핵심주자가 될 것으로 내다보며 지속적인 연구 개발에 힘을 쏟고 있고, 전 세계적으로 점점 더 그 뿌리를 넓혀 가고 있습니다.

한국에서는 자연의학 치료법 중 하나인 자연치료제(supplements; 기능성식품, 건강보조식품, 생약제 등)들이 오래전부터 대중에게 사용되어 왔고, 근래에는 백화점, 마트, 인터넷 등으로 유통을 더욱 확산하면서 자연치료제에 대한 높은 관심과 수요를 보여 주고 있습니다. 하지만 자연의학 의사(Naturopathic Doctor; ND)가 전문적인 진료와 처방을 내리는 미국 등과 달리, 판매자(회사)의 제품 광고나 이용자들의 사용 후기에 의지하여 자연치료제가 사용되다 보니, 오복용에 따른 불안감이나 허위· 과대광고로 인한 피해사례 등이 매스컴의 단골 메뉴로 등장하는 것을 보게 됩니다.

이제 〈내 몸 내가 고쳐 쓴다〉가 그러한 혼란과 문제들을 바로 잡아 주는 가이드 역할을 하게 될 것입니다. 이 책은 크게 〈1권 질병 탈출 자연의학 처방전〉과 〈2권 자연치료제 상세 효능〉 〈3권 음식과 자연의학 처방전〉으로 나누어져 있습니다.

1권에는 우리가 주변에서 흔히 접하는 대표적인 질환들의 원인과 증상, 자연의학적인 치료법을 자세히 수록하였습니다. 또한 환자들이 자주 질문해 오는 자연의학 관련 정보들과 잘못 알고 있는 건강지식, 시중에서 판매되고 있는 자연치료제를 직접 비교해 보고 좋은 것을 고를 수 있는 방법 등도 소개하였습니다. 2권에는 (1권의 자연치료법에서 소개된) 각각의 자연치료제들이 어떤 효능을 가지고 있으며, 어떻게 복용해야 하는지 등을 과학적인 연구 결과를 토대로 한눈에 볼 수 있게 정리해 놓았습니다. 3권은 이 모두를 아우르는 자연의학의 완결판이라 할 수 있습니다.

이 책을 첫 장부터 마지막 장까지 잘 숙지하면 질병이 왜 생기는지, 그것을 어떻게 개선하고 미리 막을 수 있는지에 대한 기본 원리를 터득하게 되어 자기 건강을 스스로 관리할 수 있는 자신감과 해법을 발견할 수 있을 것입니다.

앞으로는 자연의학 시대가 올 것입니다. 모든 사람들이 이 책을 활용하여 자신과 가족의 '자연의학 주치의'가 되어 평생 건강한 삶을 누리시기 바랍니다.

우선 이 책을 쓰느라 오랜 세월 애써 온 저자의 노고를 치하하고 싶은 마음입니다. 이 책은 각 질병의 근본 원인과 증상, 음식요법, 자연치료제들을 이용한 치료법 등 지금까지 한국에 잘 알려지지 않았던 자연의학 치료법들을 상세히 소개하여 환자가 실제로 치료에 응용할 수 있도록 되어 있습니다.

또한 미국과 유럽 등 세계 각국의 임상실험 연구 결과에 근거하여 여러 자연치료제들의 정확한 효능과 복용 방법을 자세히 소개해 놓았고, 이로써 오복용으로 인한 피해나 부작용 등을 차단할 수 있게 되었습니다. 나 자신도 건강에 좋다는 생약제를 여러 가지 먹어 왔는데, 이 책을 보고 어떤 것은 오히려 내 건강에 마이너스가 될 수도 있다는 사실을 알고 깜짝 놀라기도 했습니다. 이 시대에 꼭 필요한 유용하고 가치 있는 책이라 생각되어 온 국민에게 적극 추천하고 싶습니다.

특히 '내 몸에 맞는 음식 찾는 법'을 상세히 기술하여 독자 스스로 자기 체질에 맞는 음식을 찾을 수 있도록 한 것은 국민건강에 크게 기여하는 길이라 생각합니다. 과거에 본인도 건강이 나빠져 하와이에서 열린 세계보건기구학회 세미나에 참석할 수 없을 정도로 기력이 쇠하였던 적이 있었습니다. 그때 저자의 선친이신 이명복 박사에게 체질감별을 받고 먹지 말아야 할 음식을 가려서 먹지 않았더니, 즉시 몸이 회복되어 행사에 무사히 다녀올 수 있었습니다. 그때부터 내 체질에 맞는 음식을 골라 먹는 것만으로도 지금까지 건강한 체력을 유지하고 있습니다.
내 경험만 보더라도 '체질을 알고 올바른 섭생을 하면 건강해지는 것'이 확실합니다. 온 국민이 이 책과 더불어 건강해지기를 바랍니다.

정경균
보건학 박사 · 전 서울대학교 보건대학원 원장

저는 서울대 의대 교수 집안에서 태어났습니다. 어렸을 때부터 부모님은 제가 당연히 아버님의 뒤를 이어 그 자리를 이어받을 것이라고 생각하셨고 저도 그것을 당연한 듯 생각하며 자랐습니다. 세월이 흘러 형은 의사가 되었고 의사 배우자를 만나 가정을 이루었습니다. 여동생도 임상심리 의사이고 역시 의사 배우자를 만나, 집안에 (서양의학) 의사가 4명입니다. 그런데 저만 자연의학을 하게 되었습니다.

●

아버님은 교수 시절 사상체질을 연구하신 후 신문과 TV에 자주 나오셨고 지방 TV에서도 강연 요청이 쇄도하여 주말마다 비행기로 전국을 다녀오셨습니다. 가족들이 "너무 무리하시는 것 아니냐"며 걱정했지만, "온 국민이 다 알아야 한다"는 굳은 신념으로 열의를 다하셨습니다.
어느 날 출판사에서 찾아와 "신문에 연재해 오신 글을 책으로 출판하고 싶다"고 하여 《체질을 알면 건강이 보인다》는 책이 출간되었습니다. 얼마 지나지 않아 이 책이 건강 분야에서 베스트셀러가 되어 모두를 놀라게 하였습니다. 아버님 성함은 이 자, 명 자, 복 자이십니다. 그 후 교수

직에서 정년퇴임하고 병원을 개업하셨는데, 서양의학이 아닌 사상체질 감별로 진료를 하셨습니다. 환자들이 몰려들어 1년 반씩 예약이 밀렸습니다.

• •

아버님은 후계자를 두고 싶으셨는지 저더러 한의학을 공부하면 어떻겠느냐고 제의하셨습니다. 저도 어려서부터 아버님께 배운 바가 있었고 한의학을 좀 더 현대의학(서양의학)적인 측면에서 규명하고 싶은 마음과, 인간 생리에 순응하는 자연적인 치료법을 알아내고 싶은 생각에 아버님 뜻을 따랐습니다.

1991년 미국 한의대에 입학하였는데 미국인도 한의대에 많이 다니고 있는 것을 보고 깜짝 놀랐습니다. 미국인 학생이 350명, 한국인 학생이 80명, 중국인 학생이 70명 정도 되었습니다. 매일 새벽 4시가 넘도록 전력을 다하여 공부하였고, 특히 현대의학을 더 열심히 공부하였습니다. 그 결과 입학부터 졸업까지 전 과목 시험에서 100점을 받는 전설을 남기며 수석 졸업을 하였습니다. 그런 연유로 곧 학교에서 강의 요청이 왔습니다. 하지만 저는 졸업 후 바로 자연의학을 공부하느라 시간이 없었고, 세미나에 참석하느라 먼 거리를 비행기로 이동하는 일도 잦았기 때문에 여러 차례 사양하였습니다. 그러나 "가르치는 일도 병을 치료하는 것만큼 중요한 일이니 강의를 했으면 좋겠다"는 어머니의 권유를 더 이상 뿌리치기 어려워 강의를 시작하였습니다.

• • •

제가 맡은 강의는 〈서양의학 용어〉와 인턴들에게 임상준비를 시키는 〈병리학〉이었습니다. 〈서양의학 용어〉는 당연히 (서양의학) 의사들이 강의를 담당해 왔던 과목이었습니다. 하지만 저 역시 대학 시절 라틴어로 된 서양의학 용어를 공부할 때 여러 교수님들께 여러 차례 수강을 하며 미비점을 보충하였고, 수년 동안 라틴어의 뜻을 파헤쳐 일상적인 생활용어로도 활용하고 있던 터라 자신이 있었습니다.
강의를 시작하면서 "의사가 되려면 4시 전에는 잠을 자지 마라"는 선전포고와 함께 학생들을 혹사시켜 악명을 날리기도 하였습니다. 최선을 다하여 제가 배울 때보다 더 자세하게 강의를 하였습니다.

한번은 어떤 학생이 다른 주로 떠나면서 전화를 했습니다. "교수님은 영혼이 맑은 분이십니다." 이 말은 제게 상당히 감동적이었습니다. 어느 해에는 학생회에서 제게 감사장을 주었습니다. 이때는 더 감동하였습니다. 이 감사장은 지금도 제 연구실에 있습니다. 박사학위 증명서는 걸어두지 않아도 학생들의 '판결'이 담긴 이 감사장은 소중히 걸어 놓고 있습니다.

한의대에도 약사, 간호사들이 많이 다니고 (서양의학) 의사도 몇 명 있습니다. 그런데 가장 놀라운 말은 학기 말까지 묵묵히 제 병리학 강의를 수강하던 의사의 입에서 나왔습니다. "선생님은 웬만한 (서양의학) 의사보다 서양의학을 더 많이 아십니다." 이때는 정말 무엇에 맞은 것 같은 기분이었습니다. 이 한마디는 마치 각고(刻苦)의 고해(苦海)를 건너 얻어 낸 결실처럼 여겨졌습니다. 그날 밤은 오랫동안 서성이며 잠을 이루지 못하였습니다.

● ● ● ●

무던히도 먼 길을 쉬지 않고 달려온 것 같습니다. 자연의학 대학이 다른 주에 있었던 관계로 그 학교 교재를 사서 공부하느라 수백 권의 책을 사들였고 아침에 눈떠서 새벽까지 하루 20시간씩 공부하느라 피곤함을 느낄 겨를조차 없었습니다. 방바닥에 책 36권을 펼쳐 놓고 책 사이를 넘어 다니며 박사논문을 썼던 일도 잊을 수 없습니다.

이 책을 쓰기 위해 지난 수년간 환자들을 진료하는 틈틈이 세계적인 임상시험과 연구 결과를 조사·연구하는 한편, 캐나다·독일·미국 전역으로 세미나를 다니며 최신 자연의학 정보들을 업데이트해 나갔습니다. 또 환자들에게 가장 효과 좋은 치료법(제)을 찾기 위해 자연의학 전문회사들의 포뮬러들을 일일이 조사, 비교하면서 제 몸에도 숱하게 반복 실험을 하였습니다. 무수한 제품들의 성분을 하나하나 비교하느라 셀 수 없이 많은 시간이 걸렸습니다.

하루 세 시간 이상 수면을 취한 적이 없을 정도로 바쁜 일상이 계속돼 왔지만 지금껏 피곤한 줄 모르고 건강하게 일할 수 있었던 것은 다 자연의학 덕분입니다. 이제 이러한 자연의학을 저와 제 환자들뿐 아니라 한국의 여러 독자들에게도 전해 드릴 수 있게 되어 기쁜 마음입니다.

• • • • •

제가 이 책을 쓰게 된 이유 중 하나는, 후손이 없기 때문에 책으로나마 후세에 의미 있는 일을 남기고 싶은 사명감이었습니다. 이 책을 시작으로 자연의학이 우리나라에 알려지고 정착되는 씨앗이 되어 저를 낳아 주신 조상님과 조국에 조금이나마 보답이 되었으면 합니다.

또 다른 이유는, 좋은 부모이자 스승이자 선배이셨던 아버님의 뜻에 조금이나마 보답해 드리고 싶은 마음이었습니다. 아버님이 돌아가시기 전에 탈고를 하려고 쉬지 않고 달려왔지만 애석하게도 지금은 곁에 계시지 않습니다. 92세를 일기로 먼저 떠나신 아버님, 제가 가장 존경하는 스승이십니다.

아버님, 제게 이 공부를 하게 하시고 이 길을 가게 해 주셔서 감사합니다. 엎드려 삼가 이 책을 올립니다.

Yours in good health,

미국 캘리포니아에서 자연의학 의사 **이경원**

1권

링크 표시

1권 본문을 읽다가 중간 중간에 화살표로 링크 표시된 페이지를 찾아 읽으면 보다 쉽고 자세하게 내용을 이해할 수 있습니다(앞에 1, 2권 표기가 없는 것은 읽고 있는 책에서 페이지를 찾으면 됩니다).

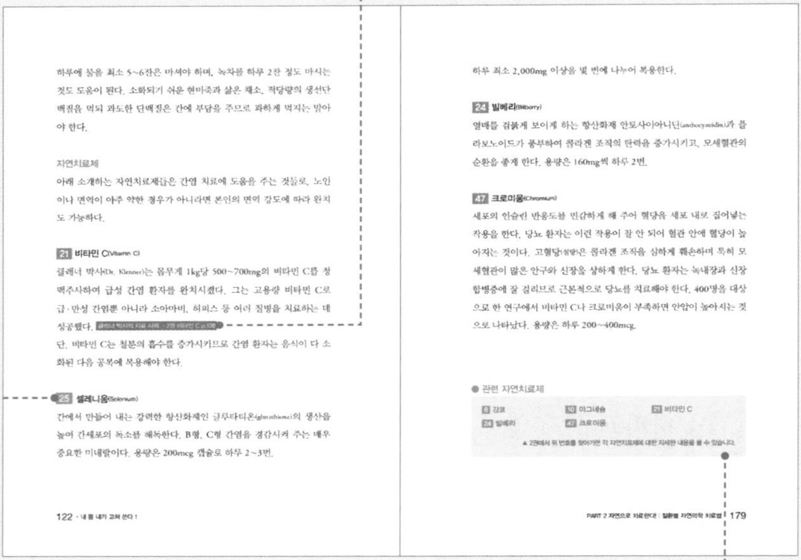

하루에 물을 최소 5~6잔은 마셔야 하며, 녹차를 하루 2잔 정도 마시는 것도 도움이 된다. 소화되기 쉬운 현미죽과 삶은 채소, 적당량의 생선단백질을 먹되 과도한 단백질은 간에 부담을 주므로 과하게 먹지는 말아야 한다.

자연치료제

아래 소개하는 자연치료제들은 간염 치료에 도움을 주는 것들로, 노인이나 면역이 아주 약한 경우가 아니라면 본인의 면역 강도에 따라 완치도 가능하다.

21 비타민 C(Vitamin C)

클레너 박사(Dr. Klenner)는 몸무게 1kg당 500~700mg의 비타민 C를 정맥주사하여 급성 간염 환자를 완치시켰다. 그는 고용량 비타민 C로 급·만성 간염뿐 아니라 소아마비, 허피스 등 여러 질병을 치료하는 데 성공했다.

단, 비타민 C는 철분의 흡수를 증가시키므로 간염 환자는 음식이 다 소화된 다음 공복에 복용해야 한다.

25 셀레니움(Selenium)

간에서 만들어 내는 강력한 항산화제인 글루타티온(glutathione)의 생산을 높여 간세포의 독소를 해독한다. B형, C형 간염을 경감시켜 주는 매우 중요한 미네랄이다. 용량은 200mcg 캡슐로 하루 2~3번.

122 · 내 몸 내가 고쳐 쓴다 1

하루 최소 2,000mg 이상을 몇 번에 나누어 복용한다.

24 빌베리(Bilberry)

열매를 검붉게 보이게 하는 항산화제 안토사이아니딘(anthocyanidin)과 플라보노이드가 풍부하여 콜라겐 조직의 탄력을 증가시키고, 모세혈관의 순환을 좋게 한다. 용량은 160mg씩 하루 2번.

47 크로미움(Chromium)

세포의 인슐린 반응도를 민감하게 해 주어 혈당을 세포 내로 집어넣는 작용을 한다. 당뇨 환자는 이런 작용이 잘 안 되어 혈관 안에 혈당이 높아지는 것이다. 고혈당(설탕)은 콜라겐 조직을 심하게 훼손하며 특히 모세혈관이 많은 안구와 신장을 상하게 한다. 당뇨 환자는 녹내장과 신장 합병증에 잘 걸리므로 근본적으로 당뇨를 치료해야 한다. 400명을 대상으로 한 연구에서 비타민 C나 크로미움이 부족하면 안압이 높아지는 것으로 나타났다. 용량은 하루 200~400mcg.

● 관련 자연치료제

8 감초 · 30 마그네슘 · 21 비타민 C · 24 빌베리 · 47 크로미움

▲ 2권에서 위 번호를 찾아가면 각 자연치료제에 대한 자세한 내용을 볼 수 있습니다.

PART 2 자연으로 치료한다 : 질환별 자연의학 치료법 179

자연치료제 번호

본문을 읽다가 관심 있는 '자연치료제'를 메모하고 싶을 때 일일이 이름을 적지 않고 이름 앞에 붙어 있는 번호만 적어도 2권에서 관련 내용을 쉽게 찾아볼 수 있습니다. 2권에서 이 번호를 찾아가면 해당 자연치료제의 내용을 자세히 볼 수 있습니다.

질병별 자연치료제

각 질병의 마지막 페이지마다 해당되는 자연치료제들을 한눈에 볼 수 있도록 박스로 정리해 두었습니다. 여기에 적힌 번호로도 2권에서 해당 자연치료제를 바로 찾아볼 수 있습니다.

링크 표시

2권 본문 중간 중간에 링크 표시된 페이지를 찾아 함께 읽으면 보다 자세한 내용을 알 수 있습니다(앞에 1, 2권 표기가 없는 것은 읽고 있는 책에서 페이지를 찾으면 됩니다. 2권에는 1권만 표시함).

2권

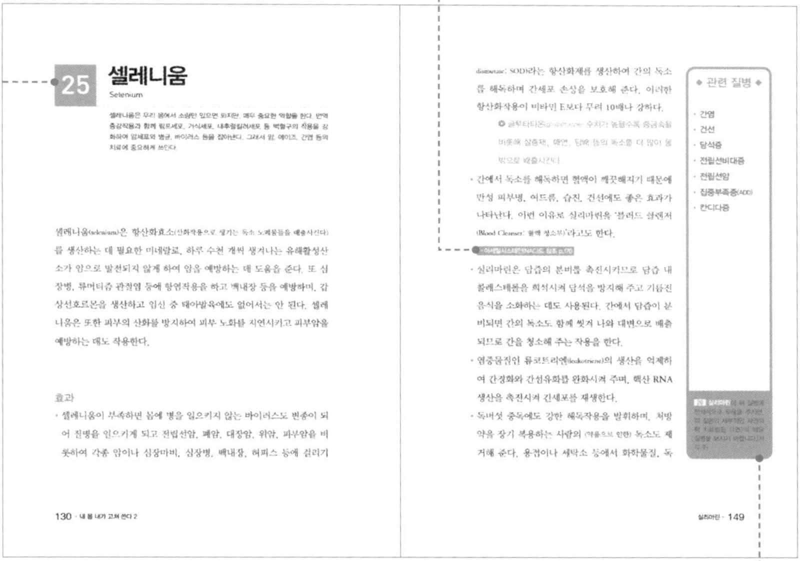

25 셀레니움
Selenium

셀레니움은 우리 몸에서 소량만 있으면 되지만, 매우 중요한 역할을 한다. 면역증강작용과 함께 림프세포, 거식세포, 내추럴킬러세포 등 백혈구의 작용을 강화하여 암세포와 병균, 바이러스 등을 잡아낸다. 그래서 암, 에이즈, 간염 등의 치료에 중요하게 쓰인다.

셀레니움(selenium)은 항산화효소(산화작용으로 생기는 독소 노폐물들을 배출시킨다)를 생산하는 데 필요한 미네랄로, 하루 수천 개씩 생겨나는 유해활성산소가 암으로 발전되지 않게 하여 암을 예방하는 데 도움을 준다. 또 심장병, 류머티즘 관절염 등에 항염작용을 하고 백내장 등을 예방하며, 갑상선호르몬을 생산하고 임신 중 태아발육에도 없어서는 안 된다. 셀레니움은 또한 피부의 산화를 방지하여 피부 노화를 지연시키고 피부암을 예방하는 데도 작용한다.

효과

- 셀레니움이 부족하면 몸에 병을 일으키지 않는 바이러스도 변종이 되어 질병을 일으키게 되고 전립선암, 폐암, 대장암, 위암, 피부암을 비롯하여 각종 암이나 심장마비, 심장병, 백내장, 허피스 등에 걸리기

130 · 내 몸 내가 고쳐 쓴다 2

dismutase: SOD)라는 항산화제를 생산하여 간의 독소를 해독하며 간세포 손상을 보호해 준다. 이러한 항산화작용이 비타민 E보다 무려 10배나 강하다.

- 간에서 독소를 해독하면 혈액이 깨끗해지기 때문에 만성 피부병, 여드름, 습진, 건선에도 좋은 효과가 나타난다. 이런 이유로 실리마린을 '블러드 클렌저(Blood Cleanser: 혈액 청소부)'라고도 한다.
- 실리마린은 담즙의 분비를 촉진시키므로 담즙 내 콜레스테롤을 희석시켜 담석을 방지해 주고 기름진 음식을 소화하는 데도 사용된다. 간에서 담즙이 분비되면 간의 독소도 함께 씻겨 나와 대변으로 배출되므로 간을 청소해 주는 작용을 한다.
- 염증물질인 류코트리엔(leukotriene)의 생산을 억제하여 간경화와 간섬유화를 완화시켜 주며, 핵산 RNA 생산을 촉진시켜 간세포를 재생한다.
- 독버섯 중독에도 강한 해독작용을 발휘하며, 처방약을 장기 복용하는 사람의 (약물으로 인한) 독소도 제거해 준다. 용접이나 세탁소 등에서 화학물질, 독

◆ 관련 질병 ◆
- 간염
- 건선
- 담석증
- 전립선비대증
- 전립선암
- 집중부족증(ADD)
- 칸디다증

실리마린 · 149

자연치료제 식별번호

2권 자연치료제에 가나다순으로 붙어 있는 이 번호들은 1권 자연치료제 앞에 붙여 놓은 번호와 동일합니다. 즉, 1, 2권 어디서나 쉽게 자연치료제를 인식하고 찾을 수 있도록 붙여 놓은 식별번호입니다.

자연치료제와 관련 질병

각 자연치료제마다 도움을 주는 질병들을 〈관련 질병〉 박스로 정리해 두었습니다. 각 질병에 대한 자세한 내용은 1권에서 해당 질병을 찾아보면 됩니다.

일러두기

1g = 1,000mg　1mg = 1,000mcg　1mg = 1.49IU　1숟가락 = 약 3찻숟가락

- ▶ 비타민과 미네랄은 모두 mg을 써 왔으나, 지용성 비타민 A, D, E만 세계 공통으로 IU(International Unit)를 쓰기로 정해 놓고 있습니다.
- ▶ 개량 단위는 어디서나 손쉽게 개량할 수 있도록 숟가락을 기준으로 했습니다. 하지만 숟가락 크기가 다르니 좀 더 정확한 개량을 위해서는 쿠킹용 스푼을 사용하기 바랍니다.

차례

PART 2 자연으로 치료한다! : 질환별 자연의학 치료법

PART 3 자연의학 100세 건강정보

PART 1

건강 100세 시대의 주역,
자연의학의 비밀

왜 자연의학인가

불과 100여 년 전만 해도 동서양을 막론하고 자연에서 나온 생약제로 병을 치료했다는 사실을 기억하고 있는 사람은 별로 없는 듯하다. 그만큼 20세기 과학의 발달과 더불어 급성장한 현대의학(서양의학)의 영향력이 지배적이었다는 반증일 것이다. 실제로 항생제를 비롯한 신약 개발로 많은 전염병을 퇴치하여 인간의 생명을 연장하고, 죽음을 눈앞에 둔 환자들을 수술치료법으로 살려 내고 있는 것은 현대의학의 위대한 업적이라 할 수 있다.

그런데 현대의학의 중요한 수단으로 사용되는 처방약은 모두 특허를 받은 '인조약'들이다. 기업은 특허를 받아야 큰 이윤을 남길 수 있는데, 자연성분 그대로는 특허를 받을 수 없기 때문에 자연에 없는 분자구조로 약을 만들어 특허를 받는다. 이것이 몸에 좋기만 할 리 만무하여 많은 부작용과 후유증을 초래하고 있다. 그 결과 현대의학이 눈에 보이는 증상만 억제할 뿐 질병을 예방, 치료하고 올바른 라이프 스타일과 식생활을 지도하여 건강을 유지, 증진시키는 데는 한계가 있다는 지적과 함께 몸의 근본 체계를 손상시킬 수도 있다는 우려가 높아지고 있다. 더욱이 현대의학이 고혈압, 관절염, 당뇨병, 치매, 자가면역 질병 등 개개인의 오랜 생활습관 등에서 비롯된 만성 질환이나 퇴행성 질환에 대해 명쾌한 해법을 제시하지 못하고 있는 것 또한 현대의학 밖[外]으로 눈을 돌리게 하는 이유가 되고 있다.

자연의학이란 무엇인가

이러한 현대의학의 한계를 보완, 대체하기 위한 여러 치료법과 건강법이 '대체의학(Alternative Medicine)' '통합의학(Integrative Medicine)'이라는 이름으로 활발하게 전개되고 있는 가운데, 서구 유럽 등 선진국을 중심으로 자연의학(Natural Medicine)에 대한 관심과 선호도가 갈수록 급증하고 있다. 하지만 한국에서는 아직 '자연의학'이라는 용어가 다소 생소하여 전통의료나 민간요법 등을 떠올리는 사람이 많은 것 같다.

자연의학은 인체의 생리에 필요한 세세한 물질을 보충해 줌으로써 인체가 본래부터 가지고 있는 치유력을 높여 정상적으로 작동하게 해 주는 학문으로, 그 이론이 현대의학과 생화학에 근거를 두고 있어 한의학이나 민간요법과는 크게 다르다.

실제로 미국의 자연의학 대학에서는 생화학, 영양학, 음식 섭생, 약초학 등에 근거한 자연의학 치료법을 중점적으로 다루는 동시에 생리학,

해부학, 면역학, 환경의학 등 현대의학 분야와 인도 전통의학 개론, 침, 동종요법 등도 기본적으로 학습한다.

자연의학이 '현대의학'과 다른 점

자연의학은 현대의학과 생화학에 철저히 근거를 두고 있지만, 현대의학과는 다르다. 대표적인 부분이 처방약을 사용하지 않는다는 점이다. 즉, 자연의학은 우리 몸속에서 자체적으로 만들어지는 성분이지만 나이가 들거나 인체 생리작용 저하 등의 문제로 그 양이 부족한 것, 그래서 외부적으로 보충을 해 주어야 하는 것들을 화학적인 처방약 대신 친인체적인 자연성분을 사용하여 보충한다. 그러니까 항생제, 항호르몬제, 스테로이드제 등의 처방약 대신 비타민과 미네랄, 약초 등에서 추출한 자연성분들과 음식을 사용하여 섭생(병에 걸리지 않도록 건강관리를 잘하여 오래 살기를 꾀하는 것)과 병의 예방을 지도한다는 점이 다르다.

자연의학이 '한의학'과 다른 점

나는 의대 교수이신 부친의 뜻을 받들어 한의대에 들어갔다. 전부터 궁금했던 고대인들의 오행설에 대한 해답을 얻고자 열심히 공부하였으나, 그것이 무엇에 근거를 둔 이론인지 정확한 해답을 얻지 못하고 자연의학으로 시선을 돌리게 되었다.

예를 들어, 한의학에서는 '비장이 허하다'라는 말을 자주 쓴다. 이 말은 소화기능이 약하다는 뜻인데, 구체적으로 어디가 어떻게 허하다는 설명이 한의학에는 없었다. 반면에 자연의학에서는 소화기능이 약하다는 것에 대해, 위장의 위산과 펩신, 간장의 담즙, 췌장의 리파아제, 프로테아제, 아밀라아제, 팬크리아틴 등 소화에 필요한 각종 소화효소들과 소장, 대장의 연동운동 기능, 장내 좋은 균들에 대한 정보와 소화기 작용에 필요한 자세한 치료약들에 대한 안내, 심지어는 장점막을 지키는 면역의 종류와 세포 내 효소의 비율까지 알려주는, 그야말로 현대과학에 철저하게 근거를 둔 학문이었다.

이런 이유로 나는 곧 자연의학에 심취하여 한의대 졸업과 동시에 자연의학을 본격적으로 공부하기 시작하였고 지금에 이르렀다. 나는 지금 그 선택에 매우 만족하고 있으며, 앞으로 머지않아 자연의학 시대가 올 것을 예견하고 있다.

세계적인 자연의학 바람

최근 독일, 이탈리아, 스위스, 오스트리아 등 유럽의 의과대학에서는 자연의학 임상연구가 활발히 이루어지고 있으며, 독일의 경우 의과대학에서도 약초학을 배워 많은 의사들이 약초에서 추출한 생약제를 환자들에게 처방하고 있다.

그러나 미국의 거대 제약회사들이 자연의학을 보는 시선은 달갑지 않다. 자신들이 개발한 인조약 대신 자연의학이 제약시장을 잠식하는 것을 원하지 않으며 의대 교과과정에서도 자연의학을 원천 봉쇄한다. 하지만 전 세계적으로 불고 있는 자연의학 바람을 언제까지 외면할 수 있겠는가. 미국 국립보건원(NIH)은 1992년 대체의학연구소(OAM)를 설립하고, 명칭을 국립보완대체의학센터(NCCAM)로 바꾸면서 조직을 더욱 확대, 개편하여 유수의 대학 병원들과 자연의학 대학 등에 막대한 연구비를 지원하며 자연의학 연구개발과 성장에 힘을 쏟고 있다.

이제는 자연의학이다

그동안 자연의학은 뛰어난 효과에도 불구하고 과학적이지 않다는 오해를 받아 왔다. 하지만 이 책 1권의 각 질환별 자연치료법과, 2권에 실린 각 자연치료제(건강보조제품supplements, 생약제, 약초 등)들의 효과를 뒷받침해 주고 있는 여러 연구 결과들만 보더라도 자연의학이 철저히 과학적인 결과를 바탕으로 한 학문임을 알 수 있을 것이다.

그리고 자연의학은 개개인의 건강 상태와 증상, 영양의 균형 등 전체적인 부분에 깊은 관심을 가지고 치료를 하기 때문에, 식생활과 흡연, 음주 등 오랜 생활습관으로 인해 생긴 만성 질환들을 예방하고 개선하는 데 매우 효과적이다. 실제로 한국인이 많이 걸리는 고혈압, 당뇨, 관절염, 변비, 각종 여성 질환 등에서도 자연의학 치료법으로 좋은 효과를 내는 사례들이 무수히 쏟아져 나오고 있다.

또 하나의 자연의학 치료제, 음식

'You are what you ate(당신이 먹은 음식이 곧 당신을 말해 준다)'라는 말이 있다. 모든 병이 입에서 시작된다는 것을 잘 표현한 말이다. 우리 몸은 먹는 대로 가게 되어 있다. 올바른 식생활을 하면 질병이 예방되고 잘못된 식생활을 하면 원인 불명의 병들까지 생긴다. 식생활과 라이프 스타일을 소홀히 하고는 어떤 병도 나을 수 없다.

약 2,500여 년 전 그리스에서 의술을 펼쳤던 현대의학의 아버지 히포크라테스는 "One man's food, the other's poison"이라고 하였다. 어떤 사람에게 좋은 음식이 다른 사람에게는 독이 되어 병이 될 수도 있다는 뜻이다. 좋은 음식이라고 해서 모두에게 유익하지는 않다. 저마다 몸의 상태와 체질에 따라 먹는 음식이 달라야 한다는 것을 이미 수천 년 전에도 알고 있었고, 가르쳐 왔던 것이다. 그는 또 "음식으로 치유할 수 없는 병은 의술로도 못 고친다. 음식이 약이 되게 하고, 약이 음식이 되게 하라"는 말로 음식이 곧 최고의 치료제임을 강조하였다. 자연의학은 자연 치료제를 통해 몸에 필요한 성분들을 공급해 주는 데서 그치지 않고, 여기에 맞는 음식 섭생을 병행하여 우리 몸이 근본적으로 튼튼해지고 원활히 작동할 수 있도록 해 준다.

자연의학은 미래의학

자연의학은 한마디로, 병을 병 자체로만 보지 않고 병을 가진 사람의 몸 상태를 조화롭게 살피는 통합적인 차원의 의학이다. 그래서 증상만 없애는 데 초점을 두지 않고 몸의 치유력을 높여 병을 예방하고 건강을 유지, 증강시키는 데 주력한다. 즉, 병의 치료보다는 예방을, 증상을 억제하기보다 원인을 치료하는 데 중점을 둔다.

그리고 개개인의 생리와 상태, 증상, 영양의 균형 등을 살피고 몸에 부족한 부분을 보충하되, 자연에서 추출한 자연성분들로 보충을 하여 부작용이 생기지 않는다. 여기에 몸 상태에 따른 최상의 음식 섭생을 지도하여 앞으로 생길 수 있는 병까지도 미리 예방할 수 있다. 따라서 자연의학은 인간과 자연을 가장 자연스럽게 연결하고 소통시키는 의학이라고 할 수 있다.

또한 천재적인 미래학자 토머스 에디슨이 "미래의 의사는 약을 주는 것이 아니라 환자 스스로가 자신의 체질과 음식, 병의 원인과 예방을 살펴보게 지도해 줄 것"이라고 내다본 것처럼, 환자 스스로가 자신의 건강을 관리하고 돌볼 수 있도록 안내해 준다는 점에서, 진정한 의미의 '미래의학'이라 할 수 있다.

미래의 의사는 약을 주는 것이 아니라 환자 스스로가 자신의 체질과 음식, 병의 원인과 예방을 살펴보게 지도해 줄 것이다.

_토머스 에디슨

episode

자연의학 힐링파워(Healing Power) 임상 사례

저는 미국에 사는 1949년생 남자입니다. 녹내장, 백내장, 폐결핵, 폐기종, 폐렴, 폐쇄성폐질환, 가래와 잦은 기침, 객혈, 잦은 코피, 당뇨, 전립선비대증, 제5요추분리증으로 인한 왼쪽 허리 통증 및 왼쪽 다리 방사통, 오른쪽 다리 무릎 뒤쪽의 묵지근한 통증과 발바닥 통증으로 인한 극심한 보행장애, 불면증, 어지럼증, 기억력 감퇴, 골감소증, 어깨 통증, 소화불량, 한랭 가려움증, 만성피로가 있어 일상생활이 너무 힘들고 정말로 삶의 끈을 놓아 버리고 싶을 정도였습니다.

응급실을 통해 병원 입퇴원을 수차례 반복하고, 증세에 따라 여러 전문의를 찾아가 혈액검사는 물론 X-RAY, MRI, 뇌MRA, ULTRASOUND, CT-SCAN 등 각종 검사를 수시로 받았습니다. 여러 처방과 처치(물리치료 포함)에 따랐지만(주로 항생제 및 스테로이드 처치) 증세는 지속되고 체중은 10kg 이상 감소했습니다.

처음에는 의사를 보면 저분이 내 병을 고쳐주겠지 하는 기대감이 많았지만 횟수가 거듭될수록 좌절감을 느끼게 되고, 이대로 가다간 고통스럽게 생을 마감하겠구나 하는 절망감이 밀려들었습니다. 그때부터 나름 여러 매체를 통해 건강정보를 접하고 각종 건강보조식품을 구입하는 데 매달리기 시작했습니다. 그러면서 항상 느낀 것은 불안감이었습니다. 어떤 작용 기전에 의해 어떤 증세가 호전되는지, 어떤 부작용이 생길지, 복용하는 여러 약물 간 상호작용은 없는지, 같은 성분에 대한 상반된 정보는 어떻게 받아들여야 하는지, 이 제품이 과연 올바른 선택인지……. 복용을 하면서도 제품에 대한 신뢰가 없어 항상 불안했고, 저를 올바르게 인도해 줄 무엇인가를 갈망했습니다.

또한 한편으론 자연의학에 대한 관심이 솟구치면서 어떤 의사를 만나 비싼 상담을 하고, 혈액검사를 하고, 이제껏 제가 구입했던 것보다 훨씬 비싼 영양제를 추천받아 복용했습니다. 그런 와중에서도 증세는 호전되지 않고 평소의 궁금증과 불안감도

해소되지 않아 믿음을 가질 수 없었습니다.

그러다 2019년 7월경 한 블로거가 올린 글을 보았습니다. 여행 중 발병한 설사에 실버실린으로 좋은 효과를 보았다는 내용과 함께 올라간 박사님 사이트 링크를 접하는 순간부터 말 그대로 경이로움의 연속이었습니다. 사이트 이곳저곳에 언급되어 있는 보석 같은 건강정보와 제품 설명 하나하나를 보면서 "아, 이제야 그토록 갈망하던 올바른 건강정보를 얻게 되었구나! 이제 망망대해를 떠다니며 헤매는 일은 끝났구나!" 하는 희열에 휩싸였습니다. 박사님 책을 바로 구입한 것은 물론이고요!

수많은 제품을 세밀히 분석해 그동안 그토록 알고 싶어 했던 내용의 핵심을 아픈 사람들이나 평소 건강관리에 관심이 있는 누구나 쉽게 이용할 수 있도록 정리해 놓으신 걸 보고 절로 안도의 숨이 쉬어졌습니다. "누구나 만나고 싶어 하는 명의가 이렇게 가까이 우리 곁에 계시는구나!" 하고요. 우리가 섭취한 음식이 우리 몸에서 어떻게 대사되는지, 왜 몸에 좋은 음식을 먹어야 하는지, 왜 병이 생기는지, 우리 인체 각각의 장기가 어떻게 서로 연결되어 작용하고 있는지, 왜 좋은 건강제품을 복용해야 하는지, 어떤 제품이 좋은 제품인지, 왜 식전과 식후를 구분해서 복용해야 하는지 등등 그동안 알고 싶어 한 것들이 조금씩 희미하게 보이는 것 같아 건강 회복에 자신감이 생겼고, 실제 여러 가지 놀라운 효과가 신체 곳곳에서 서서히 나타나고 있습니다.

폐질환: 두 번의 폐결핵과 폐렴 치료를 위한 약 2년간의 항생제 처방으로 온몸이 망가짐. 폐 기능 영구 손상으로 장애인 표시 자동차 번호판 교부받음. 박사님이 추천하신 폐쇄성폐질환 관련 영양제 지속 복용 후 CT 결과 제일 커다란 결절 크기가 줄어들었음. 한편 지속적인 기침과 가래가 서서히 좋아져 일상생활에 불편을 느끼지 못하고 있음. 지독했던 기침 가래가 거의 없어지고 하루 한두 번 나오는 극소량의 가래도 색이 누런색에서 흰색으로 변함.

코피: 잠잘 때 산소발생기를 사용해 콧속 점막 및 입안이 극도로 건조하고 수시로 코피가 나왔음. 이비인후과에서 콧속 출혈 부위에 레이저 시술을 세 차례 받았음. 추천 영양제를 복용하기 전에는 침 분비가 잘 되지 않아 입안이 마른 논처럼 갈라졌는데 요즘은 침 분비가 잘됨. 박사님 추천 영양제 지속 복용 후 현재 코피가 나지 않음.

전립선 비대증: 비대해진 전립선을 태우는 대신 묶어 버리는 새로운 치료법을 시술받았으나 효과는 미미했고 소변 배출이 힘들었는데 추천 영양제를 지속 복용하며 많이 호전됨. 물론 젊은이들만큼은 아니지만 생활에 불편함이 없을 정도임.

또 오른쪽 다리오금과 발바닥 통증이 심해 서 있기도 힘들고, 보행 시 다리를 끌다시피 하며 오랜 세월 힘들게 생활했지만 추천 영양제 지속 복용 후 언제 그렇게 불편했나 싶을 정도로 편해졌음.

당뇨: 추천 영양제 복용 후 A1C 6.3에서 5.7로 내려감(2020년 8월 혈액검사 결과). 음식 섭취를 훨씬 자유롭게 하면서 나온 수치라 더욱 의미가 있다고 생각됨.

불면증: 추천 영양제 지속 복용 후 밤새 두세 번 깨어나던 것이 요즘은 6~7시간 동안 깨지 않고 숙면.

어지럼증, 기억력 감퇴: 추천 영양제 지속 복용 후 머릿속이 안개처럼 흐릿한 증세가 맑아지고 기억력도 많이 회복되는 느낌임. 전에는 운전을 전혀 못 했지만 요즘은 근거리 운전을 편하게 하고 있음.

소화불량: 처방대로 지속 복용하면서 더부룩함 없이 소화도 잘되고 아주 편해짐.

녹내장, 백내장: 안약으로 안압 조절이 안 돼 왼쪽 눈 수술, 오른쪽 눈은 레이저 시술함. 백내장이 계속 진행되는 상태에서 추천 영양제를 지속 복용하자 시야가 전보다 맑아지고 편안해짐. 녹내장의 안압 조절에 도움이 되고, 백내장은 진행 속도를 늦추어 주는 것이 아닌가 생각됨.

어깨 통증: 일정 각도에서 팔을 움직일 때 극심한 통증을 느꼈는데 언제 그랬냐는 듯 사라지고 편안함.

만성피로: 조금만 움직여도 피로하고, 눕고 싶고, 만사가 힘들고 귀찮고 짜증스럽고 신경질 나고, 얼굴 펼 날이 별로 없었는데 추천 영양제를 지속 복용하면서 서서히 마음이 밝아짐을 느낌. 피로감도 덜 하고, 해야 할 일을 미루지 않게 되고, 에너지가 차오르는 걸 느끼고 있음.

박사님 사이트와 책에서 하루에도 몇 번씩 필요에 따라 관련 항목을 읽어 봅니다. 처음엔 스쳐 지나간 부분이 다음 번 읽을 때 이해되는 부분도 있어 요즈음은 문장 하나하나 정독을 하면서 전체적인 흐름을 이해하려 노력하고 있습니다. 그간 그렇게 오랜 세월 갈망해 온 소중한 건강정보가 이제 제 앞에 있으니 건강을 위해 열심히 공부해야겠지요. 또한 주변 가족과 지인들 건강에 도움이 되도록 널리 알리고 싶어 기회가 닿는 대로 박사님 사이트와 저서를 권하고 하고 선물합니다. 그러나 간혹 그 소중한 가치를 대수롭지 않게 여기는 이들을 만날 땐 안타까운 마음이 들기도 합니다. 인연이 없으면 보석이 눈앞에 있어도 내 것으로 만들지 못하겠지요. 오랜 기간 병마에 시달리며 피폐해진 심신으로 저 자신은 물론 주위의 소중한 사람들에게 많은 고통을 안겨 주면서 살다가 우연한 기회에 박사님을 알게 되면서 제 남은 인생에 파란불이 켜졌습니다.

박사님께 "고맙습니다. 이렇게 귀중한 건강정보를 우리 곁에 심어 주셔서 정말 감사합니다" 하고 엎드려 인사드리고 싶습니다. 감사합니다.

모든 병은 입에서 온다

자연의학에서 자연치료제 못지않게 중요하게
처방하는 치료방법 중 하나가 올바른 음식 섭생이다.
입단속만 잘해도 웬만한 병은 우리 몸을 넘보지 못한다.

우리 몸을 지키는 군대, '면역'

신종 인플루엔자 공포가 세계를 강타했을 때 병원이나 각종 매스컴을 통해 전문가들이 귀가 따갑도록 강조했던 것이 '면역을 높이라'는 말일 것이다.

'면역'을 쉽게 설명하면 우리 몸을 지키는 군대 병력이라고 생각하면 된다. 즉, 여러 가지 크고 작은 종류의 백혈구들이 항상 혈관 속을 순찰하며 외부로부터 침입한 박테리아, 바이러스를 포착하여 잡아 죽이고, 몸속의 정상 세포와 다르게 생긴 암세포와 알레르기 물질을 잡아 없앤다. 또 날마다 생겨나는 쓰레기를 먹어 치워 혈액을 깨끗하게 청소한다.

평소 면역은 기본 수준의 병력을 가지고 있으나, 유사시에는 대폭 증가하여 질병과 전쟁을 한다. 이때 면역이 강할수록 질병을 이기는 힘이 강하나, 식생활이 잘못되었거나 몸 상태가 좋지 않거나 또는 나이가 들수록 면역이 약해져 질병에 대항하지 못한다.

면역력을 떨어뜨리는 주범들

대부분의 박테리아와 바이러스는 우리 몸의 외부와 직접 통하는 코와 입을 통해서 들어온다. 따라서 면역 병력의 반 이상은 코와 입에서부터 기관지, 위, 소장, 대장, 항문에 걸쳐 집결해 있으면서 박테리아, 바이러스뿐 아니라 알레르기를 일으키는 먼지, 진드기, 꽃가루 등을 잡아낸다. 또 음식의 알레르기 성분, 가공식품의 첨가물, 대장의 독소, 나쁜 박테리아, 곰팡이들도 포착하여 없앤다. 그런데 대장에 나쁜 박테리아와 곰팡이가 번성하고 변비도 심하여 대장에 독소가 많아지면, 이러한 독소와 박테리아, 곰팡이가 장벽을 뚫고 혈액으로 들어가 전신을 돌게 된다. 그러면 혈액 속의 백혈구들이 이들 나쁜 균과 독소를 잡아 없애느라 면역 소모가 많아지기 때문에 호흡기 등 다른 곳을 지키고 있는 병력이 약해진다. 이러한 틈을 타고 감기나 신종 인플루엔자, 각종 질병들이 쳐들어오면, 당연히 대항할 힘이 부족하여 병에 걸리기 쉬워진다.

모든 병은 입에서 시작된다

특히 체질에 맞지 않는 음식을 먹으면 알레르기 반응이 일어나고, 이것을 잡아내느라 면역 소모가 커져 면역력이 약해진다. 그러면 암세포가 생기고 나쁜 병균들이 들어와도 잡지 못하고 놓쳐서 병에 걸리게 된다. 그러므로 '모든 병은 다 입에서 시작된다'고 할 수 있다. 체질에 맞지 않는 음식을 지속적으로 먹으면 몸 전체 건강이 나빠지고, 쉽게 다른 질병에 걸리게 된다. 따라서 평생 병에 걸리지 않고 건강하게 살아가려면 평소 자기 체질에 맞는 음식을 먹는 것이 매우 중요하다. 자연의학에서 자연치료제와 함께 올바른 음식 섭생을 강조하는 이유가 여기에 있다.

☞ 내 몸에 맞는 음식 찾는 법 p.47

건강식이 만병통치

> 모든 병은 입에서 시작된다.
> 따라서 '건강식이 만병통치'라는 말은 전적으로 맞는 말이다.
> 그렇다면 몸을 건강하게 만들어 주는 건강식이란 어떤 것인가.

거의 모든 병이 입(먹는 것)에서 시작된다. 잘못된 식생활이 몸을 망칠 수도 있지만, 반대로 입단속만 잘하면 평생 건강을 유지하며 살아갈 수 있다. 이것이 '건강식이 만병통치'라는 말이 설득력을 갖는 이유다. 어떻게 먹는 것이 건강을 가져오는 식사인지 구체적으로 짚어 본다.

건강식의 기본은 5 : 3 : 2

건강식의 기본은 탄수화물 50%, 단백질(생선, 콩 종류) 30%, 좋은 오일(오메가-3오일, 올리브오일, 코코넛오일, 견과류, 씨앗 종류) 20%와 야채, 과일, 섬유질을 골고루 먹는 것이다. 비만 치료를 위한 식단은 4:3:3이며, 이러한 비율은 일생 동안 살이 찌지 않게 해 준다.

탄수화물(밥, 밀가루)만 많이 먹으면 영양은 부족한데 당뇨와 비만이 될 수 있고, 식사 1시간 후쯤 혈당이 너무 떨어져 졸음이 쏟아진다.

☞당뇨 p.189

단백질은 육식, 달걀, 생선, 콩 등에 많으나 육식의 단백질은 노화를 촉진하고 암에 걸릴 확률을 높이므로 가능한 한 먹지 않는 것이 좋고 생선, 특히 콩을 많이 먹는 게 좋다. 달걀은 콜레스테롤이 높다고 무조건 꺼려하지 말고, 질 좋은 달걀이라면 하루 1개 정도는 먹어도 괜찮다.

☞달걀, 너무 두려워 마라 p.506 ☞콜레스테롤의 진실 p.564

야채, 과일, 현미, 통밀, 콩, 씨앗 종류, 견과류를 주로 먹고 생선과 오메가-3오일을 먹어야 한다. 좋은 오일인 오메가-3, 올리브오일, 코코넛오일은 살이 빠지는 효과도 있다. 호두, 피칸(pecan), 아몬드 같은 견과류는 볶지(roasted) 않은 생것으로 먹어야 한다. 볶으면 효과가 없어진다.

우리 몸에 '나쁜' 음식

- 밥을 폭식하거나 당분이 많은 음식을 먹으면 혈당이 급격히 올라가 췌장에 큰 부담이 되고 나아가 저혈당이나 당뇨가 될 수 있으므로 주의해야 한다. 식품 겉면의 라벨을 잘 읽어 보고 과당(fructose), 자당(sucrose), 포도당(glucose), 맥아당(maltose), 우선당(dextrose), 유당(lactose), 옥수수당(corn syrup) 등이 표기되어 있으면 설탕이 들어간 것이므로 피해야 한다. ☞당뇨 p.191
- 가능한 한 육식을 줄이고 버터, 마가린, 가공한 트랜스지방(transfats),

백미, 흰 밀가루, 단것, 가공식품을 금한다.

- 면역은 장벽에서 소화가 다 되지 않은 육식의 단백질과 글루텐(gluten)을 적으로 오인하여 공격한다. 이때 염증을 일으키는 물질을 분비하는데, 이 물질이 장벽을 상하게 하여 장내 독소가 몸속으로 더 잘 들어오게 된다.

  ▶ 글루텐이 들어 있는 대표적인 음식은 밀(wheat), 호밀(rye), 보리(barley), 귀리(oat) 등이 있으며, 이런 음식은 가능한 한 피하는 것이 좋다. 쌀과 옥수수에는 글루텐이 없다.

- 포화지방산과 콜레스테롤이 많은 육식을 피하고 생선과 콩을 먹어야 한다. 고기가 정 먹고 싶으면 껍질을 벗긴 닭고기를 조금만 먹는다. 베이컨이나 파스트라미(pastrami) 같은 가공육은 암을 유발하는 물질이 있으므로 피해야 한다.
- 식품첨가물이나 인공색소, 인공향료를 피해야 한다. 이러한 첨가물들은 우울증, 천식, 알레르기, 편두통 등 많은 질병을 일으키고 아이들의 집중력과 학습능력을 크게 저하시킨다.

☞알레르기 주범, 식품첨가물 골라내기 p.541

우리 몸에 '좋은' 음식

채식을 하지 않는 사람이 심장병, 암, 중풍, 관절염 등 각종 만성퇴행성 질병에 걸리기 쉽다는 것은 잘 알려져 있는 사실이다. 채식에는 항산화작용을 하는 영양소와 섬유질, 필수지방산이 많고 포화지방이 적기 때문이다.

특히 채식의 '섬유질'은 위장에서 오래 머물기 때문에 식후 혈당이 과도하게 오르는 것을 방지하고 배가 부른 느낌을 주어 소화효소의 분비를 증가시킨다. 또 장을 통과하는 시간이 짧아 변비를 없애 준다. 게다가 장내 소장균, 대장균의 식량이 되어 증식을 돕고 대변량을 늘리고 대장의 독소를 흡수하여 배출시킨다. 섬유질은 하루에 20~30g 정도 먹는 것이 좋다.

섬유질이 많은 음식

콩 종류	강낭콩(kidney bean) ½컵	7.3g	흰강낭콩(navy bean) ½컵	6.0g
	완두콩(pea) ½컵	4.7g	리마콩(lima bean) ½컵	4.5g
	깍지콩(green bean) 1컵	3.2g		
채소 종류	삶은 당근 1컵	4.6g	브로콜리 1컵	4.4g
	시금치 1컵	4.2g	서양호박(zucchini) 1컵	3.6g
	고구마 (중간 크기)	3.4g		
과일 종류	사과(껍질째) (중간 크기)	3.5g	배 (큰 것) ½개	3.1g
	건포도 ¼컵	3.1g	자두 (중간 크기)	3.0g
	오렌지 (중간 크기)	2.6g	바나나 (중간 크기)	2.4g
곡식 종류	통밀빵 1쪽	1.4g	현미밥 ½컵	1.0g

- 야채, 과일, 콩 같은 수용성 섬유질은 장점막세포의 식량이 된다. 그래서 섬유질이 부족하면 장점막세포가 부실해지고 장점막에 작은 구멍이 생긴다. 그리고 소화가 안 된 음식분자와 나쁜 균들이 이 구멍을 통해 혈액으로 들어오게 된다. 이것을 '장벽이 새는 증후군(leaky gut syndrome)'이라 하는데 음식 알레르기, 염증, 자가면역 질병 등 갖

가지 원인 모를 만성병을 만들어 내는 원인으로 작용한다.

☞음식 알레르기 p.307

- 산성인 동물성 식품을 줄이고 알칼리성인 칼슘과 야채, 과일을 많이 먹어야 한다. 신맛이 나는 과일은 산성이지만 이러한 산은 소화에 다 쓰이고 알칼리성만 남게 되어 몸에는 알칼리성으로 작용한다.

  ▶ 과일 중 유일하게 자두와 자두 말린 것, 크랜베리(cranberry) 같은 베리 종류가 산성이다.

  과일은 유기농으로 키우고 잘 익은 과일을 따서 바로 먹는 것이 제일 좋다. 과일을 익기 전에 따거나 익은 것을 며칠 후에 먹게 되면 좋은 성분이 급속히 감소한다.

  한편, 집에서 직접 갈아서 마시는 과일즙과 시중에서 파는 과일주스의 맛이 매우 다르다는 것을 느낄 것이다. 대량으로 생산되는 과일주스는 단맛을 내기 위해 프럭토스(fructose)라는 과당을 넣는데, 이것은 간에 알코올보다 더 나쁜 영향을 미치기 때문에 라벨에 경고 문구를 넣어야 한다는 주장이 제기될 정도이다. 실험쥐에게 이 과당(fructose)을 오래 먹였더니 간에 알코올 중독처럼 지방간과 간경화가 나타났다.

- 살충제는 안으로 스며들면 아무리 깨끗이 씻어도 빠지지 않으므로 가능한 한 유기농을 먹는 게 최선이다. 다행히 과일, 야채의 살충제 함량은 동물성 지방, 고기, 치즈, 우유, 달걀 등보다 훨씬 낮으며 과일, 야채의 다양한 항산화제들이 어느 정도 살충제를 해독하는 작용을 한다. 야채, 과일은 살충제를 제거해 주는 '자몽씨 농축액'에 담갔

다가 씻어 먹고, 그래도 안심이 되지 않으면 과일은 껍질을 벗기고, 상추나 배추 등은 겉잎을 떼어버리고 먹는다. 유기농 과일은 껍질째 먹는 것이 더 좋다.

- 식물에 함유된 항산화제인 카로틴과 플라보노이드(flavonoid)가 풍부한 과일과 야채는 암, 심장병, 중풍 등을 예방해 준다. 이런 식물로는 양파, 파슬리, 녹차, 당근, 살구, 망고, 서양 고구마(yam), 호박, 귤 종류, 토마토, 양배추, 딸기 종류, 자두, 곡식, 콩, 씨앗 종류 등이 있다.

  ▶ 야채와 과일은 다양한 색깔을 골고루 먹는 것이 좋다. 여러 가지 야채를 넣어 만든 오색 야채국과 오곡밥을 먹으면 비만도 없어지고 무병할 수 있다.

- 우리 몸은 매일 2리터 정도의 물이 필요하다. 그중 1리터는 음식의 수분을 통해 섭취하게 되지만 나머지 1리터 정도는 물을 마셔서 보충해야 한다. 수분이 부족하면 노폐물이 빠지기 어려워 신석과 담석이 생기고 면역도 약해진다. ☞신석증 p.288 ☞담석증 p.180 물은 정수된 것을 먹어야 하며, 물속의 알루미늄을 거르는 기능은 역삼투압 정수기가 가장 뛰어나다.

우리 몸에 없어서는 안 될 '지방'

육류, 달걀, 유제품에 들어 있는 오메가-6오일의 아라키돈산은 혈소판을 응고시켜 출혈을 멎게 하는 반면, 생선의 오메가-3오일은 혈소판의 응고를 억제하여 혈액순환이 잘되게 한다. 그러므로 아라키돈산이 많이 들어 있는 육식을 과하게 먹으면 혈액이 끈적거려 동맥경화가 되고 고혈압, 심장병, 중풍에 걸리기 쉽다. 그렇다고 오메가-6오일이 전혀 불필요한 것은 아니다. 우리 몸은 이 두 가지 필수 오일이 함께 있어야 혈관의 확장과 수축, 응고와 해소의 생리작용이 균형 있게 이루어지기 때문이다. ☞오메가오일이 뭐기에 p.544

오메가-6오일과 오메가-3오일의 이상적인 비율은 4:1이지만 대개 20:1로 먹기 때문에 여러 가지 성인병에 걸리는 것이다. 지나치게 육식을 많이 하고 생선, 아마씨(flaxseed), 견과류 등을 적게 먹는 데서 그 비례가 깨지기 때문이다. 이 비율을 맞추려면 육식을 줄이고 오메가-3오일이 많은 연어, 대구, 고등어, 청어, 정어리, 가자미 같은 생선을 충분히 먹어야 한다.

참치, 꽁치, 삼치, 생태도 오메가-3오일이 많은 편이다. 게, 굴, 새우, 조개, 가리비, 랍스터, 도미, 갈치, 조기, 굴비, 임연수어 등은 오메가-3오일이 적은 편이지만 좋은 단백질이므로 육식을 줄이고 이러한 생선을 섭취하는 것이 좋다.

▶ 그러나 미국 농무성에서는 임신할 여성이나 임신부·수유모·어린이에게는 상어나 황새치(swordfish), 삼치 종류인 킹 매커럴(king mackerel) 같이 크고 오래 사는 생선은 먹지 말라고 권하고 있다. 수은 함량이 높아 어린이나 태아의 신경발육에 손상을 줄 수 있기 때문이다. 다랑이(albacore) 참치는 일주일에 1회 정도, 새우·참치 통조림(light tuna)·연어·생태·메기는 일주일에 2회 정도 먹어도 된다. 반면 건강한 사람은

생선의 수은 함량이 건강을 해칠 정도로 위협을 주지는 않으므로 크게 염려할 필요는 없다. 하지만 상어나 황새치, 킹 매커럴, 참치같이 크고 오래 사는 생선을 너무 자주, 과하게 먹는 것은 피해야 한다.

※ 생선의 수은 함량에 관한 자세한 정보는 아래에 들어가면 볼 수 있다.
https://www.fda.gov/food/consumers/advice-about-eating-fish

소금은↓ 칼륨은 ↑

짜게 먹으면 혈압을 올린다는 것은 이미 잘 알려진 사실이다. 하지만 소금 섭취만 줄인다고 혈압을 내릴 수 있는 것은 아니다. 칼륨(포타슘)을 증가시켜야 한다. 칼륨과 소금의 비율은 최소 5:1 정도가 되어야 하는데, 짜게 먹는 사람의 비율은 1:2 정도로, 칼륨 섭취가 지나치게 부족하다. 야채와 과일에는 칼륨이 많아 소금과의 비율이 50:1에서 많게는 100:1이나 된다. 결과적으로 혈압을 높이지 않으려면 평소 야채, 과일을 충분히 섭취해야 한다. ☞고혈압 p.148 ☞2권 칼륨(포타슘) p.222

근절! 알레르기 음식

자기에게 알레르기를 일으키는 음식을 찾았다면 이미 '건강'을 찾은 것과 마찬가지다. 음식 알레르기는 면역을 크게 약화시키며 천식, 비염, 아토피성 피부염, 두드러기, 류머티즘 관절염, 편두통, 두통, 집중력 부족, 축농증, 중이염, 염증성 대장염 등 수많은 질병을 일으킨다. 병을 근본적으로 치료하려면 영양을 주는 좋은 음식을 먹는 것도 중요하지만, 알레르기 음식을 찾아내 금지하는 것이 반드시 뒤따라야 한다. 스트레스 또한 병이 되므로 마음을 편안히 하고, 입단속을 잘하면 모든 병이 스스로 물러가게 될 것이다. ☞음식 알레르기 p.307 ☞내 몸에 맞는 음식 찾는 법 p.47

내게 독이 되는 음식, 득이 되는 음식

체질에 맞는 음식을 먹으면 잡병이 없어지고 건강해진다.
체질에 맞는 음식을 먹으면 만병통치가 되지만, 체질에 맞지 않는 음식을 먹으면
백약(百藥)이 무효(無效)이다. 그렇다면 어떻게 자신의 체질을 알고 입단속을 해야 할까.

음식 알레르기는 면역을 크게 약화시키며 천식, 비염, 아토피성 피부염, 류머티즘 관절염 등 수많은 질병을 일으킨다. 따라서 자기에게 맞지 않는 음식만 찾아내 먹지 않아도 이미 '건강'을 찾은 것과 마찬가지다. 내 몸에 맞는 음식과 맞지 않는 음식을 스스로 찾아보자.

나는 어떤 체질일까?

선친(이명복 서울대 의대 교수·사상의학 권위자—편집자 주)은 생전에 수십만 명의 체질을 보셨는데, 생김새와 성격으로 체질을 감별하는 것은 오진이 많다고 하셨다. 나는 직접 조사를 해 보고 싶은 욕심에 방학 때마다 아버님 병원에서 인턴을 자원해, 환자들의 신체 특징을 손톱 생김새까지 빼놓지 않고 자세히 그렸다. 그 결과 과연 선친 말씀대로 체질과 생김새,

성격은 정반대로 나오는 경우가 많다는 것을 알게 되었다.

선친은 또한 체질맥도 수십만 명을 보셨는데, 맥으로는 80%밖에 체질을 맞힐 수가 없고 오진율이 20%나 된다고 하셨다. 그래서 선친은 의과대학에서 온갖 현대적인 의학검사기로도 검사를 해 보셨으나, 체질을 정확하게 감별해 낼 수 있는 검사는 없다는 결론을 내리셨다. 그래서 나는 한때 세계의료기박람회를 다니며 완벽한 검사계기를 열심히 찾아보았고, 독일의 어느 검사계기 회사에 쫓아가 개발자와 직접 실험을 해 보기도 하였다. 하지만 여러 종류의 비슷한 검사계기들은 많았으나 당시(1996년)에 오진 없는 검사계기의 개발은 요원해 보였다(하긴 4가지 혈액형이 있다는 것도 100년 전에는 전혀 몰랐으니까). ■

지금도 체질을 진단하는 방법에는 매우 여러 가지가 있다. 나는 여러 종류의 체질 진단을 직접 받아 보았지만 그때마다 다른 결과가 나왔다. 그래서 나의 경험과 임상 결과를 토대로 오랜 시간 연구한 결과, 스스로

■ 나는 체질이 몇 가지인지는 확신할 수 없으나 체질은 있다고 본다. 서양의학에서는 사람마다 체질이 다르고 거기에 따라 맞지 않는 음식이 있다는 것을 간과한다. 그래서 음식을 먹어 알레르기가 생기는 것을 무조건 음식 알레르기라 한다. 그러나 알레르기가 있는 음식은 피부과 알레르기 테스트에 나오지만, 체질에 맞지 않는 음식은 이 테스트로는 알아낼 수가 없다. 여기에 대해 좀 더 연구가 진전되길 바란다. 요새는 DNA 유전자 검사로 못 찾는 게 없어 보인다. 가격도 1만 달러나 하던 것이 200달러 시대가 되었으니 유전자감별법으로 체질을 감별할 수 있는 가능성도 높아진 것 같다. 이제마의 후손답게 한국이 유전자 체질감별에도 성공하여 체질과 건강에 대하여 세계에 알려 나가길 바라는 마음이다. 앞으로 정확한 검사계기나 유전자진단법이 개발되어 더 쉽고 정확하게 체질을 감별할 수 있게 되기를 고대하며, 그전에는 내가 찾아낸 이 방법을 사용해 볼 것을 권한다.

체질을 진단하고 자기에게 맞지 않는 음식을 찾아내 금할 수 있는 방법을 찾아냈다. 몸의 알레르기 반응을 통해 알아내는 이 방법은 놀라울 정도로 거의 정확하다. 이제부터 그 방법을 소개하겠다.

체질에 맞는 음식 찾기 | 1차 테스트

방법은 아주 간단하다. 모든 체질에 알레르기 반응을 일으키지 않는 음식만 7~10일간 먹다가, 새로운 음식을 하나씩 추가하여 2~3일간 먹어보고 알레르기 반응이 일어나는지를 살펴본다. 나쁜 반응이 나타난 음식은 즉시 중단하고 기록해 둔다. 나쁜 반응이 나타나지 않으면 이 음식을 중단하고 며칠 간격을 두었다가 또 새로운 음식을 추가하여 먹어 본다.

알레르기를 일으키지 않는 음식
쌀밥, 강낭콩, 선비콩, 완두콩, 밤콩, 양배추, 브로콜리, 콜리플라워, 푸른 상추, 근대, 시금치, 쑥갓, 연근, 우엉, 가지, 호박, 아욱, 취나물, 고사리, 고비, 돌나물, 죽순, 냉이, 아스파라거스, 두릅, 도토리묵, 송이, 표고, 팽이버섯, 느타리버섯, 싸리버섯, 쑥, 딸기, 토마토, 살구, 자두, 앵두, 체리 등

쌀밥과 야채, 과일 위주로 7~10일간 먹는다(만약 이 중에서도 본인에게 알레르기를 일으키는 음식이 있다면 제외해야 한다). 알레르기 반응은 대개 1시간 후에 나타나는 경우가 많지만 어떤 것은 6시간이 걸리기도 하므로 6시간 후에 다음 식사를 하는 것이 좋다. 무슨 양념을 넣었는지도 기록해 둔다. 이 기간 동안 모든 육식과 생선, 게, 새우, 조개, 오징어 등의 해물과 달걀, 유제품, 커피, 초콜릿, 설탕, 가공식품은 금해야 한다. 또 소금을 줄

이고 정수기물을 먹는다. 사람은 동물처럼 본능적인 영민함을 가지고 있지 않아 자기에게 맞지 않는 음식을 먹고 싶어 하는 경우가 많다. 그러므로 아무리 좋아하는 음식이라도 7~10일간 끊을 수 있는 인내가 필요하다.

나쁜 반응이 나타나면 그 음식은 내 몸에 맞지 않는 것이다. 이와 같은 방법으로 평소 자주 먹는 음식을 하나하나 테스트해 나가면 자기에게 맞지 않는 음식과 체질을 찾을 수 있다.

> ▶ 새로운 음식을 추가할 때는 양념을 하지 않은 채 먹어야 하며 야채, 과일은 잔류 살충제를 생각해 잘 씻어야 한다. 고춧가루, 젓갈 등의 양념에서도 알레르기가 있을 수 있으므로 김치, 깍두기 등의 음식은 제대로 테스트하려면 생배추, 생무로 먹어야 한다.

음식 이외의 야채나 과일, 견과류 등은 적당량을 공복에 먹으며 2~3일을 계속하여 테스트해 보면 대부분 반응을 느끼게 될 것이다.

체질에 맞는 음식 찾기 | 2차 테스트

한 번 테스트해서 나쁜 반응이 나온 음식은 2주 내에 한 번 더 테스트를 해서 재확인한다. 2주가 지나면 우리 몸은 그 알레르기에서 완전히 회복되기 때문에 다시 테스트할 때 알레르기 반응이 나타나지 않을 수도 있다.

> ▶ 만약 반응이 잘 나타나지 않으면, 위와 같이 쌀밥과 채식만 1달간 먹다가 테스트해 볼 음식을 양념하지 않고 아침, 저녁으로 1주일간 먹으면 대개 반응이 나오게 된다.

이런 증상이 나타나면 NO!

체질에 맞지 않는 음식을 먹으면 다음과 같은 증상들이 나타난다. 머리가 무겁고 아프고 약간 어지럽기도 하며, 식후 식곤증이 오고 속이 더부룩하며 소화가 잘되지 않는다. 눈 밑이 검게 되거나 부어서 주머니가 생긴다(아이들 눈 밑이 검어지는 것도 맞지 않는 음식이 원인일 수 있다).

고정 알레르기 ☞반응 시간에 따른 알레르기 종류 p.309 의 경우 만성적으로 편도선이 붓고 감염이 잘되며 부종이 있다. 가장 잘 나타나는 증상은 두드러기, 두통, 소화불량 등으로, 먹은 지 30분~1시간 안에 두드러기가 나고 피부가 가려운 사람도 있다. 그 밖에 다음과 같은 증상들이 있다.

- **소화기 증상:** 식후 더부룩하며 소화가 안 되고 매슥거리거나 트림이 잘 나온다. 가스가 차고 배가 아프거나 목이 마른다. 대변에 점액이 섞이거나 소화가 안 된 음식이 섞여 나오기도 한다. 설사와 변비가 번갈아 나타나며 과민성대장이 되기도 한다. 혀와 입안의 궤양, 만성 설사, 십이지장궤양, 위염, 흡수불량, 궤양성대장염에 걸리기도 한다.
- **비뇨기 증상:** 소변이 자주 마렵거나 음부 가려움증, 냉증, 야뇨, 만성 방광염, 신장 질환 등이 생길 수 있다.
- **면역 저하 증상:** 귀에 물이 고인 듯하고 염증이 생기기도 하며 만성 감염, 감기 등에 잘 걸리게 된다. 어떤 사람은 자기에게 맞지 않는 음식을 먹으면 면역이 저하되어 그날로 감기에 걸리는 사람도 있고, 입술에 허피스가 터지는 사람도 있다.

- **정신적 증상:** 불안, 초조, 우울증, 신경질, 정신적 피로 외에, 들뜨고 집중력이 떨어지며 밤에 자다가 깨고 다시 잠들기 어려운 사람도 있다. 불면증, 성격 변화, 간질 등이 올 수 있다.
- **근육관절 증상:** 근육통, 관절통, 활액낭염, 요통 등이 있을 수 있다.
- **호흡기 증상:** 목이 아프고 목소리가 쉬기도 하며 만성 기침, 천식이 생긴다. 가슴이 답답해지거나 만성 기관지염에 걸리기도 한다.
- **피부 증상:** 두드러기, 피부 가려움증, 피부 건조증, 비듬이 생긴다. 머리카락과 손톱이 잘 부러지고 여드름, 습진, 피부병, 피부 발진 등이 생길 수도 있다.
- **기타 증상:** 입안이 헐거나 입천장 가려움, 비염, 월경전증후군, 만성 피로 외에 살이 찌고 체중의 변화가 심해지기도 한다. 심장이 빨리 뛰고 부정맥, 부종, 두통, 편두통, 저혈당 등이 올 수 있다. 코가 가렵거나 맑은 콧물이 나오고 코가 막히거나 목 뒤로 콧물이 넘어가기도 한다. 귀에서 소리가 나기도 하고 귀가 가렵고 목구멍 가려움증, 부비강염(축농증) 등이 생길 수 있다. 예를 들어 어떤 사람은 밤과 수박을 먹으면 맑은 콧물이 떨어지는데, 어떤 사람은 귀가 가렵다고 한다. 또 어떤 사람은 참외를 먹으면 목구멍이 칼칼해진다.

체질에 맞는 음식 찾기 | 또 다른 방법

아침에 여유가 있는 사람

아침에 잠에서 깨자마자 1분간 맥박 수를 재고 나서 테스트할 음식을 양념하지 않은 상태로 조금 먹어 본다. 움직이지 말고 휴식을 취하면서 15분 간격으로 1시간 반 동안 맥박을 잰다. 맥박 수가 1분에 12~16번 정도 빨라지면 그 음식은 맞지 않는 것이다. 단, 맥박 수는 정신에 영향을 받을 수 있으므로 편안한 마음으로 테스트를 진행해야 한다.

직장인을 위한 주말 테스트

직장인들이 1주일 동안 쌀밥과 채식만 하면서 이 테스트에 임하기는 현실적으로 어려운 일이다. 이런 경우 주말에만 쌀밥과 채식을 하면서 〈체질별 식품 분류표〉 p.56~59 에 나온 음식들을 한 가지씩 주말마다 테스트하는 방법이 있다. 특히 알레르기를 잘 일으키는 달걀과 고등어, 꽁치 같은 생선, 게, 새우, 조개, 랍스터 같은 갑각류, 육류, 땅콩 등의 견과류, 우유, 치즈 등의 유제품 등을 먼저 테스트해 보는 것이 좋다. 테스트를 하는 주말 동안은 인간이 만든 모든 가공식품은 금해야 한다.

체질에 맞는 음식 찾기 | 실전 테스트

내 경우를 예로 들어보겠다.

나는 태양인으로 고추, 무, 콩나물이 맞지 않다고 되어 있다. 평소에 가끔씩 먹어도 별 탈이 없던 것들이라 의아하여 실험을 해 보았다. 총각김치를 하루 2번씩 식사 때마다 먹었다.

첫날은 잘 모르고 지나간 것 같고, 둘째 날은 기운이 빠지고 오른팔에 신경통이 생기기 시작했다. 셋째 날은 팔의 신경통이 심하여 팔을 올리기가 불편해졌고, 넷째 날은 신경통이 너무 심하여 팔을 올릴 수가 없었다. 총각김치를 끊자 신경통이 가라앉고 몸이 전처럼 되었다. 열흘 후 다시 실험을 해 보니, 오른팔의 같은 부위에 신경통이 다시 시작되고 팔을 올릴 수가 없었다. 그 후 1~2달 쉬었다가 다시 실험을 해 보니 이번에도 똑같은 증상이 나타났고 통증이 더 심했다.

콩나물도 실험해 보았다. 콩나물과 콩나물밥을 매일 2번씩 먹었더니 오른팔 같은 부위에 또 신경통이 생기기 시작했고, 넷째 날은 신경통이 너무 심하여 팔을 올릴 수가 없었다. 같은 실험을 몇 차례 해 보았으나 결과는 똑같았다.

고추도 맛은 있지만 먹기만 하면 속이 나빠지고 컨디션이 저조해졌으며 입술에 허피스가 생겨 터지기도 했다.

확실히 음식에 의해 생기는 병이 많다는 것을 실감했다. 나는 이런 식으로 나에게 맞지 않는 음식을 찾아내고 그 음식들은 먹지 않는다. 이것이 내가 나이에 비해 훨씬 젊고 건강하게 사는 비법이다.

체질별 식품 분류표

다음의 〈체질별 식품 분류표〉는 선친 이명복 박사가 수많은 오링테스트와 완력테스트■, 임상경험을 바탕으로 정리해 놓으신 것이다. 물론 이 식품 분류표가 다 맞는다는 것은 결코 아니다. 그러나 이것을 토대로 각자 자신에게 맞는 음식과 체질을 (앞에서 설명한 방법으로) 찾는 데 큰 도움이 될 것이다. 오링테스트와 완력테스트는 정확성이 매우 떨어지지만, 앞의 음식 테스트 방법은 인체의 반응인 만큼 거짓 없이 정확하다.

테스트에 앞서 한 가지 명심할 것은, 어떤 음식이 일반적으로 좋다고 해서 모두에게 좋은 것은 아니라는 사실이다. 본인에게 좋은지 나쁜지는 직접 먹어 보고 테스트를 해봐야 안다. 단적인 예로, 배추김치가 몸에 나쁘게 작용하는 사람들도 있다.

■ **오링테스트**(O-Ring Test)
자신의 체질에 좋고 나쁜 식품을 찾는 방법 중 하나. 체질을 알아볼 사람의 왼손에 식품을 얹고 오른손 엄지와 검지로 동그라미를 만들어 그것을 다른 사람이 벌려 보게 한다. 쉽게 동그라미가 떨어지면 해로운 식품이고, 잘 떨어지지 않으면 이로운 식품이다. 자세한 내용은 이명복의 《체질진단 건강법》(국일미디어, 1997년, pp.52~61) 참고.

■ **완력테스트**(Strength Test)
원하는 식품 한 가지씩을 왼손에 잡고 오른팔로 아령을 들어 올리면서 오른팔의 힘을 조사한다. 오른팔의 힘이 다른 식품을 들고 있을 때와 달리 약하게 느껴지면 왼손에 쥔 음식이 몸에 맞지 않는 것이다. Kinigiology라고 하여 미국 자연의학 의사들 중에 이 검사법을 사용하는 경우가 있다(같은 책, pp.61~69 참고).

체질별 식품 분류표

(이명복 박사 안案)

체질 / 식품		태양인(太陽人) Ⅰ · Ⅱ형
유익한 식품	곡류	쌀(백미), 보리, 검정콩, 완두콩, 기타 색이 있는 콩, 검은팥, 메조, 기장, 옥수수, 메밀, 녹두, 들깨, 검은 깨, 호밀, 동부
	채소류	양배추, 배추, 시금치, 푸른 상추, 숙주나물, 가지, 감자, 고구마, 연근, 우엉, 오이, 토란, 쑥, 쑥갓, 취나물, 냉이, 달래, 씀바귀, 깻잎, 돌나물, 비름, 근대, 마늘, 파, 양파, 파슬리, 익모초, 케일, 컴프리, 호박, 아욱, 브로콜리, 두릅, 죽순, 고사리, 치커리, 어성초
	버섯류	송이, 표고, 느타리, 팽이
	과일류	귤, 오렌지, 자몽, 레몬, 모과, 파인애플, 토마토, 딸기, 복숭아, 포도, 감, 바나나, 곶감, 배, 키위, 유자, 살구, 머루, 무화과, 자두, 앵두
	견과류	잣, 아몬드
	해산물	미역, 김, 다시마, 파래, 새우, 굴, 조개, 게, 재첩, 바지락, 전복, 오징어, 낙지, 문어, 고등어, 청어, 꽁치, 정어리, 멸치, 가자미, 도미, 바다장어, 참치, 복어, 자라, 우럭, 광어, 아귀, 생태, 대구, 임연수어, 민어, 아지, 잉어, 붕어, 병어
	육류	오리고기, 칠면조
	기타	구연산, 로열젤리, 클로렐라, 오가피, 녹차, 쑥차, 솔잎차, 황설탕, 천일염, 들기름
해로운 식품	곡류	현미, 찹쌀, 차조, 율무, 수수, 메주콩(흰콩), 붉은팥, 참깨, 당근, 더덕, 열무, 도라지, 무, 유색 상추, 생강, 콩나물, 참마, 미나리, 비트, 고추, 셀러리, 신선초 ※ **대부분의 뿌리 야채가 해로움.**
	버섯류	운지, 영지
	과일류	사과, 수박, 멜론, 매실, 대추, 참외
	견과류	호두, 은행, 밤, 땅콩
	해산물	민물장어, 잉어, 멍게, 해삼
	육류	쇠고기, 돼지고기, 닭고기, 양고기, 개고기, 염소고기
	기타	인삼, 녹용, 모든 약(한약, 양약 포함), 결명자, 구기자, 오미자, 계피, 참기름, 카레, 후추, 겨자, 흰 소금, 흰 설탕, 흰 밀가루, 우유, 달걀, 요구르트, 버터, 홍차, 커피

체질 / 식품		소양인(少陽人) Ⅰ · Ⅱ형
유익한 식품	곡류	쌀(백미), 보리, 검정콩, 강낭콩, 완두콩, 기타 색이 있는 콩, 검은팥, 메조, 메밀, 녹두, 들깨, 검은깨, 호밀, 동부, 기장, 약콩
	채소류	양배추, 배추, 무, 열무, 푸른 상추, 가지, 시금치, 연근, 우엉, 오이, 토란, 쑥, 쑥갓, 근대, 취나물, 냉이, 숙주나물, 호박, 죽순, 깻잎, 돌나물, 비름, 마늘, 익모초, 미나리, 셀러리, 케일, 컴프리, 신선초, 어성초, 아욱, 두릅, 고사리, 머위, 브로콜리, 치커리
	버섯류	송이, 표고, 느타리, 팽이, 운지, 영지
	과일류	참외, 포도, 수박, 토마토, 딸기, 복숭아, 곶감, 멜론, 키위, 유자, 매실, 배, 파인애플, 바나나, 살구, 무화과, 자두, 앵두
	견과류	잣, 호두, 은행
	해산물	새우, 굴, 조개, 게, 재첩, 바지락, 전복, 오징어, 낙지, 문어, 고등어, 청어, 꽁치, 정어리, 가자미, 붕어, 자라, 갈치, 삼치, 참치, 잉어, 장어, 멸치, 우럭, 광어, 아귀, 생태, 대구, 임연수어, 민어, 아지, 병어
	육류	쇠고기, 돼지고기, 오리고기, 칠면조
	기타	구연산, 로열젤리, 클로렐라, 결명자, 구기자, 오미자, 녹차, 쑥차, 솔잎차, 황설탕, 들기름
해로운 식품	곡류	현미, 찹쌀, 차조, 율무, 수수, 메주콩(흰콩), 붉은팥, 옥수수, 참깨
	채소류	유색 상추, 당근, 감자, 고구마, 도라지, 더덕, 참마, 콩나물, 부추, 생강, 양파, 파, 달래, 씀바귀, 고구마순, 파슬리, 비트
	버섯류	※ 조사 식품 중 해로운 것이 없음.
	과일류	귤, 오렌지, 레몬, 자몽, 모과, 머루, 대추, 사과, 석류
	견과류	밤, 땅콩, 아몬드
	해산물	미역, 김, 다시마, 파래, 조기, 굴비, 멍게, 해삼, 도미, 전어, 미꾸라지
	육류	양고기, 닭고기, 개고기, 염소고기
	기타	꿀, 인삼, 녹용, 오가피, 계피, 참기름, 카레, 후추, 겨자, 흰 소금, 흰 설탕, 흰 밀가루, 우유, 달걀, 요구르트, 홍차, 커피

식품 \ 체질		태음인(太陰人) I · II형
유익한 식품	곡류	현미, 찹쌀, 쌀(백미), 차조, 수수, 메조, 율무, 강낭콩, 기타 색이 있는 콩, 메주콩(흰콩), 붉은팥, 옥수수, 참깨, 기장
	채소류	당근, 오이, 양배추, 시금치, 푸른 상추, 가지, 감자, 고구마, 도라지, 더덕, 무, 열무, 연근, 우엉, 토란, 근대, 쑥, 쑥갓, 참마, 어성초, 콩나물, 호박, 취나물, 냉이, 달래, 씀바귀, 비름, 익모초, 파슬리, 피망, 파, 마늘, 부추, 생강, 양파, 도토리묵, 아욱, 고추, 질경이, 두릅, 브로콜리, 머위, 고사리, 죽순, 치커리
	버섯류	송이, 표고, 느타리, 팽이
	과일류	귤, 오렌지, 자몽, 레몬, 유자, 살구, 무화과, 사과, 수박, 토마토, 딸기, 복숭아, 자두, 앵두
	견과류	호두, 땅콩, 은행, 밤, 잣, 아몬드
	해산물	미역, 김, 다시마, 파래, 가자미, 도미, 조기, 굴비, 삼치, 멸치, 연어, 잉어, 장어, 미꾸라지, 멍게, 해삼, 붕어, 민어, 생태, 북어, 병어, 대구, 임연수어, 복어, 우럭, 광어, 아귀, 자라, 옥돔, 전어, 아지, 가물치
	육류	쇠고기, 닭고기, 양고기, 개고기, 염소고기, 오리고기, 칠면조
	기타	구연산, 로열젤리, 클로렐라, 인삼, 녹용, 꿀, 녹차, 쑥차, 솔잎차, 황설탕, 유자차, 참기름, 카레, 후추, 겨자, 계피
해로운 식품	곡류	보리, 검은팥, 검정콩, 메밀, 녹두, 들깨, 검은깨, 호밀, 동부
	채소류	배추, 유색 상추, 깻잎, 미나리, 셀러리, 케일, 신선초, 컴프리, 비트, 숙주
	버섯류	운지, 영지
	과일류	참외, 포도, 모과, 멜론, 배, 감, 곶감, 머루, 매실, 대추, 파인애플, 바나나, 키위
	견과류	**※ 조사 식품 중 해로운 것이 없음.**
	해산물	새우, 굴, 조개, 소라, 게, 재첩, 바지락, 전복, 오징어, 낙지, 문어, 고등어, 청어, 꽁치, 정어리, 참치, 갈치. **※ 대부분의 어패류와 등 푸른 생선이 해로움.**
	육류	돼지고기
	기타	결명자, 구기자, 오미자, 오가피, 들기름, 흰 소금, 흰 설탕, 흰 밀가루, 우유, 달걀, 요구르트, 초콜릿, 홍차, 커피

식품 \ 체질		소음인(少陰人) Ⅰ · Ⅱ형
유익한 식품	곡류	현미, 찹쌀, 쌀(백미), 차조, 강낭콩, 완두콩, 기타 색이 있는 콩, 메주콩(흰콩), 옥수수, 메조, 참깨, 붉은팥, 기장
	채소류	양배추, 시금치, 푸른 상추, 가지, 감자, 고구마, 무, 열무, 연근, 우엉, 쑥, 쑥갓, 근대, 콩나물, 취나물, 냉이, 달래, 씀바귀, 돌나물, 토란, 질경이, 비름, 익모초, 호박, 마늘, 부추, 생강, 양파, 파, 브로콜리, 아욱, 도토리묵, 어성초, 고사리, 두릅, 머위, 죽순, 치커리, 파슬리, 피망
	버섯류	송이, 표고, 느타리, 팽이
	과일류	귤, 오렌지, 자몽, 레몬, 살구, 유자, 무화과, 대추, 사과, 토마토, 딸기, 복숭아, 석류, 앵두, 자두
	견과류	호두, 은행, 아몬드
	해산물	미역, 김, 다시마, 파래, 가자미, 도미, 조기, 굴비, 삼치, 멸치, 미꾸라지, 잉어, 장어, 붕어, 자라, 우럭, 광어, 대구, 생태, 병어, 옥돔, 임연수어, 복어, 아귀, 민어, 전어, 가물치, 재첩
	육류	쇠고기, 닭고기, 양고기, 개고기, 염소고기, 오리고기, 칠면조
	기타	구연산, 로열젤리, 클로렐라, 인삼+생강, 녹용, 꿀, 녹차, 쑥차, 솔잎차, 황설탕, 천일염, 참기름, 카레, 후추, 겨자, 계피, 유자차
해로운 식품	곡류	보리, 팥, 수수, 검정콩, 율무, 메밀, 녹두, 들깨, 검은깨, 호밀, 동부
	채소류	오이, 당근, 배추, 유색 상추, 도라지, 더덕, 참마, 깻잎, 미나리, 셀러리, 케일, 신선초, 컴프리, 비트, 숙주
	버섯류	운지, 영지
	과일류	참외, 포도, 배, 감, 수박, 곶감, 머루, 매실, 파인애플, 바나나, 키위, 모과
	견과류	밤, 땅콩, 잣
	해산물	새우, 굴, 조개, 소라, 게, 바지락, 전복, 오징어, 낙지, 문어, 고등어, 청어, 꽁치, 정어리, 참치, 갈치, 멍게, 해삼. **※ 대부분의 어패류와 등 푸른 생선이 해로움.**
	육류	돼지고기
	기타	결명자, 구기자, 오미자, 오가피, 들기름, 흰 소금, 흰 설탕, 흰 밀가루, 우유, 달걀, 요구르트, 초콜릿, 홍차, 커피

식품별 체질 분류표

(이명복 박사 안案)

식품 \ 체질	태양	소양	태음	소음
곡류				
1. 백미	○	○	○	○
2. 현미	×	×	○	○
3. 보리쌀	○	○	×	×
4. 통밀가루(국산)	○	○	○	×
5. 통밀가루(수입)	×	×	×	×
6. 흰 밀가루	×	×	×	×
7. 중력 밀가루	×	×	×	×
8. 호밀	○	○	×	×
9. 찹쌀	×	×	○	○
10. 현미찹쌀	×	×	○	○
11. 흰콩	×	×	○	○
12. 검정콩(흑태)	○	○	×	×
13. 서리태	○	○	×	×
14. 약콩	○	○	×	×
15. 강낭콩	○	○	○	○
16. 넝쿨콩	○	○	○	○
17. 선비콩	○	○	○	○
18. 푸른콩	○	○	○	○
19. 완두콩	○	○	○	○
20. 청대콩	○	○	○	○
21. 주머니콩	○	○	○	○
22. 밤콩	○	○	○	○
23. 아주까리콩	○	○	○	○
24. 붉은팥	×	×	○	○
25. 회색팥	○	○	×	×
26. 동부	○	○	×	×
27. 녹두	○	○	×	×
28. 수수	×	×	○	×
29. 메밀	○	○	×	×
30. 옥수수	○	×	○	○
31. 찰옥수수	×	×	○	○
32. 자주색 옥수	×	×	×	×
33. 메조	○	○	○	○
34. 차조	×	×	○	○
35. 기장	○	○	○	○
36. 율무	×	×	○	×
37. 참깨	×	×	○	○
38. 검은깨	○	○	×	×
39. 들깨	○	○	×	×
채소류				
1. 배추	○	○	×	×
2. 양배추	○	○	○	○
3. 적채(자주색)	×	×	×	×
4. 푸른 상추	○	○	○	○
5. 자주색 상추	×	×	×	×
6. 근대	○	○	○	○
7. 시금치	○	○	○	○
8. 쑥갓	○	○	○	○
9. 무	×	○	○	○
10. 단무지	×	○	○	○
11. 당근	×	×	○	×
12. 연근	○	○	○	○
13. 우엉	○	○	○	○
14. 도라지	×	×	○	×
15. 더덕	×	×	○	×
16. 마	×	×	○	×
17. 미역	○	×	○	○
18. 다시마	○	×	○	○
19. 김(생것)	○	×	○	○
20. 김(구운것)	×	×	×	×
21. 고추	×	○	○	○

식품 \ 체질	태양	소양	태음	소음
22. 고춧가루	×	○	○	○
23. 고추장	×	○	○	○
24. 풋고추	×	○	○	○
25. 피망	○	○	○	○
26. 오이	○	○	○	×
27. 가지	○	○	○	○
28. 애호박	○	○	○	○
29. 늙은호박	○	○	○	○
30. 감자	○	×	○	○
31. 고구마	○	×	○	○
32. 아욱	○	○	○	○
33. 미나리	×	○	×	×
34. 돌미나리	×	○	×	×
35. 셀러리	×	○	×	×
36. 신선초	×	○	×	×
37. 케일	○	○	×	×
38. 컴프리	○	○	×	×
39. 취나물	○	○	○	○
40. 고사리	○	○	○	○
41. 고비	○	○	○	○
42. 돌나물	○	○	○	○
43. 머위	○	○	○	○
44. 파	○	×	○	○
45. 양파	○	×	○	○
46. 부추	○	×	○	○
47. 쪽파	○	×	○	○
48. 마늘	○	○	○	○
49. 마늘쫑장아찌	○	○	○	○
50. 락교	○	○	○	○
51. 생강	×	×	○	○
52. 고구마순	○	×	○	○

식품 \ 체질	태양	소양	태음	소음
53. 토란	○	○	○	○
54. 달래	○	×	○	○
55. 냉이	○	○	○	○
56. 씀바귀	○	×	○	○
57. 브로콜리	○	○	○	○
58. 파슬리	○	×	○	○
59. 죽순	○	○	○	○
60. 아스파라거스	○	○	○	○
61. 두릅	○	○	○	○
62. 질경이	×	○	×	×
63. 도토리묵(국산)	○	○	○	○
64. 도토리묵(중국)	×	×	×	×
65. 메밀묵	○	○	×	×
66. 청포묵	×	×	×	×
67. 당면	○	×	○	○
68. 물엿	○	○	○	○
69. 송이버섯	○	○	○	○
70. 표고버섯	○	○	○	○
71. 팽이버섯	○	○	○	○
72. 느타리버섯	○	○	○	○
73. 싸리버섯	○	○	○	○
74. 영지	×	○	×	×
75. 운지	×	○	×	×
76. 비트	×	×	×	×
77. 무순	×	×	×	×
78. 고들빼기	×	×	×	×
79. 민들레뿌리	×	×	×	×
80. 쑥	○	○	○	○
81. 소리쟁이	○	○	○	○
82. 솔잎	○	○	○	○
83. 치커리잎	○	○	○	○

식품 \ 체질	태양	소양	태음	소음
84. 어성초	○	○	○	○
85. 삼백초	○	○	○	○
86. 석이버섯	×	×	×	×
육류				
1. 쇠고기	×	○	○	○
2. 돼지고기	×	○	×	×
3. 닭고기	×	×	○	○
4. 개고기	×	×	○	○
5. 염소고기	×	×	○	○
6. 오리고기	○	○	○	○
7. 칠면조고기	○	○	○	○
8. 달걀	×	×	×	×
흰자위	○	○	×	×
노른자위	×	×	○	○
9. 메추리알	×	×	×	×
흰자위	○	○	×	×
노른자위	×	×	○	○
10. 오리알	×	×	×	×
흰자위	○	○	×	×
노른자위	×	×	○	○
해산물				
1. 북어	○	○	○	○
생태	○	○	○	○
2. 대구	○	○	○	○
3. 도미	○	×	○	○
4. 민어	○	○	○	○
5. 아지	○	○	○	○
6. 병어	○	○	○	○
7. 가자미	○	○	○	○
8. 우럭	○	○	○	○
9. 전어	○	×	○	○
10. 서태	○	○	○	○

식품 \ 체질	태양	소양	태음	소음
11. 광어	○	○	○	○
12. 옥돔	○	○	○	○
13. 아귀	○	○	○	○
14. 임연수어	○	○	○	○
15. 노가리	○	○	○	○
16. 삼치	○	○	○	○
17. 연어	×	×	○	×
18. 복어	○	×	○	○
19. 조기	×	×	○	○
20. 멸치	○	○	○	○
21. 고등어	○	○	×	×
22. 청어	○	○	×	×
23. 꽁치	○	○	×	×
24. 참치	○	○	×	×
25. 갈치	○	○	×	×
26. 오징어	○	○	×	×
27. 낙지	○	○	×	×
28. 새우	○	○	×	×
29. 바닷가재	○	○	×	×
30. 게(바다)	○	○	×	×
31. 게(민물)	○	○	○	○
32. 한치	○	○	×	×
한치알	○	○	×	×
33. 해삼	×	×	○	×
34. 소라	○	○	×	×
35. 해파리	○	○	○	×
36. 주꾸미	○	○	×	×
37. 재첩	○	○	○	○
38. 조개 종류	○	○	×	×
39. 자라	○	○	○	○
40. 잉어	○	○	○	○
41. 붕어	○	○	○	○

식품 \ 체질	태양	소양	태음	소음
42. 메기	○	○	○	○
43. 가물치	○	○	○	○
44. 민물장어	×	○	○	○
45. 미꾸라지	○	×	○	○
젓갈(생선 재료에 의함)				
1. 멸치젓	○	○	○	○
2. 명란젓	○	○	○	○
과일류				
1. 사과	×	×	○	○
2. 귤	○	×	○	○
3. 배	○	○	×	×
4. 오렌지	○	×	○	○
5. 자몽	○	×	○	○
6. 감, 곶감	○	○	×	×
7. 포도	○	○	×	×
8. 대추	×	×	×	○
9. 밤	×	×	○	×
10. 딸기	○	○	○	○
11. 토마토	○	○	○	○
12. 살구	○	○	○	○
13. 복숭아	○	○	○	○

식품 \ 체질	태양	소양	태음	소음
14. 자두(작은 것)	○	○	○	○
15. 앵두	○	○	○	○
16. 체리	○	○	○	○
17. 모과	○	×	×	×
18. 참외	×	○	×	×
19. 수박	×	○	○	○
20. 멜론	×	○	×	×
견과류				
1. 땅콩	×	×	○	×
2. 호두	×	○	○	○
3. 잣	○	○	○	×
4. 은행	×	○	○	○
5. 아몬드	○	×	○	○
6. 캐슈너트	○	×	○	○
기타				
1. 꿀	○	×	○	○
2. 구연산	○	○	○	○
3. 클로렐라	○	○	○	○
모든 체질에 유익한 식품이나 기호품				
타히보 차, 홍삼, 프로폴리스				

체질별 좋은 음식과 나쁜 음식

- **소양인 · 태양인에 좋은 음식:** 보리, 검정콩, 녹두, 메밀, 검은깨, 들깨, 배추, 케일, 컴프리, 고등어, 청어, 꽁치, 참치, 갈치, 오징어, 낙지, 새우, 바닷가재, 바닷게, 조개, 배, 감, 포도

- **소양인 · 태양인에 나쁜 음식:** 현미, 찹쌀, 흰콩(대두soy beans, 메주콩), 붉은팥, 찰옥수수, 참깨, 두부, 조기, 사과

- **소음인 · 태음인에 좋은 음식:** 현미, 찹쌀, 흰콩(대두soy beans, 메주콩), 붉은팥, 찰옥수수, 참깨, 두부, 조기, 사과
- **소음인 · 태음인에 나쁜 음식:** 보리, 검정콩, 녹두, 메밀, 검은깨, 들깨, 배추, 케일, 컴프리, 고등어, 청어, 꽁치, 참치, 갈치, 오징어, 낙지, 새우, 바닷가재, 바닷게, 조개, 배, 감, 포도

- **태양인에만 좋은 음식:** 모과
- **태양인에만 나쁜 음식:** 무, 고추, 콩나물, 호두, 은행

- **소양인에만 좋은 음식:** 영지, 운지, 참외, 멜론, 미나리, 셀러리, 돼지고기
- **소양인에만 나쁜 음식:** 미역, 다시마, 김, 감자, 고구마, 파, 양파, 부추, 쪽파, 달래, 옥수수, 당면, 귤, 오렌지, 자몽

- **태음인에만 좋은 음식:** 수수, 율무, 당근, 도라지, 더덕, 마, 밤, 땅콩, 연어, 해삼
- **태음인에만 나쁜 음식:** 없음

- **소음인에만 좋은 음식:** 대추

- **소음인에만 나쁜 음식:** 오이, 잣, 통밀가루

- **모든 체질에 좋은 음식:** 백미, 강낭콩, 선비콩, 완두콩, 밤콩, 양배추, 푸른 상추, 근대, 시금치, 쑥갓, 연근, 우엉, 가지, 호박, 아욱, 취나물, 고사리, 고비, 돌나물, 죽순, 냉이, 아스파라거스, 두릅, 도토리묵, 송이, 표고, 팽이버섯, 느타리버섯, 싸리버섯, 쑥, 북어, 생태, 대구, 민어, 아지, 가자미, 우럭, 광어, 옥돔, 아귀, 임연수어, 노가리, 삼치, 멸치, 명란젓, 딸기, 토마토, 살구, 복숭아, 자두, 앵두, 체리, 구연산, 클로렐라 등

좋아하는 음식이 내 몸에 맞는 음식?

좋아하고 싫어하는 음식은 〈체질별 식품 분류표〉와 다를 수 있다. 그리고 자기에게 나쁜 음식을 좋아하고 좋은 음식을 잘 먹지 않는 경우가 많다. 예를 들어, 군대 복무 중에 닭고기를 먹고 지독하게 체한 사람이 있었다. 그때부터 그는 닭이라고 하면 고개를 절레절레 흔들면서 먹지 않았다. 그런데 우연히 어느 가게에서 닭 날개로 만든 음식을 맛있게 먹었고, 아무 이상이 없었다. 이런 사람은 태음인이나 소음인으로, 닭고기가 체질에 잘 맞아야 한다. 실제로 그가 닭 날개를 먹을 때 거부반응이 없었던 것을 볼 때, 닭고기가 그에게 알레르기를 일으키는 것이 아니라, 닭고기에 호되게 체했던 경험으로 인해 닭고기를 싫어하게 된 것뿐이

다. 이렇듯 자신에게 맞는 음식은 몸의 반응으로 판별해야지 좋아하고 싫어하는 것으로 판별해서는 안 된다.

또 다른 예로, 닭고기는 별로 좋아하지 않는데 게를 좋아하는 사람이 있다. 이것만 본다면 이 사람의 체질은 소양인이나 태양인이지만, 게처럼 자주 먹는 음식이 아니라 한 번씩 별식으로 먹는 음식은 곧바로 알레르기 반응이 나오지 않을 수 있다. 따라서 싫어하는 음식과 좋아하는 음식으로 체질을 판단하면 안 되고, 음식을 직접 먹어 봐서 알레르기 반응이 있는지를 테스트해 보아야 정확히 알 수 있다.

한편, 어떤 것을 먹든 알레르기 반응이 안 나타나는 사람도 있다. 이런 사람은 같은 음식을 아침, 저녁으로 3~4일에서 1주일간 계속 먹어 봐야 한다.

그런데 절인 간고등어나 오징어젓, 굴젓같이 오래 삭힌 음식을 먹으면 두드러기가 나는 것은 히스타민 분해효소가 부족해서다. 간고등어나 오징어젓, 굴젓 등에는 히스타민이 많아 두드러기를 일으킨다. 소장에는 히스타민을 분해하는 효소가 있는데 이 효소가 부족한 사람은 오래 절인 고등어, 젓갈 종류에 두드러기를 일으키게 된다. ☞히스타민효소부족증 p.320

이런 알레르기 두드러기 반응은 체질과 상관없이 나타난다.

좋은 음식도 계속 먹으면 '독'

자기 체질에 맞는 음식이라도 매일같이 똑같은 음식을 오랫동안 먹는 것은 좋지 않다. 영양학적으로도 음식은 골고루 먹는 것이 좋으므로, 체질에 맞는 음식 안에서 4~5일에 한 번씩 골고루 바꿔 가며 먹는 것이 건강에 좋다. ☞음식 알레르기 p.307

부득이 자기에게 맞지 않는 음식을 먹게 되는 경우가 있을 수 있다. 특히 동물성 단백질을 먹어야 할 때는 식사 도중에 위산과 소화효소를 먹어 음식물을 완전히 분해시키는 것이 알레르기 반응을 최소화하는 방법이다. 위산과 소화효소를 식사 도중에 못 먹었을 경우에는 식후에라도 먹어야 한다.

모든 병이 입으로 들어오므로 입단속을 잘하고 마음을 비우는 것이 건강의 기본이다. 이 사실을 모든 사람들이 알고 무병하기를 바라는 것, 이것이 선친의 뜻이었고 또 내가 이 책을 쓴 이유이기도 하다.

episode

체질에 맞는 음식으로 건강을 되찾다!

"건강은 가까운 곳에 있다."

등잔 밑이 어둡다고……. 이 평범한 진리를 무시하고 나는 평소 건강관리를 할 때 음식은 가리지 않고 무엇이나 잘 먹는 것이 최선이라고 생각했다. 특히 기름진 음식이나 돼지고기를 보면 내 몸을 지켜 주는 보약처럼 여기다시피 했다. 때문에 나는 잔칫집이나 각종 모임 때마다 기름진 음식을 포식하기 일쑤였다. 가족들의 건강과 직결되는 식탁에도 가급적이면 육류를 많이 올리기 위하여 극도로 신경을 썼다.

그런데 어느 날 갑자기 온몸이 너무 피곤하여 강남병원을 찾게 되었다. 진찰을 받아 보니 혈청 GTP 간 수치가 200에 달하여 매우 위험한 상태라는 혈액검사 결과가 나왔다. 여기에 설상가상으로 좌측 유방에 초기 암 증상까지 나타났다. 서둘러 원자력 병원에 입원 수속을 하고 일부이긴 하지만 유방 절제수술을 받았다. 수술 뒤에 일정 기간은 항암제를 맞아야 하는데 간이 더 나빠질까 봐 항암제 주사를 포기하고 약만 복용하였다. 암이라니 막막하기 그지없는 노릇이었다. 더구나 간 때문에 필요한 약마저도 제대로 쓸 수 없고 보니 불안감이 더했다. 혹시 재발이라도 하면 어떻게 하나 하는 불안감이 한시도 뇌리를 떠나지 않았다. 또한 병원에서 주는 많은 약을 언제까지 먹어야 하는지, 앞으로 또 어떤 검사를 받아야 하는지, 더 이상 나빠지지는 않을지 등 불안감이 쉴 새 없이 밀려왔다.

아무것도 확실한 것이 없었다. 몸에 좋다면 무엇이든 다 먹어서라도 '완치'라는 말을 듣고 싶었다. 하지만 갈수록 불안과 절망은 깊어만 갔다. 그때 체질 진단에 의한 건강법을 알게 되어 사상, 팔상체질진단으로 유명하다는 이명복 박사님을 찾아뵙게 되었다.

박사님의 병원은 일반 병원과는 달리 특이한 방법으로 체질 테스트를 했다. 나의 체질은 태음인으로 나왔다. 이 박사님의 병원에는 약이 없었다. 검사 후 체질에 맞는 음식이 적힌 책자와 구연산을 주는 것이 전부였다.

"내가 시키는 대로 음식을 먹고 구연산을 계속 복용하면 병은 다 나을 거야."

병원을 나서는 내 등 뒤로 박사님의 확신에 찬 말씀을 듣고 나는 자신감을 가졌다.

당시 박사님은 내게 또 한 가지를 당부하셨는데, 육류를 절대 삼가라는 것이었다.

이후부터 나는 이전까지와는 전혀 다른 식단으로 식사를 하기 시작했다. 육류는 전혀 먹지 않고 현미밥이나 콩밥 등 잡곡밥과 신선한 야채 종류로 만든 반찬을 주로 먹었다. 그리고 된장국 등을 즐겨 먹고 다시마와 무 등을 우려낸 국물을 먹었다.

처음에는 육류를 먹지 못해 다소 기운이 없는 것처럼 느껴졌지만 시간이 조금 지나니 익숙해졌다. 또 구연산도 처음에는 먹기가 힘들었지만 시간이 흐를수록 생활의 필수품처럼 받아들이게 되었다.

이 박사님이 말씀하셨던 대로 체질식을 한 지 1년 후에 원자력병원에서 종합검진을 받았다. 정밀검사 결과 간염은 완치가 되었고 암 역시 이상이 없다는 진단이 나왔다. 간염은 낫기도 힘들고 특히 완치가 힘들다고 했는데, 마치 승리자가 된 기분이었다. 암 역시 재발 위험이 높다고 하지만 더 이상 걱정스럽지 않았다. 1년 전과는 달리 가벼운 마음으로 병원 문을 나설 수 있었다.

체질식과 구연산을 먹은 것밖에는 없는데 불치병을 깨끗이 물리쳤다는 것이 신기하기만 했다. 뿐만 아니었다. 나와 함께 병원을 찾은 남편도 박사님께 체질 진단을 받고 박사님의 처방대로 음식을 가려 먹은 결과 지병인 고혈압을 치료하게 되었다.

역시 건강은 멀리 있는 것이 아니었다. 건강은 체질식이나 구연산같이 간단하면서도 가까운 곳에 있었다. 끝으로 체질식으로 나의 병을 고쳐 주신 이명복 박사님께 깊은 감사를 드린다.

▶이 글은 선친인 이명복 박사로부터 체질 진단을 받고 음식 처방으로 건강을 회복한 강영생 씨가 쓴 것이다. 음식이라는 것이 우리 몸에 얼마나 큰 영향을 미치는지를 한 번쯤 생각해 보길 바라는 마음으로 옮겨 적었다.

자연의학 치료제라고 다 좋은 것은 아니다

비타민이라고 다 똑같지 않다

> 자연의학 치료제는 모두 몸에 좋을까?
> 그리고 이름이 같으면 효과도 같을까?
> 가장 대중적인 자연치료제 중 하나인 비타민을 예로 들어 알아본다.

자연의학 치료제 중에 가장 많이 알려져 있고, 복용하고 있는 것이 비타민일 것이다. 하지만 대개는 그저 몸에 좋다고 하니까 이유도 모르고 먹는 경우가 많고, 더구나 어떤 비타민은 오히려 건강을 해칠 수도 있다는 것을 알고 있는 사람은 드물다.

자연의학 치료제라고 해서 무조건 몸에 좋은 것도 아니고, 이름이 같다고 하여 모두 똑같은 효과를 얻을 수 있는 것도 아니다. 비타민을 예로 들어 살펴보겠다.

비타민은 먹어도 그만 안 먹어도 그만?

많은 사람들이 비타민을 복용하고 있지만 '비타민 결핍증'에 대해 제대로 알고 비타민을 먹는 사람은 많지 않을 것이다.

아래 사진은 왼쪽과 오른쪽에 있는 쥐와 닭에게 똑같은 음식을 주되 왼쪽 쥐에게는 비타민 B_2를, 왼쪽 닭에게는 미네랄의 하나인 아연(zinc)을 빼고 준 결과이다.

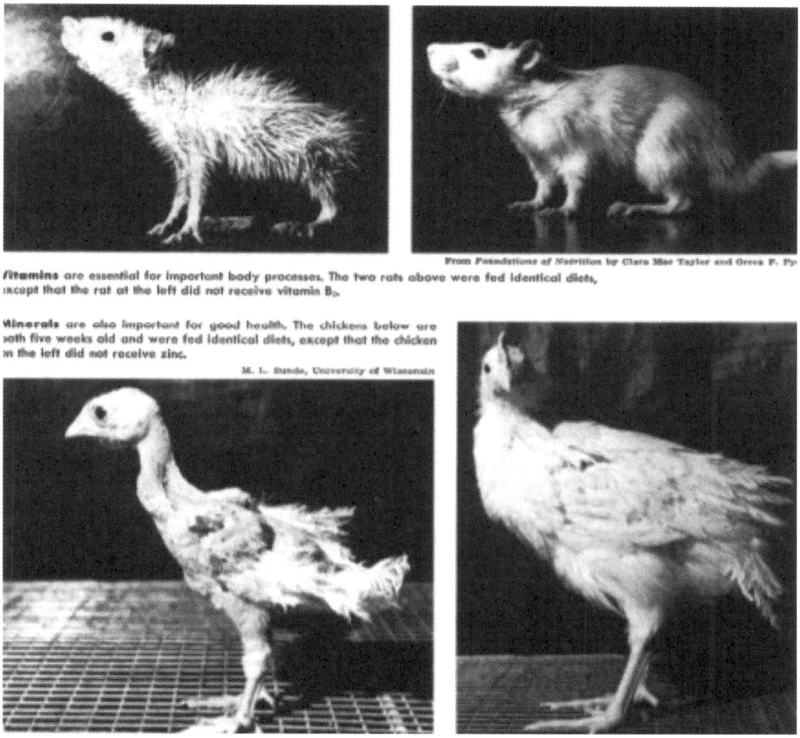

From Foundations of Nutrition by Clara Mae Taylor and Orrea F. Py
itamins are essential for important body processes. The two rats above were fed identical diets,
xcept that the rat at the left did not receive vitamin B
Minerals are also important for good health. The chickens below are
oth five weeks old and were fed identical diets, except that the chicken
n the left did not receive zinc.
M. L. Sunde, University of Wisconsin

비타민 결핍 실험 결과: 쥐와 닭에게 똑같은 음식을 주되, 왼쪽(▲위) 쥐에게는 비타민 B_2를, 왼쪽(▼아래) 닭에게는 아연을 빼고 준 결과이다.

이 사진만 보더라도 비타민은 먹어도 되고 안 먹어도 되는 선택품목이 아님을 알 수 있을 것이다. 이처럼 비타민 결핍은 많은 질병으로 이어질 수 있으므로 비타민을 먹지 않는 사람은 항상 위험에 노출되어 있는 것과 같다. 왠지 몸이 피곤하고 무겁다면 비타민, 미네랄 결핍을 먼저 생각해 볼 일이다.

또 하나, 많은 사람들이 잘못 생각하고 있는 것 중 하나가 비타민은 다 거기서 거기, 즉 차이가 없다고 하는 것이다. 하지만 비타민은 내용물의 질에 따라 천차만별이어서 여러 등급이 있다. 크게는 흡수가 잘되게 만든 좋은 비타민과, 대량으로 찍어 낸 싸구려 인조비타민, 그리고 무늬만 비타민인 제품으로 나눌 수 있다.

종류 1. 싼 게 비지떡? 오히려 몸을 해치는 값싼 인조비타민

값은 싸지만 사람들이 생각하는 것처럼 음식이나 식물에서 만들어진 게 아니라 광석과 석유부산물에서 합성해 낸 조잡한 인조비타민이 있다. 당연히 몸에는 거의 흡수가 안 되고 여러 가지 윤활제, 접착제, 도착제, 방부제, 인공색소 등의 화학첨가물이 위장장애와 알레르기를 일으켜 오히려 몸에 해롭다. 인조비타민에 이렇게 많은 화학첨가물을 넣는 이유는 짧은 시간 안에 대량으로 찍어 내기 위해서이다. 그래서 믿을 수 없을 만큼 싼 가격에 유통될 수 있는 것이다.

미국 저소득층 양로병원에서, 노인 환자들의 대변을 받아 내는 그릇을 보면 흡수되지 않은 비타민이 그대로 나온다고 한다. 간호사들은 이것을 '요강 총알(bedpan bullet)'이라고 하는데, 좋은 비타민을 먹었다면 이런 일이 왜 생기겠는가.

이런 비타민에는 다음의 예처럼 제일 싼 인조비타민과 가장 흡수가 안 되는 미네랄들만 들어 있다.

Vitamin A(Vitamin A Acetate, 29% Beta Carotene), Vitamin C(Sodium Ascorbate), Vitamin D(Cholecalciferol), Vitamin E(dl-Alpha Tocopheryl Acetate), Vitamin K, Thiamin Mononitrate(Vit. B_1), Riboflavin(Vit. B_2), Niacin, Vitamin B_6(Pyridoxine Hydrochloride), Folate(Folic Acid), Vitamin B_{12}(Cyanocobalamin), Biotin, Pantothenic Acid(D-Calcium Pantothenate), Calcium Carbonate(굴껍질칼슘), Phosphorus(Dibasic Calcium Phosphate), Iron(Ferrous Fumarate), Iodine(Potassium Iodide), Magnesium Oxide, Zinc Oxide, Selenium(Sodium Selenate), Copper(Cupric Oxide), Manganese Sulfate, Chromium(Chromium Chloride), Molybdenum(Sodium Molybdate), Potassium Chloride, Boron, Vanadium(Sodium Metavanadate)

더욱이 이런 비타민에는 갖가지 화학첨가물이 들어 있는데, 다음은 미국의 대량 생산업체인 K 브랜드의 비타민에 들어가는 윤활제, 접착제, 방부제 등의 화학물질이다. 이 상품은 한국에서도 대량으로 유통되고 있다(◆ 표가 붙은 것은 방부제).

Croscarmellose Sodium, Gelatin, Corn Starch, Cellulose Gel, Sugar, Hydroxypropyl Methylcellulose, Silicon Dioxide, Polyethylene Glycol, Modified Food Starch, Sodium Metasillcate, Phylloquinone, Magnesium Stearate, ◆ Potassium Borate, ◆ Sodium Borate

아래는 미국의 또 다른 대형 비타민회사 C 브랜드에 첨가된 화학물질이다. 광고를 많이 하는 제품이라서 최고의 비타민으로 잘못 알고 먹는 사람들이 많다. 몸에 좋으라고 먹는 비타민에 이렇게 많은 화학물질이 들어가 있는 것과, 이것을 매일 몸속에 집어넣고 있을 사람들을 생각하면 정말 끔찍하다. 이 비타민 역시 한국에 대량으로 들어가고 있다(◇FD&C는 인공색소, ◆ 표가 붙은 것은 방부제).

Sorbitol, Acacia Senegal Gum, Microcrystaline Cellulose, Gelatin, Artificial Flavors, Aspartame, ◇FD&C Red 40, ◇FD&C Yellow No. 6, ◆ Butylated Hydroxytoluene(BHT), ◆ Sodium Benzoate, ◆ Sulfur Dioxide, ◆ Sorbic Acid, Crospovidone, Aluminum, Lactose, Magnesium Stearate, Mono− and Di−Glycerides, Partially Hydrogenated Soybean Oil, Silicon Dioxide, Sodium Citrate, Sodium Metasilicate, Stannous Chloride, Starch, Stearic Acid, Sucrose, Sodium Aluminum Silicate

종류 2. 가장 대중적인 비타민(흡수율 10%의 인조비타민)

시중에 가장 많이 유통되고 있는 것으로 'Pure' 'Natural' 'Hypoallergenic' 등이 표기된 비타민을 말한다. 여기에는 윤활제, 접착제, 도착제 등 화학첨가물을 넣지 않아 위장장애가 훨씬 덜하다. 하지만 이것 역시 음식이나 식물에서 만들어진 비타민이 아니라 광석, 석유부산물에서 합성해낸 인조비타민이다. 따라서 흡수가 잘 안 되고 생명력이 없어 건강에 별 도움이 되지 않는다.

우리 몸은 인조비타민을 금방 알아내어 몸속에 잘 흡수시키지 않는다. 인조비타민을 대개 식후에 먹으라고 하는 이유가 여기에 있다. 식후에 먹어야 음식물 안에 들어 있는 진짜 비타민들이 알약 속의 인조비타민들을 각각 동반하여 어느 정도 흡수를 시키기 때문이다. 그러나 사람은 주로 한정된 음식만 먹기 때문에 식사를 통해 수십 종류의 음식 비타민과 미네랄을 골고루 다 섭취하는 것은 불가능하다. 하물며 알약 속의 인조비타민들이 음식물을 통해 얼마나 흡수될 수 있겠는가. 시중에 유통되고 있는 96%가 이러한 인조비타민들로 흡수율이 10% 정도이다.

비타민 안 먹고 운동하면 위험하다?

비타민, 미네랄을 먹지 않고 운동을 하는 것은 위험하다. 땀을 흘릴 때 여러 종류의 미네랄을 모두 내보내기 때문이다. 예를 들어 셀레늄(selenium)을 보충하지 않으면 심장마비로 쓰러질 위험이 크고, 구리(copper)를 보충하지 않으면 동맥류에 걸려 동맥이 터질 위험이 높다. 또 크로미움과 바나듐을 보충하지 않으면 당뇨병에 걸릴 위험이 커진다. 건장한 프로 운동선수들이 경기 도중 쓰러져 사망하는 일이 종종 있다는 것을 기억해야 한다. 이러한 미네랄들은 종합비타민에 모두 들어 있다.

다음 예를 보면, 이러한 비타민들의 라벨에는 비타민 이름 옆(괄호 안)에 인조비타민의 이름을 써 놓았음을 알 수 있다. 그리고 앞에서 소개했던 〈종류 1〉 비타민보다는 질이 나은 비타민과 미네랄을 넣었고, 몸에 해로운 화학첨가물도 넣지 않았다.

Vitamin A(Palmitate and Mixed Carotenes)

Vitamin C(Ascorbic Acid)

Vitamin D(Vitamin D3)

Vitamin E(d–Alpha–Tocopheryl; d는 천연비타민 E)

Thiamine(Thiamine HCI)

Riboflavin(Riboflavin 5'–Phosphate)

Niacin(Niacin and Niacinamide)

Vitamin B_6(Pyridoxal 5'–Phosphate)

Folate(Calcium Folinate and methyl–tetrahydrofolate)

Vitamin B_{12}(Adenosylcobalamin and Methylcobalamin)

Biotin

Pantothenic Acid(Calcium Pantothenate)

Calcium(Calcium Citrate; 구연산칼슘)

Iron(Iron Picolinate)

Iodine(Potassium Iodide)

Magnesium(Magnesium Citrate)

Zinc(Zinc Picolinate)

Selenium(Selenium Picolinate)

Copper(Copper Picolinate)

Manganese(Manganese Picolinate)

Chromium(UltraChrome)

Molybdenum(Molybdenum Picolinate)

Potassium(Potassium Citrate)

Boron(Boron Picolinate)

Choline Citrate

Vanadium(Vanadium Picolinate)

종류 3. 인조비타민에 야채, 과일을 섞어 만든 비타민(흡수율 30~50%)

각각의 인조비타민, 미네랄마다 진짜 야채, 과일을 소량 첨가하여 식후에 복용하지 않아도 흡수가 잘되도록 만든 비타민이다. 예를 들면 다음과 같다(※ 괄호 안이 진짜 야채, 과일).

Vitamin A(carrot), Vitamin C(orange), Vitamin D(alfalfa), Vitamin E(flax), Vitamin K(kale), Vitamin B_5(cranberry), Vitamin B_6(green pepper), Vitamin B_{12}(beet), Folate(onion), Calcium(hydrilla), Iron(kudzu), Iodine(kelp), Magnesium(alfalfa), Zinc(black current), Copper(lemon peel), Manganese(wild blueberry), Chromium(apple), Molybdenum (spinnach), Potassium(cabbage), Alpha Lipoic Acid(broccoli), Silicon(green pepper), Vanadium(flax)

인조비타민에 소량의 야채, 과일을 결합시켜 야채, 과일 속에 있는 진짜 비타민들이 각각의 인조비타민을 동반하여 흡수되도록 만든 비타민이다. 이런 비타민은 라벨에 '반드시 음식과 함께 복용하라'는 말 대신 '하루에 몇 개 복용하라'고 쓰여 있다. 이미 음식과 결합시켜 놓았기 때문에 음식물과 같이 복용하거나, 식후 복용하지 않아도 어느 정도 흡수가 되기 때문이다.

앞에 소개한 〈종류 1〉, 〈종류 2〉 비타민에 비해 비교적 꼼꼼하게 제조된 비타민이지만 흡수율은 30~50% 정도로 여전히 낮다. 시중에 유통되는 비타민의 3% 정도가 이런 종류의 비타민이다. 여기에는 보통 정제를 위해 guar Gum, vegetable lubricant, food glaze 등 3가지 첨가물(other ingredients)을 사용한다.

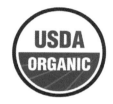

미국 농무성의 유기농 마크

특히 이러한 비타민 중에는 인조비타민이면서 '유기농 비타민'이라고 허위광고를 하는 경우들이 있으므로 주의해야 한다. 인조비타민에 소량의 유기농(?) 야채, 과일을 첨가해 놓고 거짓광고를 일삼는 일이 많으므로, 라벨에 쓰인 내용을 잘 살펴 확인해야 한다. 참고로 미국산 진짜 유기농 비타민이라면 라벨에 미국 농무성에서 인정한 'USDA ORGANIC' 마크나 글씨가 있어야 한다.

종류 4. 인조비타민과 야채, 과일을 발효시킨 발효비타민

인조비타민과 야채, 과일을 함께 섞어 발효균을 넣고 큰 탱크에서 발효시켜 만든 비타민으로, 'Fermented' 'Cultured' '발효비타민'이라고 부른다. 발효과정에서 음식과 비타민, 미네랄이 결합되어 발효식품으로 간주되기도 하나, 이 과정에서 비타민 C같이 신선해야 하는 항산화제들이 손실된다. 또 산의 생성으로 여러 단백질과 효소가 변형되어 영양소가 손실되는 단점이 있다. 이런 비타민은 라벨에 음식 이름만 나열하고 인조비타민은 명시하지 않는 경우가 대부분이므로 속지 말아야 한다.

종류 5. 100% 야채, 과일로 만든 천연비타민?

I 브랜드는 지금까지 자사 제품을 '천연비타민(Whole Food)'이라고 홍보했고, 그래서 나도 이전 책에서는 천연비타민이라고 표기했다. 그러나 지금은 라벨이 바뀌어 인조비타민에 음식을 첨가한 형태로 바뀌었다. 그렇다면 〈종류 3〉의 '인조비타민에 야채, 과일을 섞어 만든 비타민'과 다를 것이 없다.

아래에서 보듯 이전의 라벨에는 아래와 같이 단순하게 Vitamin A, Vitamin C, Folate, Calcium 등 천연비타민, 미네랄 이름만 명기했고, 괄호 안에 추출한 출처와 식물 농축 이름이 표기되어 있었다. 예를 들어 Vitamin A (Carrots)라고 표기하고 그 옆에 21mg의 당근농축을 사용하여 vitamin A 5,000IU를 추출했다고 설명했다.

Vitamin A......(Carrots(당근); 21mg) 5,000IU

Vitamin C......(Orange(귤); 630mg) 150mg

Vitamin D_3.....(S. cerevisiae(맥주효모); 4mg) 200IU

Vitamin E......(Brown Rice(현미); 420mg) 100IU

Vitamin K_1.....(Spinacia oleracea(시금치); 5mg) 5mcg

Thiamin(B−1)...(S. cerevisiae(맥주효모); 46mg) 11mg

Riboflavin(B−2)..(S. cerevisiae(맥주효모); 95mg) 9mg

Niacinamide.....(S. cerevisiae(맥주효모); 105mg) 25mg

Vitamin B−6.....(S. cerevisiae(맥주효모); 58mg) 11mg

Folate...........(Cabbage(양배추); 42mg) 400mcg

Vitamin B−12....(S. cerevisiae(맥주효모); 4mg) 20mcg

Biotin...........(Oryza sativa(쌀눈); 63mg) 300mcg

Pantothenate.....(S. cerevisiae(맥주효모); 97mg) 23mg

Calcium.........((S. cerevisiae(맥주효모); 300mg) 15mg

Iron............(S. cerevisiae(맥주효모); 180mg) 9mg

Phosphorous....(S. cerevisiae(맥주효모); 60mg) 3mg

Iodine..........(S. cerevisiae(맥주효모); 7mg) 100mcg

Magnesium.....(S. cerevisiae(맥주효모); 300mg) 15mg

Zinc............(S. cerevisiae(맥주효모); 300mg) 15mg

Selenium........(S. cerevisiae(맥주효모); 50mg) 50mcg

Copper..........(S. cerevisiae(맥주효모); 10mg) 100mcg

Manganese......(S. cerevisiae(맥주효모); 40mg) 2mg

GTF Chromium..(S. cerevisiae(맥주효모); 25mg) 50mcg

Molybdenum.....(S. cerevisiae(맥주효모); 5mg) 10mcg

그런데 지금의 라벨은 아래와 같이 'Beta carotene with 당근'이라고 표기해 인조 베타카로틴에 당근을 같이 넣은 것으로 바뀌었다. 미네랄도 'mineral bound 맥주효모'라고 해서 미네랄을 맥주효모에 붙인 것으로 바뀌었다. 사실상 '인조비타민과 야채, 과일을 섞어 만든 비타민과 다를 것이 없으므로, 굳이 함량도 낮고 가격도 비싼 I 브랜드의 비타민을 사 먹을 필요가 없어진다. 더구나 칼슘, 마그네슘도 들어 있지 않아 이걸 따로 사 먹어야 하니 비용이 더 든다. 역시 천연비타민은 생산할 수가 없는가 보다.

Vitamin A (Beta carotene with 당근) 3,500IU

Vitamin C (ascorbic acid with 오가닉 오렌지) 100mcg

Vitamin D_3 (cholecalciferol with S. cerevisiae 맥주효모;) 1,000IU

Vitamin E (D-alpha tocopherol (sunflower) with 오가닉 현미) 30IU

Vitamin K_1/K_2 (phytonadione/menaquinone-7 with 양배추) 80mcg

Vitamin B_1 (thiamine HCI with S.cerevisiae 맥주효모) 2mg

Vitamin B_2 (riboflavin 5' phosphate sodium with 오가닉 현미) 2mg

Niacin (niacinamide with S. cerevisiae맥주효모) 20mg

Vitamin B_6 (P5P with 오가닉 현미) 6mg

Folate (5-MTHF with 브로콜리) 200mcg

Vitamin B_{12} (methylcobalamin with S. cerevisiae 맥주효모) 12mcg

Biotin (with organic Brown Rice 오가닉 현미) 300mcg

Pantothenic Acid (Calcium pantothenate with organic brown rice 오가닉 현미) 10mg

Iron (mineral bound S.cervisiae 맥주효모) 9mg

Iodine (mineral bound S.cervisiae 맥주효모) 150mcg

Zinc (rice amino acid chelate) 15mg

Selenium (mineral bound S.cervisiae 맥주효모) 50mcg

Copper (mineral bound S.cervisiae 맥주효모) 150mcg

Manganese (mineral bound S.cervisiae 맥주효모) 2mg

Chromium (mineral bound S.cervisiae 맥주효모) 120mcg

Molybdenum (mineral bound S.cervisiae 맥주효모) 70mcg

Potassium (mineral bound S.cervisiae 맥주효모) 2mg

Choline (choline bitartrate) 200mg

I 브랜드의 비타민이 천연비타민이 아니라는 사실은 매우 실망스러운 일이지만 지금이라도 발견해 독자들에게 알리게 된 것은 다행이다.
나는 인조비타민이지만 질이 좋으며 칼슘, 마그네슘이 적당하게 들어 있고 가격도 좋은 비타민과 여러 종류의 과일이 들은 과일 파우더의 조합이면 I 브랜드의 비타민보다 더 좋다고 보고 그렇게 복용하고 있다. 물론 인공색소나 인공향료, 방부제 등은 없어야 한다. 첨가물이 들어 있는지 보려면 라벨 맨 밑에 적혀 있는 '기타 내용물(other ingredients)'을 살펴보면 된다. 여기에 쓰여 있는 첨가물이 많을수록 나쁜 것이고, 읽기 어려운 것들은 대부분 화학첨가물이다.

☞좋은 자연치료제 고르는 법 p.95

이제 이 글을 읽은 독자들은 더 이상 비타민 등 자연치료제가 '다 거기서 거기'라는 생각은 버렸을 것이다. 그리고 "나는 세끼 밥 잘 먹으니 비타민 같은 건 필요 없어"라고 말하는 사람들도 서두에서 본 쥐와 닭 사진을 떠올려 보면 자신이 얼마나 엄청난 말을 하고 있는지 알 수 있을 것이다. 단지 밥을 잘 먹는다고 건강해지는 것이 아니다. 치우치거나 모자람 없이 고르고 균형 있게 영양을 섭취하는 것이 가장 중요하다. 비타민을, 그것도 질 좋은 비타민을 매일 먹어야 하는 이유가 여기에 있다.

21세기 자연의학 불로초

나이가 들면서 몸속 기관들이 녹슬어 가는 것은 자연스러운 생명의 이치다.
이것을 막을 수는 없지만 노화의 원인을 알면 어느 정도 더디게 지연시킬 수는 있다.
자연의학 치료제 중에는 노화를 완화시키고 건강하게 나이 드는 것을 도와주는
불로초가 있다. 21세기 불로초를 소개한다.

세포막을 지켜주는 항산화제

"선생님, 불로초가 정말 있나요?"

평소 환자들은 물론 지인들에게 자주 듣는 질문 중 하나다. 답을 먼저 얘기하자면 "Yes!"이다. 물론 사람이 늙지 않고 영생을 누리게 하는 약은 없다. 하지만 우리 몸이 왜 노화가 되는지를 알면 그것을 어느 정도 완화시킬 수 있는 방법을 찾을 수는 있다.

우리 몸은 세포로 되어 있기 때문에 세포가 건강해야 몸도 건강한데, 세포의 건강은 세포막에 좌우된다. 세포막이 건실하여 유통이 잘되어야 영양소가 들어가고 노폐물과 독소가 빠지는 작용이 순조롭게 이루어진다. 세포막이 부실하면 세포가 노화해서 사망하고, 사망하는 세포가 많을수록 신체 노화가 빨라진다.

'항산화제'는 매일 생겨나는 활성산소(free radical)로부터 세포막을 보호해

주어 세포를 건강하게 해 주고 노화를 지연시킨다. 우리 몸에서는 간이 항산화제 글루타티온(glutathione)을 생산하며, 이것의 생성을 도와주는 것으로 실리마린(silymarin) 같은 약초가 있다.

노화가 진행되는 또 다른 이유는, 나이를 먹을수록 몸에서 복제되는 DNA의 질이 떨어지기 때문이다. 엽산과 비타민 B_{12}가 '불로초'로 불리는 이유는, 유전인자 게놈의 손상을 줄이는 데 매우 중요한 성분이기 때문이다.

21세기 불로초

이처럼 노화의 지연을 도와주는 현대판 불로초에는 다음과 같은 것들이 있다.

> 비타민 B_{12}, 비타민 C, 비타민 E, 셀레니움, 실리마린, 아세틸카르니틴, 아세틸시스테인, 알파리포산, 엽산, 오메가-3오일, 종합비타민, 칼슘, 포도씨 추출물, 황체호르몬크림
> ☞자세한 내용은 〈2권〉의 각 자연치료제 참고

이 가운데서도 특히 '종합비타민'을 서양의 불로초로 꼽고 싶다. 인간 생리에 하나같이 필요한 것들을 모아놓았기 때문이다. '비타민이라고 다 똑같지 않다'의 쥐와 닭 사진 ☞p.71 을 보면 쉽게 이해가 될 것이다. 종합비타민에 비타민 B_{12}, 비타민 C, 비타민 E, 셀레니움, 엽산을 추가하면 노화를 지연시키는 데 더욱 효과적이다. 여기에 강력한 항산화제 아세

틸시스테인(NAC)을 추가하면, 진시황이 애타게 찾았던 불로초를 복용하는 것과 같다.

또 다른 불로초들

하지만 불로초를 먹는다고 무조건 오래도록 건강하게 사는 것은 아니다. 욕심을 버리고 과로하지 말아야 하며, 적당한 운동을 병행하고 살이 찌지 않도록 해야 한다. 특히 입단속을 잘하여 소식하고 체질에 맞지 않는 음식은 피해야 한다. ☞내 몸에 맞는 음식 찾는 법 p.47 그리고 장청소를 하여 변비를 없애야 하고, ☞변비 p.235 혈관청소로 혈액을 맑게 해야 순환이 잘되어 중풍, 심장마비를 예방할 수 있다. ☞2권 브로멜레인 p.80 ☞2권 폴리코사놀 p.276 이 모든 것이 자연의학에서 말하는 불로초들이다.

연령별 추천 자연의학 치료제

많은 사람들의 요청에 따라 연령 등 몇 가지 경우에 대한 추천 자연의학 치료제를 요약 정리하였다. 하지만 우리 몸이 어떻게 작동하는지, 자연치료제가 어떻게 몸에 작용하는지 등을 제대로 이해하여 건강관리에 적용하려면, 제2장 '질환별 자연의학 치료법'을 비롯하여 제3장 '자연의학 건강정보', 〈2권〉 '자연치료제' 등 책 전체를 빠짐없이 읽어 볼 것을 권한다.

질병을 예방하는 데 도움이 되는 자연치료제

모든 질병은 면역이 약해져서 생긴다. 면역을 올리려면 무엇보다 변비를 없애고 대장을 깨끗이 해야 한다. 대장의 독소와 박테리아, 곰팡이 등이 혈액으로 들어오면 면역이 이것들을 잡느라 힘이 빠져 질병에 쉽게 걸리기 때문이다. 따라서 무엇보다 대장에 알레르기를 일으키는 알레르기 음식과 체질에 맞지 않는 음식을 금해야 한다. 아울러 가공식품의 식품첨가물도 알레르기를 일으켜 면역을 크게 저하시키므로 금해야 한다.

또 중요한 것은 혈관관리이다. 중년이 되면 식생활에 따라 정도의 차이는 있지만 누구나 혈관이 막힌다고 봐야 한다. 특히 가장 작은 모세혈관이 제일 먼저 막히기 시작한다. 모세혈관이 막히면 순환이 잘 안 되어 혈압이 올라가기 시작하고, 큰 혈관이 막히면 언제 심장마비나 중풍이 올지 모른다. 대장과 혈관관리만 잘해도 큰 병은 예방된다고 볼 수 있다.

- **금해야 할 것:** 알레르기 음식, 가공식품 ☞음식 알레르기 p.307
- **면역을 올리고 질병을 예방하는 데 도움이 되는 것:** 면역을 올리는 생약제들 ☞암 p.340
- **변비:** 칸디다증의 자연치료제들 ☞p.461 소장균과 대장균 ☞2권 p.136
- **혈관관리:** 아스피린 대용 브로멜레인, 폴리코사놀, 오메가-3오일, 포도씨 추출물, 콜라겐

노인을 위한 자연치료제

노인은 대체로 구부정하다. 이것은 칼슘의 흡수능력이 감소하여 뼈가 약해졌기 때문이다. 그러므로 흡수가 잘되게 만든 골다공증칼슘을 먹어야 한다. 또한 관절의 연골 생산능력이 감소하여 관절염이 생기고 이로 인해 보행이 힘들어지므로 콜라겐도 필요하다. 그리고 면역이 약하여 질병에 걸리기 쉬우므로 면역을 올리는 생약제들도 챙겨 먹어야 한다. 위산 부족으로 소화가 잘되지 않으므로 소화제도 보충해야 한다. 만약 위장점막이 얇아져 비타민 B_{12}를 흡수하지 못하면 악성빈혈이 되기 쉽다. 노화를 더디게 해 주는 종합비타민(노인용)과 함께 오메가-3오일, 셀레니움(selenium)과 엽산(folate), 비타민 B_{12}를 기본으로 복용하면서 불로초로 꼽히는 아세틸시스테인(N-Acetyl-L-Cysteine; NAC), 아세틸카르니틴(Acetyl-L-Carnitine), 알파리포산(AlphaLipoic Acid) 중 1~2가지를 겸할 것을

권한다. 노인의 몸은 불이 꺼져 가는 난로와 같으므로 우리 몸의 난로기관인 갑상선 기능을 높이는 것도 필요하다.

▶ 노인을 위한 자연치료제: 골다공증칼슘, 콜라겐, 면역을 올리는 생약제들, ☞암 p.340 소화제, 종합비타민(노인용), 오메가-3오일, 셀레니움과 엽산, 비타민 B_{12}, 아세틸시스테인(NAC), 아세틸카르니틴, 알파리포산 중 1~2가지, 갑상선 기능을 높이는 제품

☞갑상선기능저하증 p.126

어린이를 위한 자연치료제

어린이는 종합비타민(아동용)과 칼슘, 오메가-3오일을 기본으로 먹고, 면역이 약하면 스피룰리나를 겸한다. 아이들은 특히 인공색소, 첨가물이 들어 있는 간식과 유제품을 많이 먹어 건강을 해치게 되므로, 이러한 음식을 절제해야 한다.

▶ 어린이를 위한 자연치료제: 종합비타민(아동용), 칼슘, 오메가-3오일, 스피룰리나

중년을 위한 자연치료제

종합비타민, 칼슘, 오메가-3오일 3가지는 인간의 생리에 가장 기본적인 것이다. 중년부터는 혈액순환에 문제가 생기기 시작하므로 아스피린을 대신할 수 있는 브로멜레인(bromelain)이나 폴리코사놀(policosanol) 중 한 가지와 혈관탄력섬유의 원료인 콜라겐, 혈관의 탄력을 좋게 하는 항산화제인 포도씨 플라보노이드(flavonoid)를 복용하여 혈관관리를 철저히 해

야 한다.

▶ 중년을 위한 자연치료제: 종합비타민, 칼슘, 오메가-3오일, 브로멜레인이나 폴리코사놀 중 1가지, 콜라겐, 포도씨 추출물

비만을 위한 자연치료제

살을 빼려면 무엇보다 적게 먹어야 한다. 식사 직전에 쌀단백질과 그린 파우더, 아마씨 파우더를 물에 타서 먹으면 섬유질이 죽같이 되어 포만감을 주므로 식사량이 줄어들고 영양소는 충분하여 몸이 축나지 않는다. 여기에 식욕이 지나치게 좋은 사람은 5-HTP(5-하이드록시트립토판)를 추가하고, 육식을 끊지 못하는 사람은 육식을 할 때마다 키토산(kitosan)을 복용한다. ☞비만 p.256 여성은 여성호르몬을 억제하는 황체호르몬크림과 여성호르몬을 분해하는 딤(DIM)과 칼슘글루카레이트(calcium d-glucarate)를 추가하고 변비도 없애야 한다. ☞변비 p.235

▶ 비만을 위한 자연치료제: 쌀단백질과 그린 파우더, 아마씨 파우더, 5-HTP(식욕 과다 시 추가), 키토산(육식을 할 때마다 복용), 황체호르몬크림(여성), 딤(DIM)과 칼슘글루카레이트(여성)

여성을 위한 자연치료제

여성은 35세부터 난소 기능이 감퇴하여 자궁근종, 난소물혹, 유방암, 자궁암, 난소암에 걸릴 확률이 높아진다. 월경주기가 변하거나 양에 변화가 있고 월경전증후군(PMS)이 있으면 배란이 정상적으로 이루어지지 않고 있다는 신호이다. ☞폐경기 p.474 이런 여성은 미리미리 예방을 해야

각종 여성 질병들을 예방할 수 있다. 가장 권하고 싶은 방법은 황체호르몬크림을 발라 여성호르몬의 균형을 바로잡아 주는 것이다. ☞2권 황체호르몬크림 p.290 폐경기가 가까워 오면 골다공증칼슘도 복용해야 한다.

▶ 여성을 위한 자연치료제: 황체호르몬크림, 골다공증칼슘

진열대에 놓인 오메가-3오일, 절대 사면 안 되는 이유

일반적인 자연치료제 보관법

자연치료제 라벨에 쓰인 보관방법을 보면 대개 '건조하고 시원한 곳에 보관하라'고 되어 있다. 이것은 햇볕이 드는 곳이나 자동차 속, 부엌의 열기구 근처에 보관하지 말라는 뜻으로 일반적으로 집 안에서 가장 그늘지고 선선한 곳에 보관하고, 더운 여름철에는 에어컨을 가동하는 실내에 보관하면 된다. 캡슐이나 정제는 냉장고에 보관하면 습기가 찰 수 있으므로 실내의 선선한 곳에 보관하는 것이 좋다. 병 안의 습기제거제는 그대로 병 안에 두고 사용한다. 단, 오일(기름) 종류는 무조건 냉장고에 보관해야 한다. 냉장고에 보관할 때는 습기가 차지 않게 뚜껑을 잘 닫는 게 중요하다.

▶ 냉장보관해야 하는 것: 오메가-3오일, 달맞이꽃종자유, 아마씨, 보라지유, 소장균·대장균, 로열젤리(냉동실), 화분, 쌤이(SAMe) 등

유통기한의 의미

본래 유통기한이라는 것이 제조회사들의 로비로 만들어졌다는 얘기가 있다. 유통기한이 지난 제품은 아무리 멀쩡하더라도 판매할 수 없으니, 결국 제조사의 공급량을 일정하게 늘려 주기 위한 정책이라는 것이다. 내 경우 유통기한이 지난 약초나 파우더를 여러 번 먹어 보며 실험을 해 보았지만 여전히 효과가 있었다. 아닌 게 아니라 옛날에는 약초를 건조시켜 두고 여러 해 쓰지 않았던가.

모든 자연치료제(건강보조제품Supplements, 생약제, 약초 등)는 라벨에 유통기한을 명시하게 되어 있다. 유통기한은 제품에 따라, 회사의 생산방법 등에 따라 서로 다르다. 예를 들어 오메가-3오일 중 액체로 된 것은 1년 반, 캡슐로 된 것은 2년 반이고, 약초는 3년의 유통기한이 있다.

결론적으로, 라벨에 적힌 유통기한을 따르는 것이 가장 안전하다는 것은 두말할 것도 없겠으나, 오일이나 액체로 된 것■을 제외한 마른 건재나 추출물(extract)의 파우더 제품은 다소 유통기한이 경과돼도 효과가 있다고 본다. 물론 모양이나 색이 변질됐거나 이상한 냄새가 난다면 미련 없이 쓰레기통에 넣어야겠지만.

▶ 오일이나 액체 종류의 보관법: 액체로 된 비타민 B_{12}는 천연방부제가 들어있으므로 냉장보관하지 않아도 된다.

■ **오일이나 액체로 된 것**
지용성 비타민 A, D, E(기름 성분임), 달맞이꽃종자유, 비타민 B_{12}(정제나 캡슐로 된 것이 많으나 액체도 있음), 비타민 E(파우더캡슐도 있으나 대부분 오일임), 스피룰리나(지용성 비타민 A가 풍부함), 오메가-3오일, 복합리놀산(CLA), 코엔자임큐텐(파우더캡슐도 있으나 대부분 오일임), 아마씨오일하지만 달맞이꽃종자유, 오메가-3오일, 아마씨오일은 냉장보관을 해야 하며, 스피룰리나도 뚜껑을 연 후에는 냉장보관을 하는 것이 좋다. 비타민 E, 복합리놀산, 코엔자임큐텐은 시원한 장소에 두되, 더운 여름철에는 에어컨을 가동하는 실내에 보관하는 것이 좋다. 대체로 라벨에 적힌 보관방법을 따르면 무난하다.

라벨의 중요성

자연치료제에는 약효가 있어 병원 처방약(drug)과 같이 복용하면 서로 상승, 상쇄작용을 한다. 따라서 설명서와 라벨을 잘 살펴보고 용량이나 복용방법 등을 제대로 따라야 한다. 대개는 임신부나 수유모의 복용을 금하고 있으니 이 점도 유의해야 한다. 앞에서도 강조했지만 남이 좋다고 하니까 무턱대고 복용하는 것은 별 도움이 되지 않는다. 라벨에 적힌 성분과 함량 등을 살펴서 자신에게 필요한지, 맞는지, 질 좋은 제품인지를 직접 따져 보고 선택하는 것이 약효만큼이나 중요하다.

☞좋은 자연치료제 고르는 법 p.95

| 좋은 자연치료제 고르는 법_기본 |

꼼꼼하게 살피고, 따지고, 비교하라

지난번 한국 방문 때 서울에 있는 한 백화점에 갔더니, 한눈에도 자연치료제(기능성 건강식품) 코너들이 부쩍 늘어난 것을 알 수 있었다. 건강과 자기관리에 대한 관심이 갈수록 높아지고 있다는 걸 보여 주는 것이라 생각하니 흐뭇한 기분이 들었다. 그런데 열이면 열, 그곳을 방문한 사람들의 질문이 한결같은 것을 보고 놀랐다.

"요즘 어떤 것이 잘나가요?"

"OOO 있어요? 아무개가 그러는데 OOO가 좋다면서요?"

마치 자연치료제에도 유행이 있고, 근거 없는 입소문들이 그것을 만들어 내고 있는 것 같은 느낌이 들 정도였다. 왜냐하면 많은 사람들이 찾는다는 제품의 라벨을 살펴보니, 그럴 만한 이유가 전혀 없었기 때문이다. 건강은 유행이나 소문에 의존해서는 안 된다. 자연치료제를 고를 때에는 라벨을 직접 살펴보고 여러 제품들을 비교, 판단하여 좋은 것을 선택할 수 있어야 한다.

또 한 가지, 사람 심리가 원래 '같은 값이면 싼 것'을 선호한다지만 자연치료제에 있어서는 특히 경계해야 할 부분이다. 미국에서도 자연치료제를 저렴한 가격으로 대량 판매하는 대형 할인마트들이 많이 있다. 인터넷에서 원가에 가까운 미끼가격을 내걸어 놓고 자기 사이트로 유인하는 낚시질도 성행한다. 그런데 '어떤 제품을 먹고 나서 효과가 있었는데 할인마트에서 똑같이 생긴 제품을 싼 가격에 구입해 먹었더니 효과가 없는 것 같다'는 이야기들이 나오는 이유가 무엇일까. 제품 이름이 같다고 해서 다 똑같은 제품이 아니기 때문이다. 이것이 '싼 제품'보다 '좋은 제품'을 선택해야 하는 이유이다.

자연치료제를 선택, 구입할 때는 크게 다음과 같은 점들을 눈여겨보아야 한다.

1. 농축인지, 분말인지 내용물을 살펴라

약초나 열매를 농축한 엑기스파우더를 캡슐에 넣은 것과 그냥 약초나 열매를 갈아서 그 분말을 캡슐에 넣은 제품을 구별해야 한다. 농축하지 않고 그냥 가루를 넣은 제품은 당연히 가격이 매우 저렴한 반면 효과가 거의 없다. 그러므로 라벨을 꼼꼼하게 살펴 내용물에 무엇을 넣었는지 비교하고 따져 봐야 한다.

2. 몇 % 추출했는지도 살펴라

같은 내용물도 몇 % 추출액인지에 따라 가격과 효과 등이 달라진다. 이런 것을 모르면 그저 싼값에 걸려들기 쉽다. 라벨에 적힌 이름과 용량이 똑같아도 추출비율에 따라 품질이 다르므로, 이 모두를 확인해야 한다. 더욱이 약초를 간 파우더를 넣고도 농축엑기스 파우더를 넣었다고 속이는 제품도 얼마든지 있다. 이런 것을 특별히 가려낼 방법은 없지만 터무니없이 가격이 저렴한 경우 의심해 볼 만하다.

라벨과 다르게 함량미달인 제품도 허다하다. 실제로 미국 소비자 보호단체에서 인지도가 높은 제품들을 대상으로 조사한 결과를 봐도, 함량미달 제품들이 많고 제품마다 함량에 큰 차이를 보였다. 평소 이런 뉴스에도 귀를 기울였다가 제품을 고를 때 참조하는 것이 좋겠다.

3. 터무니없이 싸면 일단 의심하라

병 값도 되지 않을 정도로 싼 제품은 반드시 그럴 만한 이유가 있다. 인조합성이거나 중국에서 싼 원료를 들여와 미국에서 병에 담아 미제(made in USA)로 파는 제품도 많고, 유통기한이 다 되어 인터넷을 통해 싸게 판매하는 제품도 허다하다. 오메가오일, 달맞이꽃오일, 로열젤리, 화분 등 냉장보관을 해야 하는 제품을 일반 창고에 장기간 보관하며 판매하는 제품도 가격은 저렴하지만 효과는 없다. 터무니없이 싼 제품은 일단 피하는 것이 상책이다. ☞똑똑한 자연치료제 보관법 p.92

4. 사용 후기에 속지 마라

사용자들이 인터넷 등에 올리는 '사용 후기'도 전적으로 믿지는 말아야 한다. 사용 후기만 전문적으로 써 주며 돈을 받는 사람들이 있다는 것은 이미 공공연한 비밀이다.

5. 유명 회사보다 좋은 제품을 만드는 회사를 찾아라

싼 제품들이 수두룩하게 많은데도 굳이 최상의 품질을 고집하며 정당한 가격을 고수하는 회사들이 있다. 물론 이런 회사들은 할인된 가격으로 아무 데나 대량 공급하지 않는다. 회사 이미지가 손상되기 때문이다. 이런 회사들은 함량이 확인된 인증서를 가지고 있다. 많이 알려진 회사라고 해서 제품이 좋은 것은 아니다. 연구에 연구를 거듭하여 좋은 제품을 만드는 회사인지가 중요하고, 그런 회사의 제품을 구입하는 것이 가장 믿을 수 있는 길이다.

6. 직접 라벨을 보고 비교할 수 있어야 한다

제품에 붙어 있는 라벨을 읽어 봐서 좋은 제품인지를 직접 판별할 수 있어야 한다. 특히 수입 제품의 경우 낯선 언어로 표기되어 있어 내용을 파악해 보려는 노력조차 기울이지 않는 경우가 많다. 하지만 몇 가지 사실만 알고 있으면 국내 제품이든 수입 제품이든 좋은지 나쁜지를 금방 가려낼 수 있다.

꼼꼼하게 살피고, 따지고, 비교하라

다음은 실제 한국에서 유통되고 있는 외국 자연치료제 제품에 부착되어 있는 라벨들을 예로 든 것이다. 요즘은 외국 제품에도 한글 라벨을 부착하도록 의무화하고 있기 때문에 대략적인 내용을 살피는 데는 어려움이 없다. 하지만 라벨의 전체 내용을 자세히 살펴보고 비교하기에는 다소 부족함이 있다.

본문에 소개한 라벨들을 하나하나 살펴보면서 자연치료제 라벨에는 대개 어떤 내용을 표시하는지, 자연치료제를 고를 때는 어떤 부분을 고려해야 하는지 등을 실전처럼 연습해 보기 바란다.

* 국내 제품은 한글로 표기되어 있어 라벨의 내용을 파악하는 데 어려움이 없는 데다, 특정 상품 게재로 인한 오해를 남기지 않기 위해 제외했습니다 — 편집자 주

▲ 식물성 캡슐을 사용한 제품이라는 표시 ▲ 유기농 마크

자연치료제 라벨에 조그맣게 찍혀 있는 이 로고들은 식물성 섬유질(cellulose)로 만든 식물성 캡슐(vegetable capsule 혹은 vegetarian capsule)을 사용했다는 표시이다. 이러한 로고를 생략한 채 그냥 'vegetable capsule' 혹은 'vegetarian capsule'이라고 써 놓은 것도 있다. 한편 소의 연골로 만드는 동물성 젤라틴 캡슐은 'gelatin'이라고 표기되어 있다. 식물성 캡슐 제조비의 반값밖에 들지 않아 제조사들이 많이 사용한다. 하지만 광우병 파동 이후 식물성 캡슐을 선호하는 사람들이 늘고 있다. 그 밖에 미국 농무성이 인증하는 유기농 마크(USDA organic)도 있다.

[사례 1] **캡슐 제품…(1)**

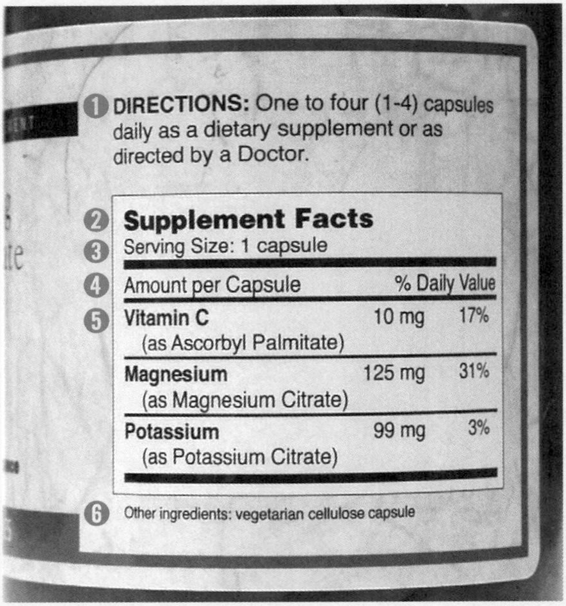

❶ DIRECTIONS: One to four (1-4) capsules daily as a dietary supplement or as directed by a Doctor.
❷ Supplement Facts
❸ Serving Size: 1 capsule
❹ Amount per Capsule % Daily Value
❺ Vitamin C 10 mg 17%
(as Ascorbyl Palmitate)
Magnesium 125 mg 31%
(as Magnesium Citrate)
Potassium 99 mg 3%
(as Potassium Citrate)
❻ Other ingredients: vegetarian cellulose capsule

❶ 복용방법(Directions): 식품보조제로서 하루에 1~4캡슐을 복용하거나 또는 의사 지시에 따라 복용한다.

❷ 성분 함량(Supplement facts)

❸ 1회 복용량(Serving size): 1캡슐씩

❹ 캡슐당 함유량(Amount per capsule)과 1일 권장량의 비율(% Daily Value) ■

❺ Vitamin C가 1캡슐에 아스코빌팔미테이트(Ascorbyl Palmitate) ■■의 형태로 10mg 함유돼 있으며, 이것은 1일 권장량의 17%에 해당하는 양이다.

- 마그네슘(Magnesium)은 흡수가 잘되는 구연산염(citrate) 형태로 125mg, 1일 권장량의 31%가 들어 있다.
- 포타슘(Potassium; 칼륨)도 흡수가 잘되는 구연산염(citrate) 형태로 99mg, 1일 권장량의 3%가 들어 있다.

❻ 기타 성분(Other ingredients) ■■■: 이 제품은 식물성 섬유질 캡슐(vegetarian cellulose capsule)을 사용한 것 외에는 다른 표시가 없으므로, 첨가물이 하나도 들어 있지 않은 이상적인 제품이라 할 수 있다.

■ 'Daily Value'는 DV로 표기하기도 한다.

■■ Ascorbyl Palmitate는 항산화와 흡수를 증가시키기 위해 넣는다.

■■■ 'Other ingredients(기타 성분들)'에는 주성분 이외의 첨가물들을 표기하도록 되어 있다. 인체에 해로운 방부제, 인공색소 등이 들어 있는지를 보려면 이 부분을 잘 살펴봐야 한다. ☞알레르기 주범, 식품첨가물 골라내기 p.541

[사례 2] **캡슐 제품…(2)**

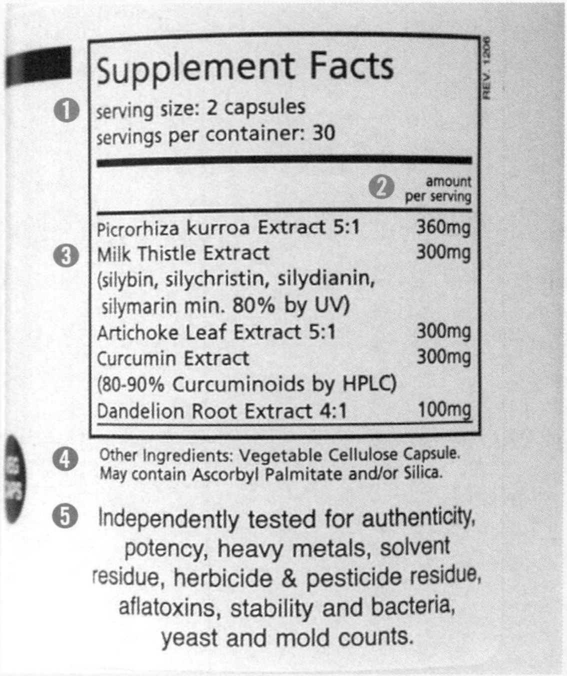
Supplement Facts
REV. 1206
❶ serving size: 2 capsules
servings per container: 30
❷ amount per serving
Picrorhiza kurroa Extract 5:1 360mg
❸ Milk Thistle Extract 300mg
(silybin, silychristin, silydianin, silymarin min. 80% by UV)
Artichoke Leaf Extract 5:1 300mg
Curcumin Extract 300mg
(80-90% Curcuminoids by HPLC)
Dandelion Root Extract 4:1 100mg
❹ Other Ingredients: Vegetable Cellulose Capsule. May contain Ascorbyl Palmitate and/or Silica.
❺ Independently tested for authenticity, potency, heavy metals, solvent residue, herbicide & pesticide residue, aflatoxins, stability and bacteria, yeast and mold counts.

❶ 2캡슐(serving size)씩 30번(servings per container) 복용할 수 있다고 되어 있으므로, 총 60캡슐이 들어 있음을 알 수 있다.

❷ 2캡슐의 함유량(amount per serving)

❸ 이 제품의 주된 성분인 약초 이름들과 5:1 또는 4:1로 농축한 비율, 2캡슐에 몇 mg이 들어 있는지를 알 수 있다.

❹ 기타 성분(Other Ingredients): 식물성 캡슐(vegetable cellulose capsule)로 되어 있으며, 비타민 C(Ascorbyl Palmitate)■나 규소(Sillica)■■ 중 하나가 들어 있다. 이것들은 인체에는 전혀 흡수되지 않고 대변으로 배출되므로 무해하다.

❺ 중금속, 살충제, 아플라톡신(곰팡이가 내는 발암성 독소), 박테리아, 이스트곰팡이 등이 검출되지 않은 원료만 사용했다고 밝히고 있다.

■ 아스코빌팔미테이트(Ascorbyl Palmitate)는 항산화제 용도와 흡수를 돕기 위해 넣는다.

■■ 실리카(sillica)는 캡슐의 빈자리를 채우기 위해 넣는다.

[사례 3] **캡슐 제품…(3)**

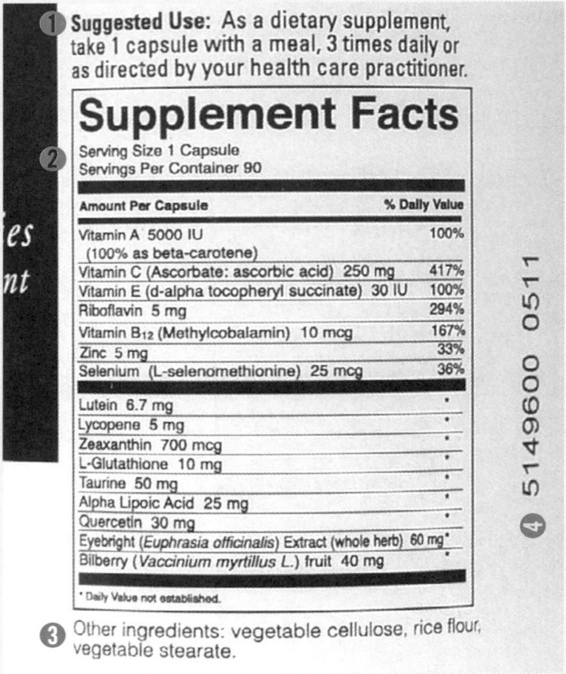
① **Suggested Use:** As a dietary supplement, take 1 capsule with a meal, 3 times daily or as directed by your health care practitioner.

Supplement Facts

② Serving Size 1 Capsule
Servings Per Container 90

Amount Per Capsule	% Daily Value
Vitamin A 5000 IU (100% as beta-carotene)	100%
Vitamin C (Ascorbate: ascorbic acid) 250 mg	417%
Vitamin E (d-alpha tocopheryl succinate) 30 IU	100%
Riboflavin 5 mg	294%
Vitamin B_{12} (Methylcobalamin) 10 mcg	167%
Zinc 5 mg	33%
Selenium (L-selenomethionine) 25 mcg	36%
Lutein 6.7 mg	*
Lycopene 5 mg	*
Zeaxanthin 700 mcg	*
L-Glutathione 10 mg	*
Taurine 50 mg	*
Alpha Lipoic Acid 25 mg	*
Quercetin 30 mg	*
Eyebright (*Euphrasia officinalis*) Extract (whole herb) 60 mg	*
Bilberry (*Vaccinium myrtillus L.*) fruit 40 mg	*

* Daily Value not established.

③ Other ingredients: vegetable cellulose, rice flour, vegetable stearate.

④ 5149600 0511

❶ 권장 복용 방법(Suggested Use): 식품보조제로서 식사와 함께 1캡슐씩 하루 3번 복용하거나, 전문가의 지시에 따라 복용한다.

❷ Servings per container: 한 통에 90개가 들어 있다고 쓰여 있으므로, 1캡슐씩 하루 3번 복용하면 1달을 복용할 수 있는 양이다.

❸ 기타 성분(Other ingredients): 식물성 캡슐(vegetable cellulose)을 사용했으며, 쌀가루(rice flour)를 넣어 캡슐의 빈자리를 채웠다. 'Vegetable stearate'는 코코넛오일로서 가루가 엉겨 붙지 않고 잘 미끄러져 캡슐에 넣는 것을 용이하게 해 주는 물질이다. 모두 인체에는 무해하다.

❹ 5149600은 생산번호이고, 0511은 유통기한이 2011년 5월까지라는 뜻이다.

[사례 4] **정제(알약)로 된 제품…(1)**

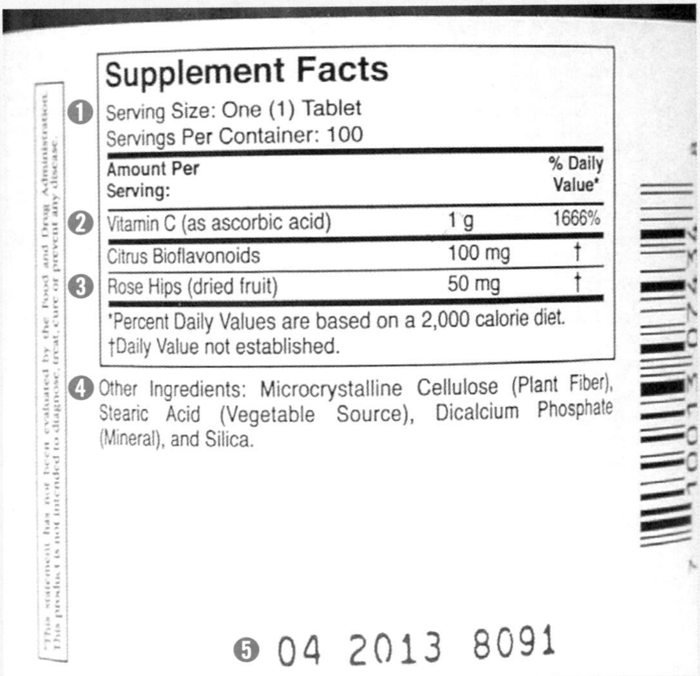

Supplement Facts
❶ Serving Size: One (1) Tablet
Servings Per Container: 100
Amount Per Serving:
% Daily Value*
❷ Vitamin C (as ascorbic acid) 1 g 1666%
Citrus Bioflavonoids 100 mg †
❸ Rose Hips (dried fruit) 50 mg †
*Percent Daily Values are based on a 2,000 calorie diet.
†Daily Value not established.
❹ Other Ingredients: Microcrystalline Cellulose (Plant Fiber), Stearic Acid (Vegetable Source), Dicalcium Phosphate (Mineral), and Silica.
*This statement has not been evaluated by the Food and Drug Administration.
This product is not intended to diagnose, treat, cure or prevent any disease.
❺ 04 2013 8091

❶ 정제(tablets: 알약)로 된 제품이며, 1회에 1정씩 100번을 복용할 수 있는 양이 들어 있다.

❷ 1정에 비타민 C(as ascorbic acid; 아스코르브산)가 1g(1,000mg) 들어 있다.

❸ 시트러스 바이오플라보노이드(Citrus Bioflavonoids: 비타민 P-감귤류 등에 함유되어 있으며 세포나 모세혈관벽의 건강을 유지해 주고 항산화작용을 하는 수용성 비타민)와 비타민 C가 가장 많은 열매로 꼽히는 로즈힙(Rose Hips)이 들어 있는 것으로 보아, 품질이 좋은 제품이라는 것을 알 수 있다.

☞2권 비타민 C p.104

❹ 기타 성분(Other Ingredients): 얼핏 보기에도 앞에서 소개한 '캡슐 제품'들보다 더 많은 성분들이 적혀 있는데, 정제를 만들기 위해서는 접합제, 윤활제 같은 보조제들이 필요하기 때문이다.

- 'Microcrystalline cellulose'는 가루를 정제로 만들 때 사용하는 식물성 섬유질로 접합제 역할을 한다. 그리고 'stearic acid'는 vegetable source(코코넛오일)에서 만든 윤활제로서 정제가 주형에 붙지 않고 잘 떨어져 나오게 하는 데 쓰인다. 'silica'는 가루가 잘 섞이게 하기 위해 사용하며, 'Dicalcium Phosphate'는 인산칼슘이다. 이러한 성분들은 인체에 무해하며 안전하다.

❺ 04 2013은 유통기한이 2013년 4월까지라는 표시이며, 8091은 제품 생산번호이다.

[사례 5] **정제(알약)로 된 제품…(2)**

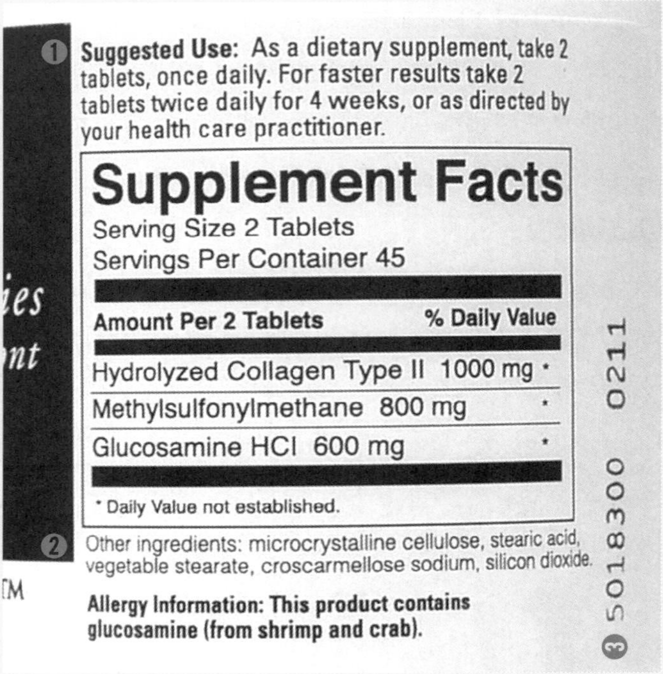

①
Suggested Use: As a dietary supplement, take 2 tablets, once daily. For faster results take 2 tablets twice daily for 4 weeks, or as directed by your health care practitioner.
Supplement Facts
Serving Size 2 Tablets
Servings Per Container 45
Amount Per 2 Tablets
% Daily Value
Hydrolyzed Collagen Type II 1000 mg *
Methylsulfonylmethane 800 mg *
Glucosamine HCl 600 mg *
* Daily Value not established.
②
Other ingredients: microcrystalline cellulose, stearic acid, vegetable stearate, croscarmellose sodium, silicon dioxide.
Allergy Information: This product contains glucosamine (from shrimp and crab).
③
5018300 0211

❶ 권장 복용방법(Suggested Use): 식품보조제로서 하루 1번 2정씩 복용한다. 빠른 효과를 위해 하루 2번 2정씩 4주간 복용하거나, 전문가의 지시에 따라 복용한다.

❷ 기타 성분(Other ingredients): 'Microcrystalline cellulose'는 가루를 정제로 만들 때 쓰는 식물성 섬유질 접합제이고, 'stearic acid'는 정제가 주형에 붙지 않고 잘 떨어져 나오게 하는 윤활제 역할을 한다. 'Vegetable stearate'(코코넛오일에서 추출한 식물성 윤활제)는 가루가 엉기지 않고 주형에 잘 들어가게 하는 데 쓰이고, 'croscarmellose sodium'은 정제가 수분과 접촉하면 붕괴되어 약성분을 방출하게 하는 성분이다. 'Silicon dioxide'는 가루가 잘 섞이게 하기 위해 넣는 첨가제이다. 이러한 성분들은 인체에 해가 없다.

❸ 맨 오른쪽 아래에 세로로 써 있는 숫자는 유통기한과 제품번호이다. 0211은 유통기한이 2011년 2월까지라는 뜻이며, 5018300은 제품 생산번호이다.

한편, 대량으로 생산하여 박리다매로 대량 유통되는 제품들은 다음과 같이 여러 가지 첨가물들을 넣는다(◆ 표가 붙은 것은 방부제).

Croscarmellose Sodium, Gelatin, Corn Starch, Cellulose Gel, Sugar, Hydroxypropyl Methylcellulose, Silicon Dioxide, Polyethylene Glycol, Modified Food Starch, Sodium Metasillcate, Phylloquinone, Magnesium Stearate, ◆Potassium Borate, ◆Sodium Borate

아래의 경우처럼 굉장히 많은 종류의 첨가물을 넣은 제품도 있다.

Sorbitol, Acacia Senegal Gum, Microcrystaline Cellulose, Gelatin, Artificial Flavors, Aspartame, FD&C Red 40, FD&C Yellow No. 6, ◆Butylated Hydroxytoluene(BHT), ◆Sodium Benzoate, ◆Sulfur Dioxide, ◆Sorbic Acid, Crospovidone, Aluminum, Lactose, Magnesium Stearate, Mono– and DiGlycerides, Partially Hydrogenated Soybean Oil, Silicon Dioxide, Sodium Citrate, Sodium Metasilicate, Stannous Chloride, Starch, Stearic Acid, Sucrose, Sodium Aluminum Silicate

이 제품에는 인공향료(Artificial Flavors)와 인공감미료(Aspartame)가 들어 있는데, 특히 'Aspartame(아스파탐)'은 실험쥐에게 암을 발생시키는 등 아직까지 커다란 논란을 일으키고 있는 물질이다. 'FD&C'는 인공색소다. ◆표가 붙은 방부제도 여러 개 보인다.

Aluminum(알루미늄)도 눈에 띈다. 알루미늄은 식탁 소금이나 다른 재료가 엉겨 붙는 것을 방지하기 위해 넣는 성분이지만, 알츠하이머를 유발시키는 위험 물질로 잘 알려져 있다. 또 신장 질환이 있는 사람의 신장에 축적될 위험이 있어 금지시켜야 한다는 주장이 일고 있다.

'Sodium Aluminum Silicate' 역시 식탁 소금이나 다른 재료가 엉겨 붙지 않게 하기 위해 사용하는 성분이다. 'Hydrogenated Soybean Oil(경화유)'은 트랜스지방으로 심장마비, 암을 일으키는 주된 요소 중 하나이다.

☞알레르기 주범, 식품첨가물 골라내기 p.541

좋은 제품에는 첨가물을 거의 넣지 않는데, 왜 질 나쁜 제품에는 이처럼 많은 첨가물을 넣는 것일까? 한마디로 답하면, 생산과정을 단축시키고 대량 생산과 장기 유통으로 많은 이윤을 남기기 위해서이다. 여기에 인공향료, 인공감미료, 인공색소를 넣어 나쁜 맛과 냄새를 감추면 나쁜 본질까지 감출 수 있다고 생각하는 것인지 참으로 한심한 노릇이다.

▶ 이런 성분들은 위키피디아(www.wikipedia.org)에서 검색해 보면 상세한 정보를 얻을 수 있다.

[사례 6] **오메가-3오일**

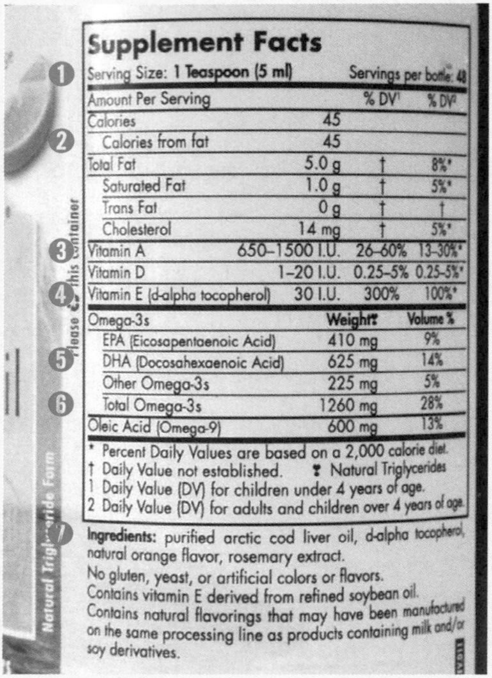

Supplement Facts
Serving Size: 1 Teaspoon (5 ml)
Servings per bottle: 48
Amount Per Serving
% DV1 % DV2
Calories 45
Calories from fat 45
Total Fat 5.0 g † 8%*
Saturated Fat 1.0 g † 5%*
Trans Fat 0 g † †
Cholesterol 14 mg † 5%*
Vitamin A 650–1500 I.U. 26–60% 13–30%*
Vitamin D 1–20 I.U. 0.25–5% 0.25–5%*
Vitamin E (d-alpha tocopherol) 30 I.U. 300% 100%*
Omega-3s Weight Volume %
EPA (Eicosapentaenoic Acid) 410 mg 9%
DHA (Docosahexaenoic Acid) 625 mg 14%
Other Omega-3s 225 mg 5%
Total Omega-3s 1260 mg 28%
Oleic Acid (Omega-9) 600 mg 13%
* Percent Daily Values are based on a 2,000 calorie diet.
† Daily Value not established.
Natural Triglycerides
1 Daily Value (DV) for children under 4 years of age.
2 Daily Value (DV) for adults and children over 4 years of age.
Ingredients: purified arctic cod liver oil, d-alpha tocopherol, natural orange flavor, rosemary extract.
No gluten, yeast, or artificial colors or flavors.
Contains vitamin E derived from refined soybean oil.
Contains natural flavorings that may have been manufactured on the same processing line as products containing milk and/or soy derivatives.
Natural Triglyceride Form

❶ 1티스푼(5ml)당 함량을 표시하고 있다. 티스푼이라는 말에서 캡슐 유형이 아니라 오일(액체)로 된 것임을 알 수 있다.

❷ 트랜스지방(trans fat)이 전혀 없고, 콜레스테롤(cholesterol)은 14mg으로 하루 권장량의 5%가 들어 있다.

콜레스테롤도 필요하다는 것을 확인하려면 ☞콜레스테롤의 진실 p.564

❸ 비타민 A가 650~1,500IU로 풍부하게 들어 있다.

❹ 비타민 E(d-alpha tocopherol)가 30IU 들어 있는데, 이것은 천연비타민 E로서 항산화를 위해 넣는다. 천연비타민 E는 'd-alpha tocopherol', 인조비타민 E는 'dl-alpha tocopherol'이라고 표기한다. 이처럼 비타민 E는 천연인지, 인조인지를 살펴볼 필요가 있다. ☞2권 비타민 E p.118

❺ 오메가-3오일 제품에서 가장 중요한 것은 EPA와 DHA의 함량을 살펴보는 것이다. EPA는 혈전을 억제하고 혈액순환을 좋게 하며 항염작용이 있고, DHA는 두뇌를 좋게 한다. 이 제품에는 EPA 410mg, DHA 625mg으로 다른 제품들보다 함유량이 2~3배가량 높다. 임상연구에는 EPA와 DHA 수치를 사용하는 경우가 많으므로, 이 부분을 잘 따져 봐야 한다. ☞오메가오일이 뭐기에 p.544

❻ 총 오메가-3오일의 함량은 1,260mg으로 1티스푼에 1.26g이 들어 있다.

❼ 내용물(Ingredients)을 보면 북해의 대구간유, d-alpha tocopherol, 오렌지 맛(natural orange flavor), 로즈메리 추출물(rosemary extract)이 들어 있으며, 인공첨가물은 보이지 않는다.

▶ 로즈메리는 담즙의 분비를 촉진하여 오일의 소화흡수를 돕기 위해 넣는다.

글루텐이나 이스트, 인공향료나 인공색소가 들어 있지 않다고 쓰여 있다.

[사례 7] 달맞이꽃종자유(오메가-6오일)

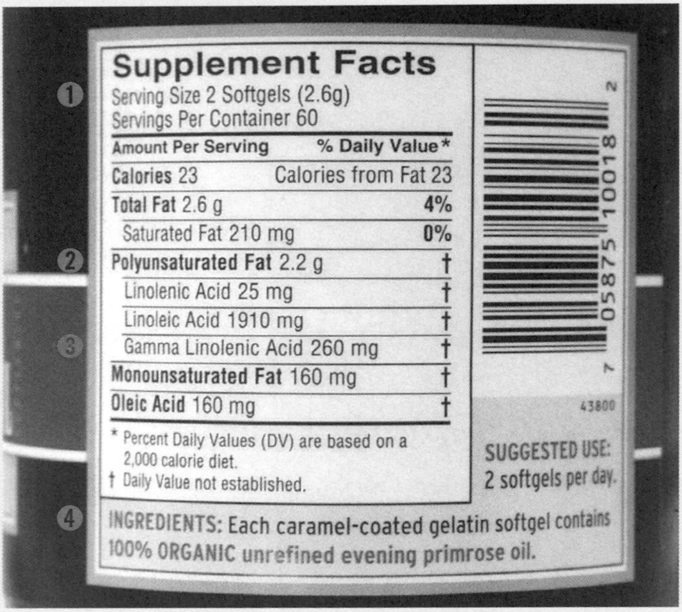

달맞이꽃종자유도 회사마다 품질 차이가 매우 크다. 대량 생산을 목적으로 열을 가하여 짜내면 오일이 산화되고 상하기 마련이다. 더욱이 필터링(filtering)을 하여 오일의 영양소가 걸러지기 때문에 품질이 떨어질 수밖에 없다. 하지만 100% 순수 유기농(organic)에, 옛날 수공업 방식 그대로 눌러 짜는 방식을 사용해 만드는 제품들도 있다. 거듭 강조하지만, 오일 제품은 신선한 것이 아니면 차라리 먹지 않는 게 낫다.

❶ 하루 복용량(Serving Size)이 2캡슐씩(2.6g)이며, 60번을 복용할 수 있다고 하였으므로 2달 치 분량, 즉 총 120캡슐(소프트 젤 형태)이 들어 있다는 것을 알 수 있다.

❷ 불포화지방산인 리놀렌산(Linolenic Acid; 오메가-3오일)과 리놀산(Linoleic Acid; 오메가-6오일)이 풍부하며, 올레인산(Oleic Acid; 오메가-9오일, 올리브에 많다)도 함유되어 있다고 쓰여 있다. ☞오메가오일이 뭐기에 p.544

❸ 달맞이꽃종자유에는 감마리놀렌산(Gamma Linolenic Acid; GLA, 오메가-6오일)이 풍부하게 들어 있다. 임상연구에서는 감마리놀렌산(GLA) 수치를 사용하는 경우가 많으므로 이 부분을 잘 살펴보아야 한다. 이 제품에는 감마리놀렌산이 2캡슐에 260mg 들어 있다.

▶ 보라지오일은 달맞이꽃종자유보다 감마리놀렌산(GLA) 함량이 더 높다. 둘 다 거의 같은 용도로 쓰이지만, 굳이 구별하자면 보라지오일은 피부 질환에, 달맞이꽃종자유는 월경전증후군(PMS)과 폐경기 증상에 주로 쓰인다. ☞2권 감마리놀렌산 p.12

❹ 가공하지 않은 100% 순수 유기농 달맞이꽃종자유를 사용했다고 쓰여 있다. 그리고 기타 성분(Ingredients)을 보면, 빛을 차단하여 오일의 산화를 방지하기 위해 캐러멜 코팅■된 소프트 젤을 사용했다고 밝히고 있다.

■ 캐러멜 코팅은 캐럽(carob)을 원료로 하여 코팅한 것이다. 캐럽은 지중해 지역 완두콩과식물의 말린 콩깍지를 볶아서 만든 초콜릿 색깔의 코팅으로서, 케이크나 쿠키 등에 넣거나 초콜릿 대용으로도 사용한다. 또 신선한 콩은 주스로 짜서 마신다.

PART 2

자연으로 치료한다!
: 질환별 자연의학 치료법

1 간염 Hepatitis

간염은 여러 가지 약이나 화학약품에 의해 걸릴 수도 있으나 대부분은 간염바이러스에 의해 걸린다. 가장 많이 걸리는 간염바이러스는 A, B, C형이고 D, E, G형은 드물다. 간혹 허피스(herpes) 바이러스와 엡스타인-바(Epstein-Barr) 바이러스에 의해 걸리는 경우도 있다.

증상

간염 환자의 많은 경우가 증상 없이 저절로 낫기도 하는데, 초기 증상은 약 2주에서 1달 후 나타난다. 감기처럼 느껴지는 증상에 피곤하고 입맛을 잃는다. 가끔씩 구역질이 나고 복부가 아프며 토하기도 한다. 며칠 후부터 황달이 시작되고 소변 색깔이 진해지며 대변 색이 옅거나 흰색에 가까운 진흙색이 된다. 간이 붓고 아프며 열이 오른다.

급성 간염은 휴식을 잘 취하면 건강한 사람의 대부분은 약 3~16주 사이 서서히 증상이 감소되다가 1~4개월 정도면 완전히 회복되지만, 몸이 약한 사람은 만성이 될 수 있다. 만성으로 된 B형, C형 간염은 만성피로 외에는 별다른 증상이 나타나지 않지만 간이 심각하게 손상되어 간경화, 간암으로 발전하는 경우가 많다. 따라서 매년 혈액검사를 통해

간 수치를 점검해야 한다.

원인: 감염 경로

A형 간염: 간염 환자의 대변에 의해 전염된다. 즉, 상수도와 수세식 화장실이 없는 미개발지역의 우물물, 음식, 하수돗물에 오염된 조개, 게, 새우 등에 의해 걸린다. 대개 2달 후 회복되지만 간혹 사망하는 경우도 있으므로 미개발지역을 여행할 때는 미리 예방주사를 맞는 등 각별한 주의가 필요하다.

B형 간염: 전 세계 사망순위 9위를 차지할 정도로 전염성이 강하며, 전체 감염 중 약 30%는 아직까지 확실한 감염 경로를 파악하지 못하고 있다. 성인 B형 간염 환자의 약 90%는 4~6개월 정도에 회복이 되지만, 몸이 약한 경우 5~10%는 만성으로 발전하고, 5세 이하의 어린이는 75~90%가 만성이 된다.

B형 간염 바이러스는 몸 밖에서도 7일간 생존하며 간염 환자의 타액, 정액, 질 분비물, 혈액에 존재하여 키스, 성교, 오럴섹스, 애널섹스, 칫솔, 면도기(칼), 문신, 피어싱, 침과 주삿바늘의 재사용, 수혈 등에 의해 전염된다.

산모가 간염에 걸렸을 경우 아기도 간염에 걸려 태어나는 확률이 매우 높고, 어린이 B형 간염 환자의 약 30%는 같이 사는 성인 B형 간염 환자에게서 전염된다. 환자 가족들은 피부의 상처나 타액으로 전염될 가능성이 있으므로 음식을 따로 먹고 식기나 칫솔, 손톱깎이, 머리빗 등을 따로 써야 한다. 그러나 포옹을 하거나 손을 잡거나 땀, 눈물, 재채기, 기침, 전화기, 변기좌석, 수영장 등을 통해서는 감염되지 않는다.
음식을 같이 떠먹거나 술잔을 돌려서 B형 간염이 전염될 확률은 매우 적으나, 입안에 염증이 있거나 잇몸에서 피가 나는 사람은 전염될 가능성이 있다. 그리고 증상이 없는 보균자도 전염성이 있으므로 누구와 식사를 같이 하든 음식은 따로 덜어서 먹는 것이 상책이다.

C형 간염: 간염 중에 가장 사망률이 높지만 감염 사례 중 약 40%는 아직 확실한 감염 경로를 파악하지 못하고 있다. 10~40%가 만성으로 발전하는데, 특히 수혈을 받아 C형 간염에 걸린 경우 70~80%가 만성이 되고 20~30%가 간경화, 간암으로 발전한다.
대부분이 수혈에 의해 감염되고 면도칼, 면도기, 손톱깎이, 칫솔, 문신, 피어싱, 침과 주삿바늘의 재사용 등에 의해 감염된다. 간염 환자인 산모의 아기도 감염된다. 키스로 감염되는 확률은 낮으나 입안에 염증이 있거나 잇몸에서 피가 나는 사람은 감염될 수도 있다. 성교에 의해 감염되는 경우도 있다.
B형, C형 간염은 환자를 돌보는 의료인이나 동성애자, 마약주사를 맞는 중독자들이 걸릴 위험이 높다.

예방

19세 이하의 어린이, 간염 환자 가족, 의사, 간호사 등 환자의 혈액과 접촉하는 사람은 반드시 예방접종을 하여 항체가 생기게 해야 하며, 특히 환자 치료 도중 주삿바늘에 찔린 경우 즉시 혈액검사를 해야 한다. 감염 진단 시 14일 이내에 HBIG 주사■를 맞아 면역을 높여야 한다. B형 간염에 감염되어 태어난 아기도 즉시 이 주사를 맞아야 한다. A형 간염 환자나 간염 환자를 간호하는 사람은 손을 자주 씻어야 한다. 특히 화장실에 다녀온 후에는 손을 잘 씻고 음식은 따로 먹어야 한다.

■ HBIG(hepatitis B immune globulin) 주사는 즉시 면역을 올려 75%가량 B형 간염을 낫게 한다.

자연치료법

음식

BAD	● 동물성 지방, 백미, 흰 밀가루, 설탕, 과일주스, 꿀, 시럽 등 단당류, 기름에 튀긴 음식의 산화된 기름, 알코올, 초콜릿, 커피, 콜라 등 ● 동물성 지방은 간에서 담즙의 분비를 막히게 하므로 피해야 한다. ● 철분(iron)은 간세포를 심각하게 손상시키므로 간염 환자는 금해야 한다. ● 종합비타민을 먹되 철분(iron)이 없는 것으로 먹어야 한다. 소의 간과 두부, 콩 종류에도 철분이 많으므로 먹지 말아야 한다.
GOOD	● 섬유질이 풍부한 과일, 야채 위주의 채식 ● 마늘, 양파 같은 유황(sulfur)이 많은 음식 ● 물에 용해되는 섬유질이 많은 배, 사과 등 ● 간을 보호하는 야채/약초: 브로콜리, 브뤼셀양배추, 양배추, 당근, 엉겅퀴, 민들레, 카레, 계피

하루에 물을 최소 5~6잔은 마셔야 하며, 녹차를 하루 2잔 정도 마시는 것도 도움이 된다. 소화되기 쉬운 현미죽과 삶은 채소, 적당량의 생선단백질을 먹되 과도한 단백질은 간에 부담을 주므로 과하게 먹지는 말아야 한다.

자연치료제

아래 소개하는 자연치료제들은 간염 치료에 도움을 주는 것들로, 노인이나 면역이 아주 약한 경우가 아니라면 본인의 면역 강도에 따라 완치도 가능하다.

21 비타민 C(Vitamin C)

클레너 박사(Dr. Klenner)는 몸무게 1kg당 500~700mg의 비타민 C를 정맥주사하여 급성 간염 환자를 완치시켰다. 그는 고용량 비타민 C로 급·만성 간염뿐 아니라 소아마비, 허피스 등 여러 질병을 치료하는 데 성공했다. 클레너 박사의 치료 사례 ☞2권 비타민 C p.108

단, 비타민 C는 철분의 흡수를 증가시키므로 간염 환자는 음식이 다 소화된 다음 공복에 복용해야 한다.

25 셀레니움(Selenium)

간에서 만들어 내는 강력한 항산화제인 글루타티온(glutathione)의 생산을 높여 간세포의 독소를 해독한다. B형, C형 간염을 경감시켜 주는 매우 중요한 미네랄이다. 용량은 200mcg 캡슐로 하루 2~3번.

28 실리마린(Silymarin)

알려진 약초들 중 간 보호작용이 가장 뛰어난 약초 중 하나이다. 간염, 지방간, 간경화, 담석증에 두루 쓰이며, 독일 의사들은 간 질환에 실리마린을 가장 많이 처방한다. 간염에는 300mg씩 식간공복에 하루 3번 복용한다.

32 아세틸시스테인(N-Acetyl-L-Cysteine; NAC)

강력한 항산화제인 글루타티온을 생산하는 성분으로 간염에 매우 중요한 작용을 한다. 600mg씩 하루 3번, 또는 900mg씩 하루 2번 복용한다. 만성 간 질환이 있는 사람은 시스테인(cysteine)을 대사하여 제거하는(clearance) 능력이 감소하므로 과용하지 말아야 한다.

35 알파리포산(Alpha-Lipoic Acid)

매우 강력한 항산화제. 몸에서 해로운 유해산화물과 중금속을 결합하여 배출시키며 세포 내 글루타티온 수치를 현저하게 증가시킨다. 보통 250mg씩 하루 2~3번 복용하나 증상이 심하면 600mg씩 하루 1~2번 복용한다.

간선(Liver glandular)

소의 간에서 추출한 간선은 간염을 포함한 만성 간 질환에 효과적인 것으로 나타났다. 하루 용량은 500~1,000mg.

56 흉선 추출물(Thymus extract)

소의 흉선에서 추출한 것으로 면역계에서 중요한 역할을 담당하는 흉선의 기능을 좋게 하여 면역을 증강시킨다. 여러 연구에 의하면 급성과 만성 B형 간염의 간 수치와 바이러스가 감소하고 항체가 증가되어 간염에 효과가 있는 것으로 나타났다. 하루 750mg.

2 감초(Licorice)

항염증작용과 간세포 보호, 면역력 증강, 바이러스 증식을 억제하는 인터페론(interferon) 증가, 담즙 배출을 좋게 하여 급성, 만성 간염 치료에 쓰인다. 용량은 체중과 증상에 따라 말린 감초뿌리로는 하루 3.3~10g(글리시리진glycyrrhizin 133~400mg), 몸이 미국인처럼 큰 사람은 15g(글리시리진glycyrrhizin 600mg)까지 복용한다. 4~6주 이상 복용하면 안 된다. 감초의 글리시리진(glycyrrhizin) 성분은 혈압을 높이는 작용이 있어, 하루 400mg 이상을 장복하면 소변량이 줄고 부종이 생기고 혈압이 높아질 수 있다. 특히 고혈압 경력이 있는 환자나 신부전증 환자는 주의해야 한다. 감초를 복용할 때는 혈압을 체크하면서 복용하고, 다른 부작용이 생기는지 유의해서 살펴보아야 한다.

감초의 부작용과 해소 방법은 ☞2권 감초 p.20 ☞2권 DGL p.310

3 강황(Curcumin)

간염 환자의 간을 보호하는 효과가 있으며 담즙의 흐름을 좋게 하여 담석의 생성을 방지해 준다. 500mg씩 하루 2번.

장기를 이식한 사람은 면역의 장기 거부반응을 억제해야 하므로 자기 판단대로 자연치료제를 먹지 말고 반드시 의사의 지시에 따라야 한다.

● 관련 자연치료제

2 감초	3 강황	21 비타민 C
25 셀레니움	28 실리마린	32 아세틸시스테인
35 알파리포산	56 흉선 추출물	간선

▲ 2권에서 위 번호를 찾아가면 각 자연치료제에 대한 자세한 내용을 볼 수 있습니다.

2 갑상선기능저하증 Hypothyroidism

목 앞에 있는 갑상선의 기능이 저하되는 질병으로 세포의 신진대사가 느려지고 대사 노폐물이 잘 배출되지 않아 몸에 축적된다. 갑상선은 우리 몸 최대의 난로기관으로 무엇이든지 잘 태우는 기능을 한다. 전신 기능을 원활하게 해 주는 중요한 기관이다.

갑상선은 타이로신(tyrosine)이라는 아미노산과 요오드(iodine)를 결합하여 T_4와 T_3 두 가지 갑상선호르몬을 생산한다. 이때 요오드의 섭취가 부족하면 T_4 호르몬을 생산하지 못하여 갑상선이 붓고 갑상선종대(goiter)가 되어 목 앞이 불룩하게 나오게 된다. 갑상선호르몬의 작용은 신진대사를 높이고 세포에 산소를 증가시켜 열량을 증가시킨다. 또 지방을 분해하여 열량과 에너지로 사용해 살을 빼 주며, 콜레스테롤을 감소시키고 담즙으로도 만든다.

증상

갑상선호르몬 T_4는 간과 신장에서 T_3로 전환되어 전신 세포 안의 사립체■로 들어가 신진대사를 높인다. 즉 갑상선호르몬은 T_3로 전환되어야 효과가 있으며, 세포 안으로 들어가야 작용을 하지 혈액에 있으면 소용이 없다. 갑상선호르몬이 부족하거나 갑상선호르몬이 세포 안의 사립체로 들어가지 못하면, 신진대사가 떨어져 에너지와 열량을 태우지 못하므로 체온이 떨어지고 기운이 없고 살이 찌게 된다. 나이가 들면 누구나 갑상선 기능이 떨어져 젊은 사람보다 추위를 더 타게 되고 몸이 무겁고 중년살이 찌게 된다.

체온은 갑상선호르몬에 의한 신진대사율을 반영해 주는 척도이다. 정상 체온은 섭씨 36.44~36.78이지만 갑상선저하증인 사람은 체온이 이보다 낮다. ■■

■ 사립체는 전신 세포 안에 모두 들어 있으며 음식물을 태워 에너지를 만드는 작은 기구이다.

■■ 체온을 정확히 재려면 아침에 눈뜨자마자 체온계를 겨드랑이 밑에 넣고 10분간 가만히 있다가 잰다. 같은 방법으로 사흘간 연속으로 체온을 잰다. 월경을 하는 여성은 월경 시작 2, 3, 4일째 되는 날에 체온을 잰다. 폐경을 한 여성이나 남성은 때에 상관없이 사흘간 잰다.

- 잠이 많아지고 만성적으로 피곤하다. 기운이 없고 성욕이 감퇴하며 손발이 차고 추위를 잘 탄다.
- 근육과 관절통이 생기며 두통이 있고 식욕은 없으나 조금만 먹어도 체중이 증가하고 부종에 의해 얼굴과 다리가 붓는다.
- 피부가 건조해지고 피부비듬이 생긴다. 머리가 거칠고 건조하며 잘 빠진다. 손톱도 얇아지고 잘 부러지며 가로 홈이 생긴다.
- 귀에서 소리가 나고 어지럽기도 하며 기억력과 집중력이 떨어진다. 자주 우울하고 숨이 차며 신장 기능도 저하된다.
- 며칠씩 변비가 있어 변이 딱딱해진다. 땀이 나지 않거나 줄어들고

혀가 두툼해지며 맥박이 1분에 60회 이하로 느려진다.

- 콜레스테롤과 중성지방이 높아져 동맥경화가 되고 심장마비, 중풍에 걸릴 확률이 높아진다.

  ▶ 갑상선 저하를 치료하면 콜레스테롤이 현저하게 감소된다.

- 여성은 위의 증상과 더불어 월경량이 많아지고 월경주기가 빨라지거나 월경을 거르기도 한다. 또 불임이 되거나 습관적으로 유산이나 조산을 하게 된다.
- 갑상선 기능이 저하되면 중증근무력증, 난소기능부전, 조기 백발, 류머티즘 관절염, 녹내장 등에 걸리기 쉬워진다.

갑상선 저하가 아주 심해지면 혈관이 새고, 혈관처럼 전신에 퍼져 지방과 체액을 운반하는 림프 순환이 느려진다. 그러면 부종이 더 심해지고 동맥경화나 고혈압이 되며 목소리가 허스키해진다. 또 손발에 감각이 없고 근육이 약해지고 아프며 관절이 뻣뻣하고 통증이 생긴다. 뿐만 아니라 정신이 흐려지고 우울하며 기억력이 없어진다. 낮에도 졸리고 잠을 잘 때 한동안 숨이 멎는 무호흡(apnea) 증상이 나타난다. 더 심해지면 얼굴이 부어 둥글게 보이고 졸린 듯 보인다. 손발이 붓고 피부가 건조하고 거칠며 머리가 많이 빠지는 점액수종(myxedema)이 되어 혼수상태에 빠지기도 한다.

원인

- 갑상선기능항진증일 때는 갑상선 일부를 잘라 내는 수술을 하게 되는데, 수술 중 갑상선을 너무 많이 떼어 냈거나 약이나 방사선이 너무 과하여 저하증이 되는 경우가 많다.
- 오랜 세월 과로와 스트레스로 신장 위에 붙어 있는 부신■이 쇠퇴하여 부신피질호르몬인 코티솔호르몬이 바닥났을 때도 갑상선기능저하증이 나타난다. 코티솔호르몬이 없으면 간과 신장에서 갑상선호르몬 T_4가 T_3로 전환되지 않아 신진대사가 느려지므로 기운이 없어진다. 따라서 코티솔이 부족하면 혈액 내 T_4 수치는 정상이지만 T_3 수치가 낮게 나오고 갑상선 기능이 저하된다. 이런 이유로 부신피질기능부전증인 애디슨(Addison)병은 갑상선저하증이 된다.

■ 부신(副腎)은 콩팥의 위쪽에 있는 작은 기관으로 스트레스에 대처하는 호르몬인 코티솔과 몸 안의 전해질, 염분을 조절하는 알도스테론, 성호르몬을 만든다. 참고로 애디슨병은 자가면역으로 부신이 파괴되어 이들 호르몬이 잘 생성되지 않아 생기는 병이다.

- 갑상선호르몬을 분비하는 뇌하수체에 종양이 있을 때에도 위의 증상들과 더불어 성 기능이 감퇴하고 불임이 된다. 그리고 부신피질 기능이 감퇴하여 혈압이 낮아지고 심한 피로감을 느끼며 소금을 찾아 짜게 먹게 된다. 시력에 문제가 생길 수도 있다.
- 중금속도 간과 신장 기능을 손상시켜 갑상선호르몬 T_4를 T_3로 전환시키는 작용을 방해해 갑상선기능저하증을 일으킨다. 현대인은 매

연, 공기오염, 농약, 중금속 등 문명공해로 인해 몸에 중금속 함량이 높아져 여러 가지 질병에 걸릴 수 있으며 갑상선 저하도 그중 하나이다. 납, 수은, 아말감 등 중금속은 세포막을 손상시켜 갑상선호르몬 T_3이 세포 내로 들어가지 못하게 하므로 갑상선 저하가 온다.

- 살충제, 농약, 비료, 수돗물의 불소(fluoride), 항생제를 먹인 육류와 우유제품, 합성세제, 식품첨가물, 화장품첨가물, 장내 나쁜 균의 독소들도 갑상선 기능과 갑상선호르몬의 작용을 떨어뜨린다. 임신 중에 담배를 하루 1~2갑씩 피우면 갑상선 기능이 크게 저하된다.
- 치아는 갑상선과 가까워 치아에 봉을 박은 아말감■ 속의 수은이 T_3의 생산을 방해하고 세포막과 갑상선호르몬을 손상시켜 갑상선이 저하된다. 혈액검사에서 T_3 수치가 정상인데도 갑상선기능저하증이 나타나면 중금속에 오염된 경우로 볼 수 있다.

  ▶ 이러한 중금속을 몸 밖으로 배출시키는 것으로는 아세틸시스테인(N-Acetyl-L-Cysteine; NAC), 클로렐라, 스피룰리나(spirulina), 비타민 C가 있다.

■ 아말감(amalgams)은 미국환경보호청(environmental protection agency; EPA)에서 쓰레기통에 버리거나 땅에 묻는 것을 금하고 특별 수거하는 위험물질 중 하나이다. 그런데 이것을 치아에 박는다는 것은 아무리 생각해도 이해할 수 없는 부분이다.

- 살을 뺀다고 자주 굶어 칼로리가 적으면 갑상선은 T_4를 T_3로 전환시키는 자신의 기능을 감소시켜 저하증이 생긴다.
- 요오드의 섭취 부족이나 과다에서도 비롯된다. 갑상선에서는 요오드와 아미노산 타이로신(tyrosine)을 결합시켜 갑상선호르몬 T_4를 만든

다. 요오드는 김, 다시마, 미역 같은 해조류에 많으므로 이런 음식을 즐겨 먹는 한국인은 요오드가 부족한 경우가 드물다. 오히려 요오드가 너무 많아도 갑상선호르몬 T_4의 T_3 전환이 억제되므로, 해조류 역시 과다 섭취는 피해야 한다.

갑상선과 여성호르몬

갑상선은 특히 여성호르몬과 매우 밀접한 관계가 있어 갑상선 질환의 70~90%가 여성에게서 발생한다. 여성호르몬 우세■인 여성, 즉 월경에 문제가 있는 여성은 갑상선기능저하증이 되기 쉽다.

■ 월경은 나오지만 배란이 이루어지지 않아 여성호르몬(estrogen)이 많고 황체호르몬(progesterone)은 거의 없는 상태.

- 사람의 세포는 호르몬마다 자리가 정해져 있어 각각의 호르몬이 제 자리에 붙어야 기능을 발휘할 수 있다. 그런데 갑상선호르몬과 구조가 비슷한 여성호르몬이 갑상선호르몬 자리에 대신 붙게 되면 갑상선호르몬은 제 기능을 다할 수 없다. 이렇게 되면 갑상선호르몬 수치가 정상이어도 기능은 저하된다.

  ▶ 이럴 때 갑상선 기능을 좋게 하는 약을 아무리 써 봐야 별 소용이 없다. 여성호르몬이 갑상선 자리에 붙는 것을 막아 주도록 황체호르몬을 늘려 주어야 한다. ☞2권 황체호르몬크림 p.299

- 갑상선은 세포 내에 산소를 증가시키는데, 여성호르몬이 우세하면 갑상선 기능이 저하되어 뇌세포에도 산소가 적어진다. 당연히 정신

이 흐려질 수밖에 없다.

▶ 반대로 비타민 E와 황체호르몬은 세포 내에 산소를 증가시켜 정신을 맑게 해 준다.

- 여성호르몬은 담즙의 분비를 억제하여 간 기능을 저하시키므로 간에서 갑상선호르몬 T_4가 T_3로 잘 전환되지 않아 갑상선 기능을 저하시킨다.
- 갑상선기능저하증은 자가면역에서도 올 수 있다. 갑상선세포와 비슷하게 생긴 바이러스나 박테리아가 외부에서 들어오면, 백혈구는 (이들과 비슷하게 생긴) 갑상선세포까지 적으로 오인해 공격을 한다. 그 결과 세포를 상하게 하여 갑상선저하증에 걸리게 되는 것이다. 예를 들어 C형 간염에 걸린 후 자가면역에 의한 갑상선저하증에 걸리는 경우를 들 수 있다.
- 어린이의 갑상선 저하는 백혈구가 비정상적으로 출현한 갑상선 세포를 공격해 생기는 자가면역 질환으로 유전성이 높다. 이런 경우를 하시모토(Hashimoto)갑상선염이라고 하는데, 여성이 남성보다 20배나 더 걸리고 주로 30~50세에 많이 나타난다. 이것은 배란이 안 되어 황체호르몬이 거의 없고 여성호르몬이 우세한 시기와 일치한다.

▶ 이 또한 여성호르몬 우세가 자가면역을 일으키는 것으로 추정된다. 실제로 황체호르몬크림을 발라 여성호르몬 우세가 감소하면 갑상선염도 서서히 가라앉는다. 또한 부신에서 분비하는 코티솔호르몬 역시 백혈구의 자가면역 공격을 차단하는데, 황체호르몬이 코티솔호르몬의 원료가 된다. 따라서 황체호르몬크림을 발라 주면 코티솔호르몬이 증가하여 자가

면역 공격을 차단하므로 하시모토갑상선염이 개선된다.

- 임신 중에도 갑상선에 대한 항체가 생산되어 출산 4~12개월 후 자가면역갑상선염이 되어 갑상선저하증에 걸리는 여성이 있다. 이 경우는 시간이 지나 저절로 정상이 되지만, 출산을 여러 번 하고 출산 때마다 갑상선저하증에 걸리면 평생 갑상선저하증이 될 수 있다. 산후조리를 잘못해서 뼈마디가 시리고 추위를 타거나 살이 쪘다는 얘기가 여기서 비롯된 것이 아닌가 싶다. 이런 경우에도 황체호르몬크림을 발라 주면 위와 같은 원리로 자가면역갑상선염이 치료된다.

☞폐경기 p.474 ☞2권 황체호르몬크림 p.290

자연치료법

자연치료제

55 황체호르몬크림(Progesterone cream)

여성호르몬이 유방과 자궁 등 원래 붙어야 할 자리에 잘 붙게 하여 갑상선호르몬의 자리를 차지하는 일이 없게 함으로써 갑상선이 제 기능을 하도록 도와준다. 갑상선기능저하를 개선하고 갑상선호르몬약의 용량도 줄여 준다. 또한 여성호르몬이 우세한 여성이 황체호르몬크림을 바르면 세포 내에 산소를 증가시켜 기억력이 좋아지고 생기를 찾게 된다.

갑상선 추출물(Thyroid extract)

소의 갑상선에서 추출한 것으로, 소량의 갑상선호르몬이 들어 있어 가벼운 갑상선기능저하증에 효과를 볼 수 있다. 200mg씩 하루 1~2번 복용한다.

종합비타민

T_4를 생산하는 데 필요한 영양소(아연, 구리, 비타민 A, B_2, B_3, B_6, C)와 T_4를 T_3로 전환하는 데 필요한 셀레니움(selenium)과 아연(zinc)이 부족하면 갑상선이 저하될 수 있다. 종합비타민을 복용하면서 셀레니움(selenium)과 아연(zinc)을 추가하면 좋다.

6 구굴(Guggul)

동물실험 결과 갑상선 기능을 촉진시켜 콜레스테롤을 낮추는 것으로 나타났다. 갑상선 기능이 낮은 사람에게 적합하며, 중년살이 찌거나 출산 후 또는 폐경기 무렵 갑상선이 저하되고 살이 찔 때에도 효과적이다. 500~1,000mg씩 하루 3번.

아쉬와간다(Ashwagandha)

한국의 인삼처럼 인도에서 가장 유명한 약초로 '인도의 인삼' 또는 '말의 기운'이라고 불린다. 갑상선 기능을 증강시켜 피로를 이기고 추위를 덜 타게 하며, 강장강정 작용이 있어 뼈와 근육과 체력을 좋게 한다. 또 신경과민, 과로, 스트레스로 인한 만성피로 회복에 도움을 주며, 헤모글로빈과 적혈구 수치를 현저히 증가시켜 빈혈에도 효과적이다.

콜리우스(Coleus forskohlii)

인도의 약초로 여러 분야에 널리 응용되는 좋은 약초다. 갑상선호르몬 분비를 증진시켜 갑상선저하증에도 쓰이며 지방을 분해하는 효과가 뛰어나 비만에 가장 많이 쓰인다. 250mg씩 하루 1~3번.

크리아틴 파이루베이트(Creatine pyruvate)

동물실험에서 지방을 에너지로 사용하는 비율이 높아지고 기초신진대사율과 갑상선호르몬이 증가했다. 또 혈중 인슐린이 감소하고 지방 조직의 지방 생성이 감소하는 것으로 나타나 신진대사가 느려진 중년의 비만에 적합하다. 살이 빠지면 혈압을 내리는 데도 도움이 되고 운동체력을 증가시키며, 심장병 환자의 심장마비나 심근경색에도 보호작용을 한다. 뿐만 아니라 인슐린 민감도를 올려 주어 당뇨에도 좋은 것으로 나타났다. 용량은 하루 5~6g.

▶ 운동은 갑상선호르몬을 분비시키고 세포가 갑상선호르몬에 더 민감하게 반응하도록 돕는다. 갑상선호르몬이 많을수록 몸은 더워지고 젊어지며 기운이 난다.

● 관련 자연치료제

6 구굴	55 황체호르몬크림	갑상선 추출물
아쉬와간다	종합비타민	콜리우스
크리아틴 파이루베이트		

▲ 2권에서 위 번호를 찾아가면 각 자연치료제에 대한 자세한 내용을 볼 수 있습니다.

3 건선 Psoriasis

매우 흔한 만성 피부병으로 유전성이 있어 가족력이 있는 사람에게서 30%가 발생한다. 남녀가 비슷한 비율로 걸리며 모든 연령에서 발병할 수 있다.

증상

면역의 실조(림프세포인 T보조세포의 과다)로 피부세포가 비정상적으로 빨리 분열하여 피부가 두꺼워지는 병으로, 피부세포의 분열 속도가 정상 피부보다 14배나 빠르다.

피부가 붉고 가렵고 두꺼워지며 하얀 껍질이 생긴다. 주로 팔꿈치, 등, 무릎, 두피, 둔부, 사타구니에 생기고 전신에 생기는 경우도 있다. 피부가 접히는 부위에 생기거나 눈썹, 코, 귀 뒤에 기름진 각질이 생기기도 한다. 건선 환자의 50%는 손톱이 움푹 파이거나 들뜨고 색이 변하고 두꺼워지며 위축되기도 한다.

류머티즘 관절염과 원인이 비슷하여 류머티즘 관절염 환자는 건선이 생기기 쉽고, 건선 환자는 류머티즘 관절염과 비슷한 관절염이 생기기도 한다. 단지 다른 것은 '건선 관절염'은 혈액검사에서 류머티즘 인자(rheumatoid factor; RF)가 없다는 점이다. ☞류머티즘 관절염 p.209

원인

장에서 독소나 알레르기를 일으키는 물질(항원)이 체내로 들어와 T보조세포를 자극, 증식시키면 염증을 일으키는 물질이 생겨 표피각질세포를 증식시킨다. 이 현상은 피부 세포분열을 관장하는 두 가지 물질인 cAMP와 cGMP의 비율이 맞지 않아 생기게 된다. cGMP가 높아지면 세포분열이 빨라지고 cAMP가 높아지면 세포분열이 느려지는데, 건선 환자는 cGMP가 매우 높다. 이처럼 비율이 맞지 않는 이유 중 하나는 유전적 결함일 수 있으며, 다음과 같은 여러 원인이 있다.

- 단백질인 아르지닌(arginine), 오니틴(ornithine)이 완전 소화되지 않으면 장의 나쁜 박테리아와 칸디다곰팡이에 의해 폴리아민(polyamine)이라는 독소가 만들어지는데, 이 독소가 체내에 들어와 cAMP의 형성을 억제하고 cGMP를 높여 세포분열이 빨라지게 된다.

  ▶ 폴리아민 독소가 생기지 않게 하려면 소화효소를 먹어 음식을 완전히 소화시킴으로써 독소나 알레르기를 일으키는 물질이 체내에 들어오지 못하게 해야 한다. 그리고 대장의 나쁜 박테리아와 칸디다곰팡이를 없애 대장을 깨끗이 해야 한다. 변비가 있으면 칸디다곰팡이와 나쁜 박테리아, 대장의 독소가 많아진다. ☞칸디다증 p.455

- 육식, 동물성 지방, 달걀, 치즈, 우유, 아이스크림 등은 염증을 일으키는 아라키돈산(arachidonic acid) ☞아라키돈산(AA) p.549 이 많아 cGMP를 높이므로 건선을 악화시킨다.

  ▶ 육류, 가공식품, 흰빵, 백미, 단것, 유제품을 주로 먹고 야채, 과일, 섬유질, 견과류, 현미 등을 안 먹는 사람은 건선뿐 아니라 알레르기를 비롯하여 어느 병에도 걸리기 쉽다.

- 섬유질이 많은 야채, 과일을 먹지 않는 것도 원인이 된다. 섬유질은 대장의 독소를 결합하여 대변으로 배출시키기 때문이다.
- 항생제 복용은 나쁜 균뿐 아니라 장에 살고 있는 좋은 소장균, 대장균까지 죽이므로 나쁜 박테리아와 칸디다곰팡이가 번성하여 대장에 독소가 많아지고 변비가 생기게 된다. 결국 건선을 악화시킨다.
- 간은 이러한 독소들을 걸러 혈액을 맑게 하는데, 독소가 너무 많거나 간 기능이 좋지 않으면 독소를 다 거르지 못하여 혈액에 대장독소가 많아지고 건선이 더 악화된다.
- 알코올은 대장에서 독소를 훨씬 많이 흡수시켜 간 기능을 저하시키므로 건선을 악화시킨다. ☞소장균, 대장균 부족증 p.274
- 건선이 있는 사람은 오메가-3오일과 엽산, 비타민 B_{12}가 부족하다. 이것이 부족하면 호모시스테인■이 높아져 관상동맥이 막히기 쉽고 심장 질환에 걸릴 위험이 높아진다.

  ☞2권 엽산 p.190

- 스트레스도 원인이다. 건선 환자의 39%는 건선이 걸리기 한 달 이내에 심한 스

■ 호모시스테인(homocysteine)은 혈액을 찐득하게 하는 물질로 엽산 부족이 가장 흔한 원인이다.

트레스를 받은 것으로 연구됐으며 과음, 흡연, 당뇨, 비만도 건선의 원인으로 작용했다.

자연치료법

음식

BAD	● 아라키돈산이 많은 육류의 지방, 유제품, 달걀, 인조가공오일(trans fats), 튀김, 가공식품, 정제된 곡식(백미, 흰 밀가루), 단것 등 ● 건선은 대장의 독소로 인하여 피부에 염증이 생기는 것이다. 밀가루에 들어 있는 단백질 글루텐(gluten)은 혈중 독소를 현저히 높이므로 밀가루 음식을 금해야 한다. 글루텐이 있는 음식으로는 밀(wheat), 호밀(rye), 보리(barley), 귀리(oat)가 있다. 쌀과 옥수수는 글루텐이 없으나 옥수수는 알레르기를 일으킬 수 있으므로 쌀이 제일 무난하다. ● 아스피린 같은 항염진통제는 장벽을 상하게 하므로 먹지 말아야 한다. ● 인삼은 cGMP를 높이는 작용이 있으므로 치료가 끝날 때까지 피해야 한다.
GOOD	● 오메가-3오일이 많은 생선(연어, 대구, 고등어, 청어, 정어리, 가자미 등), 견과류, 씨앗 종류, 올리브오일과 정제하지 않은 곡식(현미), 콩 종류, 야채, 과일 등 ● 카레(turmeric), 생강(ginger), 정향(clove), 회향(fennel), 박하(basil) 종류, 로즈메리(rosemary) 등과 석류는 염증을 가라앉히는 효과가 있다. ● 마늘은 좋은 균인 소장균, 대장균을 증식시킨다.

- 건선은 염증성 질환이므로 염증을 일으키지 않는 음식을 먹어야 하는 것이 기본이다. 따라서 알레르기를 일으키는 음식을 금해야 한다. ☞음식 알레르기 p.307 ☞내 몸에 맞는 음식 찾는 법 p.47
- 육류의 지방, 유제품, 달걀에는 오메가-6오일이 많은데, 오메가-6오일은 염증을 잘 일으킨다. 반대로 찬 바다생선과 견과류에 많은 오메가-3오일은 염증을 가라앉히는 작용을 한다.

▶ 채식주의자는 생선을 먹지 않아 오메가-3오일이 부족한 경우가 많은데, 염증이 생기지 않도록 오메가-3오일을 충분히 섭취해야 한다. 생선 오메가-3오일이 항염작용이 뛰어나지만 채식주의자는 아마씨(flaxseed)와 오메가-3오일로 대치할 수 있다.

☞ 오메가오일이 뭐기에 p.544

자연치료제

1 달맞이꽃종자유(Evening primrose oil), 감마리놀렌산(GLA)

달맞이꽃종자유도 오메가-3오일처럼 항염증작용이 뛰어나 큰 도움이 된다.

종합비타민

흔히 건선 환자는 피부건강에 필수적인 영양소들이 결핍되어 있는 경우가 많아 이러한 영양소를 잘 보충해 주면 완치되기도 한다. 피부에 가장 필요한 영양소 2가지는 비타민 A와 아연(zinc)이다. 피부의 상피세포에 비타민 A가 부족하면 피부가 건조해져 기능을 제대로 발휘하지 못하는데, 건선 환자는 특히 비타민 A가 부족하다. 비타민 A는 소화가 안 된 아미노산을 폴리아민(polyamine) 독소로 전환시키는 효소를 억제한다.

▶ 보통 종합비타민에도 비타민 A가 5,000IU가량 들어 있으며, 비타민 A를 추가로 복용하려면 베타카로틴(beta carotene)을 대신 복용하는 것이 좋다. 내추럴(천연) 베타카로틴은 스피룰리나(spirulina)에 풍부하다. ☞ 2권 스피룰리나 p.142

34 아연(Zinc)

비타민 A가 기능을 발휘하기 위해 꼭 필요한 요소이며, 상처를 치료하고 면역 기능을 좋게 한다. 또 염증을 가라앉히고 조직을 재생시키는 작용을 한다. 흡수가 잘되는 징크 피콜리네이트(zinc picolinate) 형태(미네랄은 피콜린산과 결합하면 장벽을 잘 통과하여 흡수된다)로 하루 30mg씩 복용하면 된다. 만약 30mg 이상씩 한 달 이상을 복용해야 할 경우에는 구리(copper) 1~2mg을 같이 먹어야 밸런스가 맞는다. 아연과 구리의 비율은 10:1에서 30:1 사이가 적당하다.

25 셀레니움(Selenium)

건선 환자는 글루타티온(glutathione)의 수치가 낮다. 셀레니움은 항산화제인 글루타티온을 만드는 데 절대적으로 필요한 미네랄이다. 셀레니움과 비타민 E를 함께 복용하면 글루타티온 수치를 높여 주어 건선 치료에 매우 효과적이다. 셀레니움은 하루 200mcg, 비타민 E는 하루 400IU.

22 비타민 D(Vitamin D)

건선 환자는 현저하게 비타민 D가 부족하다. 비타민 D는 피부 각질세포의 증식을 억제한다. 용량은 2,000IU씩 하루 1번.

28 실리마린(Silymarin)

간 기능을 좋게 하는 대표적인 약초로서 염증을 억제하며, 과도한 세포 증식을 감소시켜 건선 치료에 중요하게 쓰인다.

37 오메가-3오일(Omega-3 oil)

오메가-3오일의 면역조절작용은 림프세포인 T보조세포의 과다 생성과 염증을 일으키는 물질의 생산을 억제한다. 연구에 의하면 하루에 오메가-3오일에 들어 있는 EPA 1,800mg과 DHA 1,200mg을 먹으면 건선이 눈에 띄게 개선된다. ☞EPA와 DHA p.545

56 흉선 추출물(Thymus extract)

많은 연구에 의하면 흉선 추출물은 림프세포인 T보조세포(T helper cell)와 T억제세포(T suppressor cell)의 비율을 조절하여 항체의 균형을 조절한다. 즉 알레르기나 류머티즘 관절염, 건선처럼 비율이 높을 때는 비율을 낮추어 면역정상화작용을 함으로써 염증을 가라앉힌다. 500mg씩 하루 3번.

12 버버린(Berberine)

대장에 소화가 안 된 아미노산을 독소로 전환시키는 박테리아의 효소를 억제하며 나쁜 박테리아, 칸디다곰팡이 등을 광범위하게 살상하는 작용을 하므로 건선에 매우 효과적이다. 200~400mg씩 하루 2번.

▶ 버버린과 강황(curcumin) 농축추출물을 알로베라젤과 섞어서 피부 건선 부위에 여러 달 발라 주면 큰 효과를 볼 수 있다.

55 황체호르몬크림(Progesterone cream)

건선 환자가 황체호르몬크림을 바르고 크게 좋아지는 경우도 있고 수년

된 건선이 완전히 없어지는 경우도 있다.

사르사파릴라(Sarsaparilla smilax)

이 약초는 대장의 박테리아 독소에 붙어 독소를 밖으로 배출시키는 작용이 있다. 92명의 건선 환자에게 복용시킨 결과 62%의 환자가 상당한 효과를 보았고, 18%의 환자는 완전히 치유가 되었다.

모듀케어(Moducare)

건선을 치료하기 위해서는 림프세포의 항체비율을 맞추어 주어야 한다. 모듀케어는 면역을 조절하는 효능이 있어 면역세포 림프세포인 T보조세포의 증식을 조절하여 염증을 감소시킨다. 식간공복(식후 3시간 후나 최소 식사 1시간 전 공복)에 20mg씩 하루 3번.

47 크로미움(Chromium)

건선 환자는 대체로 정제된 설탕 종류와 흰빵, 백미를 많이 먹어 인슐린과 혈당이 높다. 따라서 혈당을 내려 주는 크로미움이 부족한 경우가 많다. 하루 200~400mcg.

> 크로미움은 운동을 하지 않고 설탕, 흰빵, 백미 같은 음식을 즐겨 먹으면 감소한다.

기타

- 최근에는 초유가 면역을 조절하는 작용이 있어 T보조세포의 과다

생성을 억제하여 건선에 효과가 있는 것으로 밝혀졌다.

- 타지 않을 정도로 햇볕을 적당히 쬐는 것도 건선에 도움이 된다.
- 만약 건선으로 인한 관절염이 있다면 관절염 치료법을 읽어 보기 바란다. ☞관절염 자연치료법 p.212

관련 자연치료제

1 달맞이꽃종자유	12 버버린	22 비타민 D
25 셀레니움	28 실리마린	34 아연
37 오메가-3오일	47 크로미움	55 황체호르몬크림
56 흉선 추출물	모듀케어	사르사파릴라
종합비타민		

▲ 2권에서 위 번호를 찾아가면 각 자연치료제에 대한 자세한 내용을 볼 수 있습니다.

4 고혈압 Hypertension

고혈압은 증상이 없다. 혈관에는 신경이 없기 때문에 심한 고혈압이 아니면 증상을 느끼지 못하며 병원에 가서야 고혈압을 발견하게 된다. 혈압이 심하게 오르면 머리가 아프고 어지럽고 정신이 혼미하며 손발에 감각이 없고 얼얼하거나 따끔거린다. 또 코피가 나거나 숨이 차기도 한다.

혈압이란 심장이 수축하면서 혈액을 짜낼 때 발생하는 혈관의 저항을 의미한다. 혈관이 부드럽고 탄력 있으며 혈관벽이 깨끗하여 직경이 크면 저항이 작아 혈압이 낮다. 반대로 혈관이 딱딱하고 혈관벽에 콜레스테롤이 끼어 직경이 작아지면 저항이 커서 혈압이 높다.

심장이 수축하며 혈액을 짜낼 때 혈압이 가장 높으며 이를 '수축압'이라 한다. 반대로 심장이 벌어질 때 혈압이 제일 낮으며 이를 '이완압'이라고 한다. 정상 혈압은 120(수축압)/80(이완압)이다.

혈압의 구분(단위: mmHg)

- 가장 좋은 혈압: 120 이하/80 이하
- 정상 혈압: 130 이하/85 이하
- 정상이지만 높은 혈압: 130~139/85~89

- 가벼운 고혈압: 140~159/90~99
- 중급 고혈압: 160~179/100~109
- 심한 고혈압: 180 이상/110 이상

고혈압 환자의 80%는 가벼운 고혈압에서 중급 정도의 고혈압으로, 음식과 라이프 스타일을 바꾸면 대부분 정상으로 돌아올 수 있다. 실제로 음식과 라이프 스타일이 고혈압약보다 더 효과적이다.

원인

- 콜레스테롤이 혈관벽에 끼어 동맥경화가 되면 당연히 혈압이 올라간다. ☞ 동맥경화 p.202
- 음주 과다는 혈당을 높여 유해활성산소(free radical)가 생성되므로 혈관을 상하게 한다.

    ▶ 알코올 중독자는 음식을 잘 먹지 않는 데다 혈관에 필요한 비타민, 미네랄 소모가 많아 혈관이 상하므로 동맥경화가 되기 쉽다.

- 비만하면 세포막의 인슐린이 들어가는 문의 열쇠구멍이 지방으로 막혀 인슐린이 열쇠를 열지 못하므로, 혈당이 세포 안으로 들어가지 못해 혈관 내에 혈당이 높아지고 혈관이 상하게 된다. 이 원리는 당뇨와 같다. 단것을 많이 먹어도 혈당이 높아져 혈관벽을 상하게 되며, 섬유질이 부족해도 혈당을 갑자기 올려 혈관이 상하고 동맥경화가 될 수 있다. 비만한 사람은 대개 콜레스테롤이 높고 동맥경화가

있으며, 지방이 혈관을 압박하여 혈압을 더 올린다.

- 신장병이 있어 신장 기능이 떨어지면 몸에 수분이 증가하여 혈압이 올라간다.
- 카페인과 니코틴은 몸을 긴장시키는 호르몬인 아드레날린호르몬을 분비시켜 혈압을 올린다.
- 배란이 안 되어 황체호르몬이 적고 여성호르몬이 많을 때에도 고혈압이 될 수 있다. 여성호르몬은 소금과 물이 세포 내로 들어가게 하여 수종■이 생기게 하고 칼륨(포타슘)과 마그네슘이 손실되게 한다. 그러므로 여성호르몬이 우세하거나 피임약을 먹는 것이 여성 고혈압의 큰 원인이 된다.

■ 세포 내에 소금이 많으면 수종이 생겨 혈압이 올라가게 된다.

☞2권 황체호르몬크림 p.292

▶ 마그네슘은 '자연의 긴장완화제'라고 할 정도로 혈관을 확장시키며, 칼륨(포타슘)과 협동으로 세포 내에서 소금(sodium)을 세포 밖으로 배출시킨다. ☞2권 마그네슘 p.52

- 스트레스는 동맥경화를 촉진시키고 마그네슘을 소모시킨다.

자연치료법

음식

BAD	● 육식과 마가린의 포화지방 ● 설탕, 정제된 탄수화물, 가공식품, 가공오일

GOOD	● 녹색채소는 칼슘과 마그네슘이 많아 혈압을 낮추는 데 효과적이다. ● 콩과 정제하지 않은 곡식의 섬유질은 콜레스테롤을 낮춘다. ● 브로콜리와 귤 종류는 비타민 C가 많아 혈압을 낮춘다. ● 셀러리를 하루 4줄기씩 먹으면 혈압이 12~14% 내려간다. ● 마늘을 하루 한 쪽씩 1~3달 먹으면 수축압이 8~11, 이완압이 5~8 정도 내려간다.

● 많은 사람들이 혈압을 내리기 위해 소금 섭취를 줄여야 한다는 것은 알면서도 칼륨(포타슘)을 늘려야 한다는 사실은 알지 못한다. 연구에 의하면 소금만 줄여서는 혈압이 떨어지지 않고 칼륨(포타슘)을 증가시켜야 한다. 칼륨(포타슘)과 소금의 비율은 최소 5:1이 되어야 하는데, 짜게 먹는 사람들 대부분이 1:2로 소금 섭취가 지나치다. 야채와 과일에는 칼륨(포타슘)이 많아 소금과의 비율이 50:1, 많게는 100:1이나 된다. 결과적으로 야채, 과일 섭취가 충분하면 혈압을 내릴 수 있고 부족하면 혈압이 높아진다.

칼륨(포타슘)이 많은 음식

(단위: mg)

아보카도(중간 크기)	1,360	토마토(중간 크기)	444
말린 살구 ½컵	896	알록달록한 강낭콩(pinto bean) ½컵	441
감자(중간 크기)	782	바나나(중간 크기)	440
멜론(중간 크기) ½개	782	고구마(중간 크기)	397
리마콩(lima bean) ½컵	582	복숭아(중간 크기)	308
건포도 ½컵	545	사과(중간 크기)	182
오렌지 주스 1컵	496	콜리플라워 ½컵	178
브로콜리 85g	464		

소금이 많은 음식

(단위: mg)

간장 1숟가락	1,540	치즈(cottage) ¼컵	130
치즈(american) 3쪽	1,215	물(연수) ½컵	100
치즈 햄버거	1,209	달걀(중간 크기)	70
콘칩 170g	1,060	가자미 85g	65
튀긴 닭다리 2개	792	연어 85g	65
햄(중간 크기)	720	셀러리 1줄기	50
치즈(cheddar) 85g	528	물(경수) 1컵	5
참치 85g	384	오렌지 주스 1컵	2
베이컨 3쪽	303	바나나(중간 크기)	1
게(crab) 85g	280	※ 100mg 이하면 소금이 많지 않은 편이다. 대부분의 채소에는 소금이 20mg 이하로 들어 있다. 반면 된장, 고추장에는 소금이 간장만큼이나 많다.	

자연치료제

가벼운 고혈압

- 질이 좋은 종합비타민
- 오메가-3오일
- 마그네슘 하루 800~1,200mg
- 비타민 C 500~1,000mg씩 하루 3번
- 비타민 E 하루 400~800IU
- 생마늘 하루 한 쪽 이상

중급 고혈압

위의 자연치료제에 다음을 추가한다.

- 코엔자임큐텐 50mg씩 하루 3번
- 산사나무 호손 하루 500~2,000mg

심한 고혈압

즉시 병원에 가서 진료를 받고 고혈압약을 복용해야 한다. 위·아래 자연치료제들을 함께 복용하면서 혈압이 점차 내려가면 의사와 상의하여 혈압약(처방약) 용량을 조금씩 줄여 간다.

8 깅코(Ginkgo)

고혈압에 가장 먼저 쓰이는 약초 중 하나로, 혈관벽을 이완시켜 혈압을 내리는 작용을 한다. 80~160mg씩 하루 2번 식간공복에 복용한다.

10 마그네슘(Magnesium)

마그네슘이 많은 경수 우물물을 먹는 지방에서는 혈압이 높은 사람이 거의 없다. 마그네슘은 이뇨제를 복용하는 사람에게 더욱 필요하다(이뇨제는 마그네슘을 소모시킨다). 레닌(renin: 신장에서 분비하는 혈압을 올리는 효소)으로 인한 고혈압에도 효과적이다. 약 400~1,000mg을 하루 몇 번에 나누어 식사 때 복용한다.

21 비타민 C(Vitamin C)

공해로 인하여 우리 몸에 납의 함량이 높아지면 혈압이 올라가는데, 비타민 C는 납의 배출을 촉진시켜 혈압을 내린다.

37 오메가-3오일(Omega-3 oil)

여러 가지 연구에 의하면 오메가-3오일은 혈압을 내리는 데 매우 효과적이다. 몸에 오메가-3오일 함량이 1% 높아지면 혈압이 5mmHg씩 낮아지는 것으로 나타났다. 하루 3g을 2~3번에 나누어 식후에 복용한다.

42 칼슘(Calcium)

노인 고혈압 환자에게 칼슘을 하루 1,000mg씩 복용한 결과, 하루 평균 혈압이 수축압은 13.6mmHg, 이완압은 5mmHg씩 내려갔다.

45 코엔자임큐텐(Coenzyme Q_{10}; CoQ_{10})

연구에 의하면 고혈압 환자의 혈압을 10%가량 낮추어 주었다. 이러한 작용은 콜레스테롤을 낮추고 항산화작용으로 혈관을 건실하게 하여 혈관저항을 낮춘 결과로 분석되었다. 4~12주가량 복용해야 효과가 나타나기 시작한다. 100mg씩 하루 1~2번.

55 황체호르몬크림(Progesterone cream)

여성호르몬은 소금과 물이 세포 내로 들어가게 하여 수종이 생기게 하고 칼륨(포타슘)과 마그네슘이 손실되게 한다. 세포 내의 수종은 이뇨제를 써도 수분이 빠지지 않으나, 황체호르몬크림을 바르면 수종이 빠지고 혈압이 내려간다. ☞2권 황체호르몬크림 p.290

54 호손(Hawthorne)

유럽 의사들이 많이 사용하는 산사나무로, 혈압을 낮추고 심장 기능을 좋게 하여 부정맥을 없애 준다. 복용 2~4주 후부터 효과가 나타나기 시작한다. 하루 1,000~2,000mg을 몇 번에 나누어 식간공복에 복용한다.

● 관련 자연치료제

8 깅코	10 마그네슘	21 비타민 C
23 비타민 E	37 오메가-3오일	42 칼슘
45 코엔자임큐텐	54 호손	55 황체호르몬크림
종합비타민		

▲ 2권에서 위 번호를 찾아가면 각 자연치료제에 대한 자세한 내용을 볼 수 있습니다.

5 골다공증 Osteoporosis

40세가 지나면 남녀를 불문하고 골밀도가 감소한다. 특히 여자는 1년에 1.5~2%씩 골밀도가 감소하여 문자 그대로 뼈에 구멍이 숭숭 생겨 부러지기 쉬운 상태가 된다.

골다공증은 어느 뼈에나 나타날 수 있으나 체중을 받는 뼈, 척추, 골반뼈, 갈비뼈 등에 잘 걸린다. 일생 동안 여성 노인의 $\frac{1}{3}$, 남성 노인의 $\frac{1}{6}$이 골반뼈 골절을 경험한다.

아래 그래프에서 알 수 있듯이 35세 이후로 골밀도가 감소하기 시작해 폐경 이후 50~55세 사이에 정상선 이하로 급격히 감소한다.

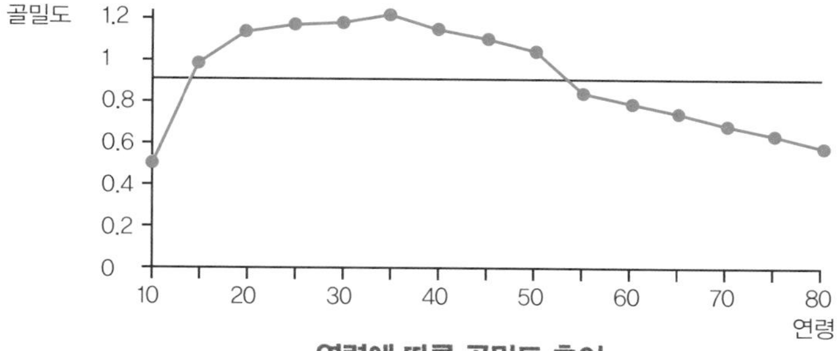

연령에 따른 골밀도 추이

여성은 뼈가 작고 폐경 후 여성호르몬의 급격한 감소로 골다공증이 될 확률이 높아 4명에 1명꼴로 골다공증에 걸린다. 남성은 골다공증에 걸리는 확률이 훨씬 적고 남성호르몬 감소로 여성보다는 천천히 진행된다.

증상

초기 증상은 나타나지 않으며 간혹 요통이 있기도 하나 대개 골밀도 검사에서 발견된다. 더 진행되면 요통이 심해지고 키가 줄어들며 척추가 구부러지고 등이 굽게 된다. 또 골반, 팔, 팔목 등이 조금만 부딪쳐도 부러진다. 잇몸이 나쁘고 충치가 잘 생기며 사탕을 먹다 이가 떨어져 나오는 것 역시 뼈가 약해진 증거이다.

원인

골다공증의 흔한 원인은 칼슘 부족, 육식 위주의 식단, 운동 부족, 일사량 부족, 저체중 등이다. 또 가족력, 위장이나 소장 절제수술로 인한 칼슘 흡수 부족, 간과 신장 질환으로 비타민 D_3를 만들지 못해 비롯된 칼슘 흡수 부족, 부갑상선항진증으로 뼈에서 혈액으로 칼슘이 많이 빠져나가는 것 등이 주요 원인이다.

- 골다공증의 흔한 원인 중 하나가 위산 부족이다. 칼슘이 소장에서 흡수되기 위해서는 먼저 위산에 의해 이온화되어야 한다. 그러나 조

사에 의하면 폐경 여성의 40%가 극심한 위산 부족으로 나타났으며, 위산이 부족한 사람은 굴껍질로 만든 탄산칼슘(calcium carbonate)을 4% 밖에 흡수하지 못한다.

▶ 제산제를 먹으면 위산의 분비가 억제되어 칼슘을 잘 흡수하지 못하므로 골다공증이 되기 쉽다.

● 여성 골다공증의 주된 원인은 폐경기 여성호르몬과 황체호르몬의 감소 때문이다. 사람의 뼈는 낡은 뼈세포가 없어지면 새로운 뼈세포가 그 자리를 메운다. 그런데 폐경기에 여성호르몬이 감소하고 황체호르몬이 거의 제로가 되면, 낡은 뼈세포가 없어져 구멍이 생겨도 새로운 뼈세포를 만들어 이 구멍을 메우지 못하므로 점점 골다공증이 진행된다.

▶ 골다공증은 폐경 직후 5년간 급속히 진전되므로 이때가 칼슘 복용이 가장 절실한 때이다. 또 앞의 그래프에서 보았듯이 30대 중반부터 골밀도가 감소하기 시작하므로 이때부터 미리미리 예방하는 것이 상책이다.

● 사람의 혈액(체액)은 항상 어느 정도 알칼리성을 유지해야 한다. 그런데 육식을 하면 혈액이 산성이 되므로 우리 몸은 즉시 뼈에서 알칼리성인 칼슘을 빼내어 혈액을 일정한 알칼리성으로 유지한다. 이 때문에 육식을 좋아하면 골다공증에 걸리기 쉽다고 하는 것이다. 육식을 하루 47g에서 142g으로 늘리면 소변으로 배출되는 칼슘이 2배로 증가하는데, 이는 뼈에서 혈액으로 그만큼의 칼슘을 빼냈다는 의미이기도 하다. 그러므로 육식을 즐겨 먹는 사람은 반드시 칼슘을 보

충해 줘야 하며, 특히 40대가 되면 기본적으로 먹어 줘야 한다.

- 햇볕을 너무 안 쬐는 것도 원인이 된다. 햇볕을 쬐면 피부에서 콜레스테롤로부터 비타민 D_3가 만들어진다. 햇볕을 많이 쬐면 피부암에 걸릴 수 있으므로 강한 햇볕은 피하고, 자외선이 적은 아침 나절을 이용하되 자외선 차단 크림도 꼭 발라 줘야 한다.

  ▶ 40대 여성은 하루 10~15분씩 일주일에 2번, 60대는 30~60분씩 일주일에 3번 정도 햇볕을 쪼여야 한다.

- 간이나 신장이 나쁜 사람도 골다공증이 되기 쉽다. 남녀 모두 나이가 들면 간장, 신장 기능이 감퇴해 비타민 D_3 생성률이 낮아지므로 뼈가 약해진다. 이온화된 칼슘이 소장에서 흡수되려면 비타민 D가 있어야 하는데 햇볕을 쬐면 피부에서 콜레스테롤을 이용하여 비타민 D_3가 만들어진다. 그리고 이것이 간으로 가서 간효소에 의해 5배나 더 강한 비타민 D_3가 되고, 다시 신장으로 가서 신장효소에 의해 10배나 강한 비타민 D_3로 전환된다. 그러나 많은 골다공증 환자들은 신장에 의해 만들어지는 비타민 D_3가 매우 적다. 신장효소는 여성호르몬과 마그네슘, 붕소(boron)라는 미네랄이 부족하면 이러한 전환이 잘 이루어지지 않는다.

- 조깅, 에어로빅, 빨리 걷기, 보디빌딩, 댄싱 등 체중을 받는 운동은 조골세포를 자극하여 새로운 뼈세포를 만드는 데 도움을 준다. 체중이 가벼운 사람은 뼈를 자극하지 못해 골다공증이 되기 쉬운 반면, 비만한 사람은 뼈가 체중을 받아 골다공증이 덜하다. 또 앉아서 일하는 사람도 뼈가 체중을 받지 못해 소변과 대변에서 칼슘 배출량이

2배로 증가하여 골다공증에 쉽게 걸린다. 백인과 아시아인은 일반적으로 뼈가 가늘어 골다공증이 많은 걸 볼 수 있다.

- 알코올 중독, 코티손약을 오래 복용한 사람도 골다공증이 되며, 흡연자는 비흡연자보다 10%가량 더 뼈가 약해진다. 담배의 니코틴이 코티손을 생산하게 하고, 코티손이 많으면 비타민 D의 대사가 장애를 받아 골다공증이 되기 쉽다. 흥미로운 것은 40대에 반백이 되는 사람이 골다공증에 잘 걸린다는 점이다.
- 알코올은 비타민 D가 더 강한 비타민 D_3로 전환되는 데 필요한 간의 기능을 방해하고, 새로운 뼈를 만드는 조골세포의 뼈 형성을 억제한다. 그리고 비타민 B_6, 엽산이 결핍되게 하여 콜라겐 결합이 잘 되지 않으므로 뼈가 약해진다. 알코올을 섭취할 경우 일주일에 3번 미만으로 제한하고, 한 번에 맥주 1컵 반, 와인 1잔, 양주 (작은 잔으로) 1잔 이상은 마시지 말아야 한다.
- 커피는 이뇨작용이 있으며 소변으로 칼슘을 배출한다. 커피에 설탕을 넣어 먹으면 여러 가지로 나쁘다. 차라리 블랙커피에 우유를 넣어 먹는 것이 칼슘 손실을 줄일 수 있다. 그러나 우유 역시 알레르기를 잘 일으키고 마그네슘이 적어 뼈의 탄성을 약하게 하므로 권할 만한 것이 못 된다. ☞ 우유, 먹을까 말까 p.556
- 콜라 등 청량음료는 인산(phosphate)이 많아 칼슘 흡수가 억제된다. 그러면 혈액에 칼슘 농도가 떨어져 뼈에서 칼슘을 빼내게 된다. 게다가 체액을 산성으로 만드는 설탕이 많이 들어 있어 소변으로 칼슘 배출을 증가시킨다. 실제 콜라를 많이 마시는 여자아이는 폐경기에

골다공증이 되기 쉽다.

- 소금을 많이 먹으면 90%의 소금이 소변으로 배출되며 칼슘도 함께 배출된다. 500mg의 소금이 배출될 때마다 10mg의 칼슘이 소변으로 손실되므로 짜게 먹지 말아야 한다. 가공식품, 통조림에는 소금과 설탕이 많이 들어 있어 뼈의 건강은 물론 고혈압에도 좋지 않다. 반대로, 소금 섭취를 반으로 줄이면 칼슘을 하루 16mg씩 덜 섭취해도 된다.

자연치료법

음식

BAD	• 육식, 백미, 흰 밀가루, 단것, 가공식품
GOOD	• 녹색야채, 과일, 현미, 통밀, 콩, 씨앗 종류, 견과류, 오메가-3오일이 많은 생선(연어, 대구, 고등어, 청어, 가자미 등)

녹색야채에는 칼슘, 비타민 K, 붕소(boron) 등 뼈에 필요한 여러 가지 비타민과 미네랄이 풍부하다. 비타민 K는 칼슘이 뼈에 붙을 수 있게 도와주고, 붕소는 여성호르몬을 활성화시켜 뼈에 구멍이 생기는 것을 막아준다. 또 신장에서 비타민 D_3를 10배나 강한 D_3로 전환시켜 준다. 따라서 채소를 많이 먹어야 골다공증을 예방할 수 있다.

- **칼슘, 비타민 K, 붕소가 많은 음식:** 케일, 파슬리, 상추

- **비타민 K가 많은 음식:** 브로콜리, 상추, 양배추, 시금치, 아스파라거스, 귀리(oat), 통밀, 완두콩
- **칼슘이 많은 음식:** 해초(kelp), 중국배추(bok choy), 시금치, 견과류, 참깨, 아몬드, 밤, 호두, 콩, 된장, 케일
- **마그네슘이 많은 음식:** 해초(kelp), 밀의 씨눈(wheat germ), 아몬드, 캐슈너트, 메밀, 호밀(rye), 된장, 시금치, 현미

▶ 다만 파슬리, 시금치, 견과류에는 신석을 생기게 하는 수산(oxalic acid)이 많이 들어 있으므로 주의해서 먹어야 한다.

시금치 먹는 방법은 ☞신석증 p.294

자연치료제

10 마그네슘(Magnesium)

골다공증이 있는 여성의 뼈는 대개 마그네슘 함량이 낮다. 연구에 의하면 2년간 마그네슘을 복용한 폐경 여성은 골밀도가 약간씩 증가했으나, 마그네슘을 복용하지 않은 여성은 감소한 것으로 나타났다. 하루에 400~800mg을 몇 번에 나누어 식사 때마다 복용한다.

21 비타민 C(Vitamin C)

조골세포가 칼슘이 잘 붙게 하는 물질을 생성하게 하여 뼈를 튼튼하게 해 준다.

22 비타민 D(Vitamin D)

비타민 D는 칼슘의 흡수를 증가시켜 골밀도를 올리고 골반뼈 골절 위험을 감소시킨다. 햇볕을 충분히 쬐지 못하는 노인들에게 특히 필요하다. 대개 칼슘제에는 비타민 D가 적당량 들어 있어 따로 추가할 필요는 없다. 하루 400IU.

38 이프리플라본(Ipriflavone)

일본과 이탈리아, 헝가리에서 골다공증 치료약으로 허가가 난 처방약으로, 미국에서는 처방전 없이도 살 수 있다. 이프리플라본은 파골세포의 작용을 감소시키고 조골세포의 작용을 높여 골밀도를 증가시킨다. 한 연구에 의하면 골다공증이 있는 여성 100명에게 이프리플라본 200mg을 하루 3번 복용시킨 결과, 6개월 후 골밀도가 2% 증가했고 12개월 후에는 5.8%나 증가했다.

42 칼슘(Calcium)

칼슘은 뼈를 튼튼하게 하는 작용 외에도 체액을 알칼리성으로 만들어 주는 중요한 역할을 하므로 누구에게나 필요하다. 구연산과 칼슘을 결합시킨 구연산칼슘(calcium citrate)이나 능금산칼슘(calcium malate)은 위산이 부족한 사람에게도 흡수가 잘되고 우유칼슘보다 흡수가 더 잘된다. 구연산칼슘이나 능금산칼슘은 45%가 흡수되지만 굴껍질로 만든 굴껍질 탄산칼슘(calcium carbonate)은 4%밖에 흡수가 안 된다. 거의 10배나 차이가 난다. 칼슘 복용은 25~35세는 하루 800mg, 36~50세는 1,000mg,

51~65세 이상은 1,500mg, 여성호르몬을 복용하는 여성은 1,200mg이 적당하다. ■ 칼슘 흡수가 잘되려면 비타민 D_3와 마그네슘이 필요하고, 골밀도를 증가시키려면 이프리플라본과 비타민 K, 붕소, 아연이 필요하다. 골다공증에는 이런 것들이 모두 들어 있는 골다공증 전문칼슘을 복용하는 것이 효과적이다.

■ 이것은 체격이 큰 미국인을 기준으로 한 것이므로 한국인은 조금 덜 먹어도 된다. 채식주의자 역시 알칼리성인 채식을 주로 하기 때문에 이보다 덜 먹어도 된다.

▶ 칼슘은 식사 직전에 먹어야 신석을 예방할 수 있으며, 불면증이 있는 사람은 자기 전에 먹는 것이 좋다. 또 한 번에 500mg 이하로 먹을 때 가장 흡수율이 높으므로, 한꺼번에 많은 양을 먹는 일은 삼간다.

55 황체호르몬크림(Progesterone cream)

여성의 난소에서 생산하는 황체호르몬은 새로운 뼈세포를 생산하여 구멍을 메워 주는 조골세포의 작용을 촉진시키고 혈액 내의 칼슘, 마그네슘, 인산을 뼈로 흡수하여 골밀도를 높여 준다. 연구에 의하면 골다공증이 심한 72세 여성 환자가 황체호르몬크림을 3년 바른 후 골밀도가 29% 높아지는 등 골다공증에 높은 효과를 보였다. 물론 뼈의 원료가 되는 골다공증 전문칼슘도 같이 복용하여야 한다. ☞2권 황체호르몬크림 p.296

종합비타민

비타민 B_6, B_{12}, 엽산(folate)은 콜라겐 결합을 잘되게 하여 뼈를 강하게 하므로 이러한 비타민이 모두 함유된 종합비타민을 복용하고, 필요에 따라 비타민 B_6, B_{12}, 엽산을 따로 추가해 주면 더욱 좋다.

붕소(Boron)

여성호르몬은 낡은 뼈세포를 제거하여 구멍이 생기게 하는 파골세포를 억제하는데, 여성호르몬이 감소하면 파골세포를 막지 못하여 뼈가 파괴된다. 붕소는 여성호르몬을 크게 증가시켜 뼈가 덜 파괴되게 하고 신장에서 10배나 강한 D_3를 생산하는 데도 필요하다. 연구에 의하면 붕소를 하루 3mg씩 복용시키면 소변으로 배출되는 칼슘양이 44%나 감소하는 것으로 나타났다. 용량은 하루 3~5mg. 붕소는 야채, 과일에 많이 들어 있으며, 골다공증 칼슘에도 3mg 정도가 들어 있으므로 따로 더 복용할 필요는 없다.

● 관련 자연치료제

10 마그네슘	21 비타민 C	22 비타민 D
38 이프리플라본	42 칼슘	55 황체호르몬크림
붕소	종합비타민	

▲ 2권에서 위 번호를 찾아가면 각 자연치료제에 대한 자세한 내용을 볼 수 있습니다.

6 과민성대장증후군

Irritable Bowel Syndrome

전 인구의 10~20%에 걸쳐 발생할 정도로 흔하며, 여성이 남성보다 2배나 발병률이 높다. 크론스장염이나 궤양성대장염, 계실염과는 그 증상이 다르고, 대장 내시경을 해 보아도 기질상의 이상이 나타나지 않아 '신경성'이라고 한다.

과민성대장증후군(Irritable Bowel Syndrome; IBS)은 경련성대장, 신경성대장, 대장장막염증, 과민성대장이라는 이름으로 일컬어지며, 스트레스를 많이 받는 현대인에게 매우 흔한 질환이다.

증상

배 가운데나 어느 한쪽이 조이는 듯 아프다가 배변을 하고 나면 대개 통증이 가신다. 일반적으로 식후 또는 스트레스를 받은 뒤에 위 속이 불편해지고 갑자기 배가 사르르 아파 화장실을 찾게 된다. 배변 시 통증이 있거나 설사를 하거나 변비가 되기도 하고 대변에 점액이 섞여 나오기도 한다. 또는 복부가 팽창하고 식욕이 없으며 메스껍고 가스가 생기는 등의 증상이 있다.

원인

일반적으로 항생제, 항염진통제, 과음 등으로 장내 좋은 소장균·대장균이 없어지고 나쁜 균과 곰팡이들이 번성했기 때문이다.

- 제산제 복용은 위산을 감소시켜 음식을 통해 들어오는 나쁜 박테리아를 죽이지 못한다. 이로 인해 나쁜 균들이 대장에 번성하고 소장에까지 퍼져 소장과 대장의 상태가 나빠지면 과민성대장이 생기기 쉽다. ☞칸디다증 p.458
- 오랜 스트레스는 위산과 소화효소의 분비를 감소시켜 소화가 안 되게 하며, 음식이 장에 오래 머물러 있으면 나쁜 박테리아가 번성하여 장의 상태가 나빠진다. 이것이 스트레스를 받은 후 종종 과민성대장이 되는 이유이다.
- 정제된 설탕, 탄수화물을 과도하게 먹으면 바로 혈당이 올라가고 장 운동도 크게 감소한다. 나중에는 장무력증이 되어 음식이 장에 오래 머물러 있게 되고 나쁜 박테리아가 성하게 된다. 이로 인해 가스가 생기고 배가 팽창하고 장의 상태가 점점 나빠진다.
- 설사약에는 자극적인 성분이 들어 있다. 그래서 장을 심하게 움직여 이 성분을 배출하려고 설사를 하게 되는 것이다. 이런 설사약은 장 점막을 상하게 한다.

▶ 아스피린, 이부프로펜(Ibuprofen) 종류의 항염진통제들도 장점막을 자극하여 상하게 하므로 복용하지 말아야 한다.

☞2권 아스피린 등 항염진통제의 부작용 p.82

- 알코올은 스트레스호르몬인 코티솔호르몬을 비롯한 아드레날린호르몬 분비를 증가시켜 소화액의 분비를 저해한다. 이로써 소화가 안 된 음식이 장점막을 상하게 하여 장이 새게 된다.
- 니코틴도 아드레날린호르몬 분비를 증가시켜 소화액의 분비를 저해하며, 과로와 피로도 스트레스가 되어 소화를 방해한다.

자연치료법

음식

BAD	● 육식, 백미, 흰 밀가루, 단것, 가공식품 ● 알코올, 카페인, 청량음료, 단것 등은 염증을 더 가중시키고 소화를 방해하여 나쁜 박테리아가 더 성하게 된다. ● 과민성대장 환자의 ⅔가 음식 알레르기가 있으므로 알레르기를 일으키는 음식은 피해야 한다. ※ 알레르기를 가장 많이 일으키는 음식은 유제품(40~44%)과 밀(wheat), 호밀(rye), 보리(barley), 귀리(oat) 같은 곡물(40~60%) 등이다.
GOOD	● 야채, 과일, 현미, 통밀, 콩, 씨앗 종류, 견과류, 오메가-3오일이 많은 생선(연어, 대구, 고등어, 청어, 가자미 등) ● 야채와 과일의 수용성 섬유질은 장점막세포의 식량이 되어 장점막을 건실하게 해 준다. ● 섬유질은 좋은 소장균, 대장균이 잘 증식할 수 있게 해 주고 설사를 방지해 준다. 하루에 최소 3~5g씩 섭취한다.

자연치료제

26 소장균, 대장균(Probiotics)

대장을 정화하여 나쁜 균과 곰팡이를 없애고 과민한 대장벽을 자극으로부터 보호해 준다. 소장균, 대장균을 꾸준히 복용한다.

☞소장균, 대장균 부족증 p.274

박하오일(Peppermint oil)

박하오일은 장의 긴장을 풀어 주고 나쁜 박테리아와 칸디다곰팡이를 없애 준다. 4주 동안 복용하면 과민성대장으로 인한 복통을 현저하게 줄여 준다.

37 오메가-3오일(Omega-3 oil)

오메가-3오일은 장의 염증을 감소시켜 준다.

기타

운동은 스트레스호르몬인 코티솔호르몬을 감소시키고 엔도르핀을 증가시켜 스트레스를 풀어 준다. 하루 30분 이상 걷거나 요가, 명상, 복식호흡을 하는 것도 좋다.

● 관련 자연치료제

26 소장균, 대장균 37 오메가-3오일 박하오일

▲ 2권에서 위 번호를 찾아가면 각 자연치료제에 대한 자세한 내용을 볼 수 있습니다.

7 관절염 퇴행성 관절염; Arthritis, Osteoarthritis

퇴행성(골성) 관절염은 40~50대가 지나면서 관절의 연골이 손상되어 나타난다. 젊었을 때는 새로운 연골의 생산이 빨라 손상된 관절연골이 쉽게 복구되지만, 나이가 들면 연골의 생산능력이 감소하여 관절이 변형되며 붓고 아프다.

증상

퇴행성 관절염은 평소 가장 많이 사용하는 손과 체중을 받는 무릎, 골반, 척추에 주로 생긴다. 초기 증상은 아침에 손 관절이 뻣뻣해지는 것으로 시작되어 차차 관절을 쓰면 아프고, 쉬면 좋아진다. 허리가 아프고 날씨에 따라 통증이 더 심해지며 관절에서 소리가 나기도 한다. 손가락이 붓기도 하고 손가락 마디에 결절이 생겨 불룩 나오게 되며 나중에는 관절을 못 쓰게 된다.

▶ 그러나 류머티즘 관절염과 달리 관절이 벌겋고 열이 나지는 않는다.

엑스레이에는 관절 사이가 좁아지고 연골이 상하고 뼈에 돌기가 생긴 모습이 관찰된다. 척추에 관절염이 생기면 신경과 혈관이 눌려 그 부위에 통증이 있고 혈액순환이 잘 이루어지지 않는다.

원인

유전적 요인으로 연골 재생이 잘 안 되는 사람도 있으나, 대개는 관절을 오래 써서 손상, 마모되고 나이로 인해 연골 재생이 느려진 때문이다. 45세 이전에는 남성에게 훨씬 많으나 45세가 지나면 여성이 더 많아진다. 아직 완전히 밝혀지지는 않았으나 우울, 불안, 초조 등 정신적 스트레스도 관절염을 악화시키는 것으로 알려졌다.

- 여성이 45세가 지나면서 관절염에 많이 걸리는 이유는, 배란이 되지 않아 황체호르몬이 없고 여성호르몬이 과다하기 때문이다. 간 기능이 나빠도 여성호르몬 과잉이 되고 피임약, 여성호르몬 처방약도 관절염을 악화시킨다. 갑상선 기능이 저하되어도 관절연골 재생을 비롯하여 전신기능이 저하된다. 폐경이 되어 여성호르몬이 감소해도 염증을 일으키는 물질(interleukin−6)의 생산이 증가하여 폐경 후 관절염이 더 악화되기도 한다. ☞폐경기 p.474
- 장내 나쁜 균이 번성하면 그 독소가 흡수되어 혈액을 타고 관절에 와서 연골의 재생이 잘 안 되고 관절염이 된다.

> ▶ 주의사항: 아스피린(Aspirin, Bufferin), 이부프로펜(Ibuprofen; Advil, Motrin, Nuprin) 등 모든 항염해열진통제들은 통증을 느끼는 감각을 차단하여 통증을 막아 주나, 위궤양을 일으키는 부작용이 있다. 그로 인해 연골의 손상을 가속화하고 재생을 억제하여 관절을 더욱 손상시키므로 가능한 한 복용하지 않는 것이 좋다.

● 체중이 많이 나가면 무릎, 골반, 발목관절 등이 쉽게 상할 수 있고 무용가, 운동선수 등 관절을 많이 쓰는 사람도 관절염에 걸리기 쉽다. 또 관절 부위의 뼈가 부러지거나 다쳐도 나중에 관절염으로 진행될 수 있다.

자연치료법

음식

BAD	● 우유, 커피, 알코올, 오렌지, 레몬주스, 설탕, 매운 음식 ● 육식의 지방, 백미, 흰 밀가루, 단것, 마가린 같은 인조기름(transfatty oil, hydrogenated oil), 가공식품 ※ 토마토, 감자, 피망, 고추, 가지: 유전적으로 관절염에 잘 걸리는 사람에게는 관절의 콜라겐 복구를 억제하고 염증이 생기게 한다. 이런 야채만 먹지 않아도 매우 호전되고 치유되는 사람이 있다.
GOOD	● 야채, 과일, 현미, 통밀, 콩, 씨앗 종류, 견과류, 오메가-3오일이 많은 생선(연어, 대구, 고등어, 청어, 가자미 등) ● 섬유질이 많은 야채, 과일은 항산화제가 많아 염증을 가라앉히는 작용이 있다. ● 하루에 1컵의 딸기과 열매를 먹으면 염증을 가라앉히고 콜라겐 조직을 건실하게 하는 데 매우 효과적이다.

딸기 종류는 혈관의 탄력을 좋게 하여 염증을 일으키는 물질이 관절로 유입되는 것을 방지하여 염증을 억제한다. 또 항산화작용이 강하여 유해활성산소에 의한 손상을 방지하며, 콜라겐을 분해하는 효소를 억제하고 콜라겐섬유를 강하게 해 준다.

▶ 딸기과 열매: 야생 블루베리(wild blueberry), 딸기, 크랜베리(cranberry), 야생 빌베리(wild bilberry), 엘더베리(elderberry), 라즈베리(raspberry) 등

내 임상 결과로는 퇴행성 관절염은 육식을 많이 하고 채식을 안 하는 사람, 몸에 독소가 많은 사람, 음식 알레르기가 주요 원인으로 작용한다. 그리고 비타민, 미네랄, 콜라겐 등 관절연골을 만드는 데 필요한 영양과 오메가-3오일의 부족에서 오는 경우가 많다. 육식을 하면 염증이 잘 생기고 오메가-3오일이 부족하면 염증이 더 심해지기 때문이다.

☞오메가오일이 뭐기에 p.544

자연치료제

퇴행성 관절염은 특히 자연치료법으로 잘 낫는다. 다음의 자연치료제를 꾸준히 복용하면서 식습관을 개선하면 큰 효과를 볼 수 있을 것이다.

3 강황(Curcuma longa, Turmeric)

강황은 코티손호르몬의 분비를 촉진시켜 염증을 가라앉힌다. 항염작용과 항산화작용이 뛰어나 급성염증에 코티손만큼이나 효과가 좋으며 독성이나 부작용이 없다. 400mg씩 하루 3번.

21 비타민 C(Vitamin C)

비타민 C는 비타민 E와 협동작용을 하여 연골을 보호한다. 또 연골을 말랑말랑하고 탄력 있게 해 주는 GAGs■를 강화시키고 콜라겐을 합성하여 연골을 생성시켜 준다.

■ GAGs (glycosaminoglycans) 수분을 흡수하여 연골을 말랑말랑한 쿠션같이 만들어 주는 단백질

23 비타민 E(Vitamin E)

비타민 E는 항산화제로 세포막을 건실하게 해 주는 작용이 있다. 관절연골의 손상을 방지해 주고 새로운 연골생성을 촉진한다. 하루 200~400IU씩 식후 복용.

16 브로멜레인(Bromelain)

혈액을 응고시키는 섬유소(fibrin)를 녹여 혈액순환이 잘되게 하고 염증을 가라앉히는 작용이 있다. 또 항원항체결합체를 분해하여 염증을 없애 주므로 관절염에 중요하게 쓰인다. 하루 1,000~2,000mg씩 식간공복에 복용한다.

4 글루코사민(Glucosamine)

나이가 들면 글루코사민 생산능력이 감소하여 연골이 감소하는 것이 관절염의 근본 원인이다. 연골은 GAGs와 콜라겐으로 되어 있으며, 콜라겐은 GAGs가 없으면 수분이 말라 쉽게 손상되어 염증을 일으키게 된다. 글루코사민은 연골세포의 GAGs 생산을 촉진하고 관절연골에 유황(sulfur)을 유입시킨다.

글루코사민은 꾸준히 오래 복용해야 효과를 볼 수 있으며, 적당한 용량은 하루 1,000~2,000mg이다. 단, 살이 찐 사람은 관절연골에 무리를 더 많이 주는 만큼 글루코사민 용량을 늘려야 한다. 또 이뇨제를 복용하는 사람도 소변으로 배출되는 것을 감안하여 용량을 올려야 한다.

▶ 위궤양이 있는 사람은 글루코사민을 식사와 함께 복용한다.

29 쌤이(SAMe)

SAMe가 결핍되면 관절연골의 말랑말랑한 탄력이 저하되어 관절의 충격을 완충시키는 기능이 떨어진다. 2만 1,524명을 대상으로 한 연구에서 SAMe는 연골의 합성을 증가시키고, 항염진통제와 마찬가지로 통증을 감소시키는 효과가 나타났다. 용량은 400mg씩 하루 3번이 적당하다.

44 케르세틴(Quercetin)

강력한 항산화제이자 내추럴 항히스타민제로서 히스타민의 생성과 분비를 억제하며 항염작용을 한다.

콘드로이틴(Chondroitin sulfate)

관절을 윤활하게 하는 하이아루론산(hyaluronic acid)의 생성을 증가시키고 연골에 탄력을 주는 GAGs를 생성시켜 관절염에 효과적이다. 콘드로이틴은 각막, 피부, 혈관, 심장판막에도 있으며 탄력을 준다. 키토산과 함께 복용하면 흡수를 저해하므로 따로 복용하여야 한다. 하루 용량은 1,200mg.

MSM(Methylsulfonylmethane)

글루코사민과 콘드로이틴을 생산하여 관절염에 도움을 주는 천연 유황으로, 세포와 인대, 연골 등 결합 조직에 영양을 공급해 주고 항염증작용을 한다. 통증을 감소시키는 작용이 있어 퇴행성 관절염뿐 아니라 류머티즘 관절염, 섬유근통, 자가면역증인 루푸스(lupus), 경피증

(scleroderma) 등에도 쓰인다. 예방용으로는 1,000~2,000mg, 통증에는 3,000~8,000mg이 적당한데, 3,000에서 시작하여 통증이 완화될 때까지 서서히 늘려 가는 것이 좋다. 보통 3,000에서 5,000mg 사이에서 통증이 완화된다.

생강(Ginger)

강한 항산화작용을 하고 염증을 일으키는 프로스타글란딘의 생성을 억제하며, 혈액을 응고시키는 섬유소(fibrin)를 분해하여 혈액순환이 잘되게 하고 붓기를 가라앉힌다. 연구에 의하면 처방약이 듣지 않는 류머티즘도 통증, 붓기, 관절 뻣뻣한 것을 개선시켰다. 이런 연구는 대개 생강가루로 진행하지만 신선한 생강이 더 효과적이다. 하루에 2.5cm 두께 한 쪽씩 날것으로 먹거나 과일주스에 넣어 먹는다. 생강엑기스 가루는 100~200mg씩 하루 3번.

보스웰리아(Boswellia)

인도의 나무에서 나는 나무진으로, 수백 년 동안 류머티즘 관절염이나 퇴행성 관절염에 써 왔으며 부작용이 없다. 관절로 혈액순환이 잘되게 하고 염증을 가라앉히며 연골합성의 감소를 방지해 준다. 400mg씩 하루 3번.

기타

- 그 밖에 비타민 A, B_5, B_6, 아연(zinc), 구리(copper), 붕소(boron)가 필요

하므로 종합비타민은 기본으로 먹어야 한다. 종합관절염 자연치료제에는 대개 이러한 성분들이 함께 들어 있으므로 라벨을 잘 살펴 확인한다.

- 여성호르몬 과잉으로 인한 여성 관절염에는 식물성 여성호르몬이 들어 있는 블랙코호쉬(black cohosh)와 아마씨(flaxseed)의 리그난(lignan)이 도움이 된다. 식물성 여성호르몬이 인간 여성호르몬을 감소시키는 작용을 하기 때문이다. 식물성 여성호르몬은 아마씨에 가장 많고 마늘, 살구, 알팔파(alfalfa), 셀러리, 파슬리, 견과류, 사과 등에도 들어 있다. ☞2권 블랙코호쉬 p.86 ☞2권 아마씨 p.160

● 관련 자연치료제

3 강황	4 글루코사민	16 브로멜레인
21 비타민 C	23 비타민 E	29 쌤이
44 케르세틴	보스웰리아	생강
종합비타민	콘드로이틴	MSM

▲ 2권에서 위 번호를 찾아가면 각 자연치료제에 대한 자세한 내용을 볼 수 있습니다.

8 녹내장 Glaucoma

녹내장이란 안구의 액체가 빠지지 않아 안압이 높아지는 질병이다. 안압이 크게 높지 않아도 치료를 하지 않으면 시신경이 손상되어 시력을 잃는 원인이 된다. 급성 녹내장은 응급조치가 필요하며 12~48시간 안에 치료를 받지 않으면 2~5일 만에 시력을 잃게 된다.

증상

40세 이상에서는 2%, 70세 이상에서는 10%가량이 녹내장이 있으며, 증상을 모르고 지내는 경우가 25%가량 되므로, 60세가 넘으면 매년 안과검진을 받아야 한다.

- 정상 안압: 10~21mmHg
- 만성 녹내장 안압: 22~40mmHg
- 급성 녹내장 안압: 40mmHg 이상

급성 녹내장의 증상은 대개 한쪽 눈의 안압이 높아지면서 맥이 뛸 때마다 심한 통증이 있다. 초점이 안 맞고 동공이 확산되어 빛에 반응하지 않으며 매슥거림과 구토가 뒤따른다.

만성 녹내장은 처음에는 증상이 없다가 서서히 안압이 올라가고 천천히 시야의 가장자리가 부분적으로 보이지 않게 된다. 그리고 동굴 안에서 밖을 보는 것처럼 시야가 점점 좁아지고 한쪽 눈 코 쪽 부분의 초점이 안 맞게 된다. 더 진전되면 양쪽 눈의 많은 부분이 시력을 잃게 되고 안구가 딱딱해지며, 전등 빛 주변에 뿌옇게 무리(halo)가 서고 시력이 흐릿해진다. 또 두통이 생기고 밝은 데서 어두운 곳으로 들어가면 한참 동안 잘 보이지 않으며, 밤에는 더 보이지 않는다.

정상 시야

녹내장 시야

색소성망막염 시야

황반퇴화증 시야

백내장 시야

망막분리증 시야

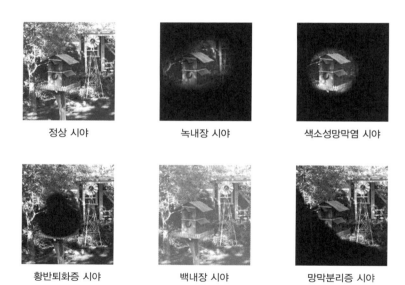

원인

- 안구를 제자리에 붙잡고 있던 인대들이 콜라겐 부족으로 약해져 안구가 밑으로 처지면 안구의 액체가 빠지는 구멍이 막혀 안압이 올라간다.
- 항염제로 자주 쓰이는 처방약 프레드니손(Prednisone) 같은 코티손약은 눈을 비롯하여 전신의 콜라겐 조직을 약하게 만들어 녹내장을 악화시킨다.
- 항히스타민제, 알레르기약, 신경안정제, 감기약 등을 자주 먹어도 안압이 높아진다.
- 혈당이 높으면 눈은 물론 전신의 콜라겐 조직을 약하게 만들어 녹내장을 악화시키며, 나이가 들어도 콜라겐 조직이 약해진다.

자연치료법

음식

BAD	● 알레르기가 있는 음식은 모두 찾아내 금해야 한다. 알레르기가 있는 음식을 먹으면 안압이 즉시 20mmHg까지 오르는 것으로 나타났다. ※ 만성 녹내장은 음식 알레르기만 제거해도 성공적으로 안압을 내릴 수 있다. ☞내 몸에 맞는 음식 찾는 법 p.47 ☞음식 알레르기 p.307

GOOD	● 신선한 야채, 과일을 많이 섭취하고 특히 비타민 C가 많은 귤 종류, 브로콜리, 토마토, 빨강 피망, 시금치와 딸기, 빌베리, 블루베리, 크랜베리, 라즈베리 등 딸기 종류를 충분히 먹는다. 이들은 비타민 C의 효과를 더욱 증강시키며 항산화작용이 매우 강하여 모세혈관과 콜라겐 조직을 탄력 있게 해 준다. ● 오메가-3오일이 많은 연어, 대구, 고등어, 청어, 가자미 등의 생선을 많이 먹어야 한다. 오메가-3오일은 혈압을 낮추는 작용과 같은 원리로 안압을 내리는 것으로 나타났다.

자연치료제

녹내장은 치료를 시작하면 더 악화되지 않고 6개월에서 1년 안에 서서히 좋아진다.

8 깅코(Ginkgo)

플라보노이드(flavonoid)가 많아 콜라겐 조직의 탄력을 증가시키고 모세혈관의 순환을 좋게 한다. 용량은 80~160mg씩 하루 2번.

10 마그네슘(Magnesium)

혈관을 이완시켜 주고 혈액순환을 좋게 하며 혈압을 내려 줄 뿐 아니라 녹내장약처럼 안압도 내려 준다. 한 연구에서 녹내장 환자에게 마그네슘을 4주간 복용시킨 결과, 안구의 혈액순환이 좋아지고 시야가 넓어졌다. 용량은 하루 200~600mg.

21 비타민 C(Vitamin C)

비타민 C가 충분하면 콜라겐 조직에 탄력이 생기고 안압이 내려간다.

하루 최소 2,000mg 이상을 몇 번에 나누어 복용한다.

24 빌베리(Bilberry)

열매를 검붉게 보이게 하는 항산화제 안토사이아니딘(anthocyanidin)과 플라보노이드가 풍부하여 콜라겐 조직의 탄력을 증가시키고, 모세혈관의 순환을 좋게 한다. 용량은 160mg씩 하루 2번.

47 크로미움(Chromium)

세포의 인슐린 반응도를 민감하게 해 주어 혈당을 세포 내로 집어넣는 작용을 한다. 당뇨 환자는 이런 작용이 잘 안 되어 혈관 안에 혈당이 높아지는 것이다. 고혈당(설탕)은 콜라겐 조직을 심하게 훼손하며 특히 모세혈관이 많은 안구와 신장을 상하게 한다. 당뇨 환자는 녹내장과 신장 합병증에 잘 걸리므로 근본적으로 당뇨를 치료해야 한다. 400명을 대상으로 한 연구에서 비타민 C나 크로미움이 부족하면 안압이 높아지는 것으로 나타났다. 용량은 하루 200~400mcg.

● 관련 자연치료제

8 깅코	10 마그네슘	21 비타민 C
24 빌베리	47 크로미움	

▲ 2권에서 위 번호를 찾아가면 각 자연치료제에 대한 자세한 내용을 볼 수 있습니다.

9 담석증 Cholelithiasis

담즙은 간에서 생산되어 담낭에 저장되며 기름기 있는 음식을 먹었을 때 소장으로 분비되어 지방을 소화하는 데 쓰인다. 담석은 담즙에 콜레스테롤이 많을 때 생기며, 담석이 생기기 시작하면 1년에 평균 2.6mm씩 커진다. 담석이 생긴 지 평균 8년이 되면 증상이 나타나기 시작한다.

증상

복부 오른쪽 위와 등의 견갑골(어깻죽지 뼈) 부위가 심하게 아프다. 매슥거리고 구토가 나며 기름진 음식을 먹으면 소화가 잘 안 되고 더부룩하며 트림이 난다. 담석이 담도를 막으면 담낭염이 되어 황달이 올 수 있다. 한편 담석(gallstone)이 있는 사람의 40%는 증상을 느끼지 못하며, 초음파 검사에서 담석이 발견된다.

원인

정제한 탄수화물(백미, 흰 밀가루 등)이나 육식 등 고지방 음식을 많이 먹으면 혈액에 콜레스테롤이 증가하여 담석이 생길 확률이 높아지며, 담도에

암이 생길 수도 있다. 설탕 등 단것을 즐기고 야채, 과일을 먹지 않아 섬유질이 부족하면 간에서 담즙산(bile acid) 생산이 감소한다. 그 결과 담낭에 담즙이 감소하고 콜레스테롤이 높아져 담석이 생기기 시작한다. 즉, 담석은 담낭에 콜레스테롤 농도가 높고 담즙이 농축되었을 때 생긴다.

- 여성이 남성보다 발병률이 2~4배나 높은 이유는 여성호르몬 때문이다. 여성호르몬이 담즙의 분비를 억제하여 담즙이 농축되기 때문이다. 특히 출산을 많이 한 여성, 피임약이나 여성호르몬 처방약을 먹는 여성, 비만한 여성일수록 더 심하다.

  ▶ 이런 여성들은 예방 차원에서 담즙의 분비를 촉진시키는 간장약을 복용할 것을 권한다.

- 비만하면 콜레스테롤을 높여 담석증에 잘 걸리게 되고, 갑자기 살을 빼도 담즙에 콜레스테롤 농도가 높아져 담석증에 걸릴 확률이 높아진다. 따라서 체중을 감량할 때는 서서히 하되 단식을 하지 말고 칼로리를 너무 많이 줄여도 안 된다.
- 음식을 소화할 때 분비된 담즙의 98%는 소장에서 다시 흡수되는데, 소장염(Crohn's disease)이 있으면 재흡수가 안 되어 담낭에 담즙이 감소되므로 담석이 생기게 된다.
- 콜레스테롤 처방약(Clofibrate, Gemfibrozil)은 담석 생성을 부추긴다. 이 약들은 혈중 콜레스테롤 수치는 낮추지만, 담즙의 콜레스테롤을 높여 담석을 키운다.
- 나이가 들면 담석이 생길 확률이 증가하며, 담낭염이 있는 사람의

95%는 담석이 생긴다.

- 동물실험에서 비타민 E와 C가 부족해도 담석이 생겼다. 또한 유제품, 치즈의 단백질(카제인casein)이 담석을 생기게 하는 것으로 나타났다.
- 음식 알레르기는 담낭에 통증을 유발한다. 한 연구 결과, 알레르기 음식을 먹지 않은 환자는 담낭에 통증이 전혀 없었으나, 알레르기 음식을 먹게 되면 통증이 생기는 것으로 나타났다. 알레르기 음식을 먹으면 담도가 붓고 막혀서 담즙이 나가지 못하기 때문이다.

  ▶ 담낭에 통증을 일으키는 알레르기 음식으로는 달걀(92.8%), 돼지고기(63.8%), 닭고기(34.8%), 우유(24.6%), 커피(21.7%) 등이 있다.

  알레르기 음식 찾는 방법은 ☞음식 알레르기 p.313 ☞내 몸에 맞는 음식 찾는 법 p.47

- 206명의 흰 피부를 가진 백인들을 대상으로 한 연구에서, 햇볕을 많이 쬐는 사람은 담석이 생길 확률이 2배로 높았다. 더욱이 평소 햇볕을 오래 쪼여 피부가 그은 사람은 25.6배나 담석 발생률이 높은 것으로 나타났다.
- 알코올성 간경화에서도 담석이 생긴다.

자연치료법

음식

많은 양의 올리브오일은 담낭을 수축시켜 담석이 담도를 막을 수 있다. 올리브오일의 올레인산(oleic acid)은 토끼 실험에서 담낭에 콜레스테롤을 증가시켜 담석이 생기게 하는 것으로 나타났다. 담석이 있는 사람은 올리브오일을 삼가는 것이 좋다.

BAD	● 본인에게 알레르기를 일으키는 음식을 찾아내 먹지 않아야 한다. ● 동물성 단백질, 기름진 음식, 튀긴 음식, 콜레스테롤이 높은 음식, 정제된 탄수화물, 단것, 커피(디카페인 포함) ● 올리브오일
GOOD	● 섬유질이 많은 야채, 과일, 통밀, 현미 등 가공하지 않은 곡식 ● 콩, 씨앗 종류, 견과류, 오메가-3오일이 많은 생선(연어, 대구, 고등어, 청어, 가자미 등) ● 물을 하루에 5~6컵 이상 마시고, 질 좋은 종합비타민을 복용한다.

자연치료제

21 비타민 C(Vitamin C)

비타민 C가 부족하면 담석이 생길 수 있으며, 하루 2,000mg을 복용하면 담석이 생길 확률이 감소한다. 하루에 500~1,000mg씩 3번.

23 비타민 E(Vitamin E)

비타민 E가 부족해도 담석이 생길 수 있다. 하루 200~400IU.

박하기름(Peppermint oil)

담석이 생기는 것도 여러 해가 걸리지만 담석을 녹이는 데도 오랜 시간이 필요하다. 박하기름은 담석을 녹이는 데 효과적이며 여러 해를 복용해도 부작용 없이 안전하다. ¼~⅓찻숟가락씩 하루 2~5번 충분한 양의 물에 타서 마신다.

▶ 대뇌를 흥분시켜 잠이 안 올 수 있기 때문에 저녁에는 복용하지 않는 것이 좋다. 또 심박동을 빠르게 할 수 있으므로 심장 질환이 있는 사람은 복용을 금한다.

51 포스파타이딜콜린(Phosphatidylcholine; Lecithin)

포스파타이딜콜린은 레시틴에 포함된 한 성분이다. 담즙에 레시틴이 증가하면 담즙 내 콜레스테롤이 녹아 담석이 예방된다. 1,000mg씩 하루 3번.

기타

그 밖에 실리마린(silymarin), 엉겅퀴(artichoke), 강황(curcumin), 민들레(dandelion) 등은 담즙의 분비를 촉진시키는 약초들로서 담석의 예방과 감소에 도움을 준다.

● 관련 자연치료제

21 비타민 C　　23 비타민 E　　51 포스파타이딜콜린

박하기름

▲ 2권에서 위 번호를 찾아가면 각 자연치료제에 대한 자세한 내용을 볼 수 있습니다.

10 당뇨 Diabetes Mellitus; DM

요즘 미국에서는 성인당뇨에 걸리는 나이가 점점 낮아져 30대 발병률이 가장 높다고 한다. 패스트푸드로 식사를 하고 단것을 과다 섭취하고 소파에 앉아 TV만 보고, 운동이라고는 운전대를 잡는 것이 전부인 생활습관 때문이다. 그래서 당뇨를 '현대 문명병'이라고 한다.

당뇨를 '현대 문둥병'이라고 부르기도 한다. 과일을 설탕에 오래 담가 두면 짓물러서 잼이 되는 것과 같이, 고혈당에 의해 혈관 조직이 소리 없이 짓물러 나중에는 발을 잘라 내야 하는 지경에 이르기 때문이다.

증상

소변을 자주 보고 목이 말라 물을 자주 마시며 기운이 없고 자꾸 먹으려 한다. 이러한 증상들은 그리 심각하게 느껴지지 않으므로 병원을 찾는 일이 드물다. 그 결과 당뇨 환자의 ⅓은 당뇨가 있는지도 모르고 지낸다. 더 진행되면 살이 찌고 고혈압, 고지혈증에 지방간, 비알코올성, 비바이러스성 간염이 생길 수 있으며 요산이 높아져 통풍으로 오인될 수도 있다. 외모가 비만해지고 목 뒤에 살이 붙어 솟아오르는 버펄로 험프

(buffalo hump)가 생기는 사람도 있다.

원인

당뇨는 췌장에서 인슐린■을 충분히 분비하지 못하는 I형 소아당뇨와, 인슐린은 있으나 세포가 인슐린을 받아들이는 반응도가 둔감해진 II형 성인당뇨가 있다. 두 가지 경우 모두 혈관 내에 혈당이 높고 세포 안으로 혈당이 잘 들어가지 못한다. 혈당은 바로바로 세포로 들어가 에너지로 소모되어야 하는데, 혈관 안에 늘 혈당이 높으면 혈관을 상하게 하여 발이 썩거나 심장마비, 중풍, 신장병, 실명, 백내장, 발기부전 등 심각한 합병증에 걸릴 확률이 높아진다. 혈당은 우리 몸에 꼭 필요하여 이것이 없으면 생명을 유지할 수 없으나 너무 많으면 이처럼 독이 되므로, 모든 것이 모자라거나 과하지 않고 균형을 이루도록 관리하는 것이 중요하다.

■ 인슐린은 췌장에서 분비되는 호르몬으로, 혈관 내의 혈당을 세포 내로 집어넣어 에너지를 낼 수 있게 만든다. 예를 들어 탄수화물을 먹어 소화가 되면 혈당이 된 후 소장에서 흡수되어 혈액에 혈당이 높아진다. 이때 인슐린의 작용으로 이 혈당들이 세포 안으로 들어가 에너지를 생산하게 되는 것이다.

I형 소아당뇨: 인슐린을 필요한 만큼 분비하지 못하기 때문에 '인슐린 의존성 당뇨'라고 한다. 췌장에 인슐린을 분비하는 베타세포가 파괴되어 평생 인슐린 주사를 맞아야 한다. 당뇨의 10%가 이 유형에 속하는데, 주로 어린이가 걸리고 12세 때 가장 많이 발병한다.

II형 성인당뇨: 세포가 인슐린에 대한 반응도가 둔감해진 것으로, 췌장에서 인슐린이 분비되기 때문에 '인슐린 비의존성 당뇨'라고 한다. 주로 나이가 많은 연령층에서 나타나 '성인당뇨'라고 부르지만, 요즘은 비만으로 인한 젊은 층과 어린이 발병이 늘고 있어 그 의미가 무색해지고 있다. 당뇨의 90%가 이 유형에 속하며, 이 중 90%가 살찐 사람으로 식생활과 라이프 스타일이 큰 영향을 미친다는 것을 보여준다.

- 소아당뇨의 정확한 원인은 아직 밝혀지지 않았으나, 최근 학설은 유전적으로 췌장의 인슐린을 분비하는 베타세포가 손상 받기 쉽고, 새로운 베타세포를 생성하는 기능에 결함이 있기 때문으로 보고 있다. 또한 소아당뇨 환자의 75%는 베타세포에 대한 항체가 있어 면역이 췌장의 베타세포를 공격하여 파괴시키는 자가면역증이라는 보고도 있다. 이하선염(볼거리), 간염, 엡스타인-바(Epstein-Barr) 바이러스, 풍진 바이러스 감염에 의해 베타세포가 손상 받아 형태가 변하면, 면역은 베타세포에 대한 항체를 만들어 베타세포를 파괴한다는 것이다. 또 유해활성산소(free radicals), 화학성분, 음식 알레르기 등도 원인으로 작용할 가능성이 높다.
- 임신 중 과식을 하면 아이가 나중에 당뇨가 될 확률이 높아진다. 베를린에서 실시한 연구에 의하면, 2차 대전 당시 못 먹던 시절(1941년에서 1948년 사이)에 태어난 사람들의 당뇨 발생 비율이 50%나 적은 것으로 나타났다.
- 유아기에 우유를 먹이면 자가면역증을 유발시킨다. 소아당뇨 환자

의 대부분이 생후 4개월 이전에 우유나 음식을 먹이기 시작한 경우가 많다. 산모가 우유를 먹어도 모유를 통해 우유단백질이 아기에게 전달된다. 따라서 소아당뇨 내력이 있으면 아기에게 모유를 먹이는 동안 산모도 우유를 먹지 말고, 아이에게도 1.5~2세가 될 때까지 우유를 먹이지 않는 게 좋다. 소아당뇨 내력이 없는 아이도 1살까지는 우유를 먹이지 말아야 소아당뇨를 예방할 수 있다.

☞우유, 먹을까 말까 p.556

- 성인당뇨는 잘못된 식생활과 생활습관, 영양소 부족에서 온다고 해도 과언이 아니다. 성인당뇨도 유전성이 있으나 식생활과 라이프스타일이 좋으면 평생 걸리지 않는다. 흰빵, 탄수화물, 육식을 주로 먹고 채소와 섬유질 섭취가 적은 서구식 식단이 당뇨와 비만을 일으키는 주범이다. 육식을 많이 하면 동물지방의 불포화지방산이 세포막에 침착되어 세포가 인슐린에 둔감해진다(Insulin Resistance Syndrome; IRS). 이렇게 세포의 인슐린 반응도가 떨어지게 되면 췌장은 더 많은 인슐린을 생산해야 하고, 이것이 오래되면 췌장이 지쳐 인슐린 생산능력이 떨어지므로 당뇨로 발전한다.

  ▶ 좀 더 이해하기 쉽게 설명하면, 세포막에 인슐린이 들어가는 문의 열쇠 구멍이 지방으로 막혀 있다고 보면 된다. 그래서 인슐린이 열쇠를 열지 못해 혈당을 세포 안으로 밀어넣지 못하는 것이다. 혈당은 인슐린이 문을 열어 주어야 세포 안으로 들어갈 수 있고, 혈당이 세포 내로 들어가야 혈액 내의 혈당 수치가 떨어진다. 세포는 혈당을 사용하여 에너지를 생산한다.

- 혈당은 당뇨병이 아니더라도 췌장염이 있거나 코티손같이 혈당을 올리는 약의 복용에 의해 올라가며, 영양 결핍으로 올라가는 경우도 있다. 실제로 혈당이 높아 당뇨병인 줄 알았는데 당뇨가 아닌 사람도 많다. 이 경우 종합비타민과 크로미움(chromium), 바나디움(vanadium), 마그네슘(magnesium), 비타민 E만 복용해도 공복혈당이 120에서 85로 내려가는 것을 볼 때, 혈당을 대사시키는 비타민, 미네랄이 부족해도 혈당이 올라간다는 것을 알 수 있다.
- 흰밥, 흰 밀가루, 과자, 설탕, 탄수화물 등을 많이 먹으면 혈당이 갑자기 크게 올라가 인슐린이 과다 분비된다. 그리고 혈액 내의 혈당을 세포 내로 갑자기 몰아넣기 때문에 혈당이 너무 떨어져 저혈당이 된다. 혈액 내 혈당이 너무 떨어지면 부신피질에서 혈당을 증가시키는 아드레날린(adrenaline)호르몬을 분비해야 하고, 결국 부신피질도 지쳐서 호르몬 분비가 감소하게 된다. 이처럼 혈당의 폭등이 자주 반복되어 혈액에 인슐린이 과잉 분비되는 일이 자주 반복되면, 세포는 인슐린에 대한 반응도가 떨어진다. 그 결과 췌장은 갈수록 더 많은 인슐린을 분비하다가 지쳐서 인슐린 분비가 줄어들고 당뇨로 발전한다.
- 당뇨 환자는 콜레스테롤도 높은 경우가 많다. 콜레스테롤 역시 세포막에 침착되어 열쇠 구멍을 막히게 하므로 당뇨 치료를 위해서는 콜레스테롤도 함께 낮춰야 한다.
- 비만하면 지방(콜레스테롤)이 세포막에 침착되어 세포의 인슐린 반응도가 둔감해진다. 그러면 혈중 인슐린이 높아지고, 인슐린이 높아지

면 지방분해를 저해하여 더욱 비만해지는 악순환이 계속된다. 따라서 살을 빼고 운동■을 하고 동물성 지방을 먹지 않으면 당뇨의 모든 증상이 개선되고 고쳐질 수도 있다.

■ 운동으로 단련된 근육세포는 인슐린을 필요로 하지 않으며, 운동을 안 하면 더 많은 인슐린을 생산해 내야 한다.

- 피임약, 이뇨제(Thiazide), 코티손약 등은 당뇨를 일으킬 확률을 높인다.
- 흡연도 세포의 인슐린 반응도를 떨어뜨린다.
- 불에 구운 고기와 훈제고기(smoked meat)의 N-nitroso라는 성분은 실험동물을 당뇨에 걸리게 할 때 쓰는 물질(streptozotocin)과 화학구조와 기능이 거의 같다. 따라서 불에 구운 고기와 훈제고기는 당뇨의 원인이 된다.
- 세포의 인슐린 반응도가 오랫동안 둔감해져 혈당이 올라가면 나중에 골다공증이나 암에 잘 걸리는 체질이 될 수 있으며, 남보다 빨리 늙게 된다. 세포의 인슐린 반응도가 둔감해져 혈중 인슐린이 높으면 더욱 비만해지며 고혈압, 고지혈증, 죽상동맥경화가 나타난다. 특히 여성은 비만으로 인한 여성호르몬(에스트로겐) 과다로 인해 자궁암, 자궁경부암, 유방암, 난소암, 다난포난소증후군■■ 등에 걸리기 쉽다.

■■ **다난포난소증후군**
여성호르몬이 과다하여 여러 개의 난포를 자극하기 때문에 난포가 여러 개 증식하지만, 하나도 제대로 성숙되지 못하여 배란이 이루어지지 않는 것이다. 월경은 없는데 가끔 불규칙한 자궁출혈이 있고, 살이 찌거나 여드름과 수염이 나기도 한다.

음식

BAD	● 설탕 등 단것이 많은 것: 케이크, 과자, 캔디, 아이스크림, 꿀, 자당(sucrose), 과당(fructose), 맥아당(maltose), 우선당(dextrose), 포도당(glucose), 당밀(molasses), 옥수수당밀(corn syrup), 단풍당밀(maple syrup), 소르비톨(sorbitol), 다우선당(polydextrose), 맥아우선당(maltodextrin) ● 설탕과 화학성분이 들어 있는 것: 바비큐소스, 생선소스, 케첩 ● 탄수화물을 적게 먹고, 정제 가공된 탄수화물은 금해야 한다. ※ 정제 가공된 탄수화물: 흰 밀가루, 백미, 흰빵, 국수, 팬케이크, 파스타, 파이, 피자(밀가루 부분), 스파게티, 머핀, 햄버거 빵, 콘칩, 감자칩 등
GOOD	● 현미도 탄수화물이므로 많이 먹어서는 안 된다. 현미는 조금 넣고 보리와 콩을 많이 넣은 잡곡밥이 좋다. ● 혈당을 천천히 올리는 음식: 생선 · 달걀 · 콩 등 단백질, 정제되지 않은 탄수화물, 좋은 오일, 야채의 섬유질 ● 비타민 C가 많은 음식

성인당뇨는 식생활만 제대로 해도 조절이 되고, 체중이 정상이 되면 혈당도 정상이 된다. 단당류인 흰쌀밥, 국수, 사탕, 과자 등 단것과 포화지방산인 육식을 피하고 잡곡밥과 콩, 생선 등 단백질을 충분히 섭취해야 한다. 이와 함께 필수지방산인 오메가-3오일, 혈당 대사를 촉진시키는 비타민, 미네랄을 먹으면서 매일 20~30분 정도를 걸으면 대개 정상 혈당으로 돌아온다.

- 흰밥, 흰 밀가루 같은 탄수화물만 먹는 일은 절대로 없어야 한다. 탄수화물만 먹으면 갑자기 혈당을 높여 당뇨의 원인이 되기 때문이다.
- 비타민 C가 많은 음식은 플라보노이드(flavonoid)가 많아 인슐린 분비

를 촉진한다.

> ▶ 비타민 C가 많은 음식: 브로콜리, 고추, 피망, 감자, 방울다다기양배추(Brussels sprout), 오렌지, 레몬 등 귤 종류

- 생선, 달걀, 콩 같은 단백질과 정제되지 않은 탄수화물, 좋은 오일(오메가-3, 올리브오일, 코코넛오일), 야채의 섬유질이 균형을 이룬 식단은 영양도 고를 뿐 아니라 혈당을 천천히 올리므로 인슐린이 대량 분비되지 않아 당뇨 치료에 근본이 된다.

각 식품군별 권장사항

탄수화물

- 질이 좋은 종합비타민
- 가공하지 않은 유기농 농산물
- 달지 않은 과일, 야채, 정제하지 않은 곡식, 콩, 견과류

단백질

- 항생제나 호르몬을 먹이지 않고 자연의 풀을 먹은 유기농 육류(지방제거 후 소량만 섭취)
- 오메가-3오일(DHA) 사료로 키운 닭이 낳은 달걀
- 오메가-3오일이 풍부한 생선(일주일에 최소 3번): 연어, 대구, 고등어, 청어, 가자미 등
- 단백질이면서 탄수화물도 있는 것: 견과류, 씨앗 종류

야채

- 피망, 브로콜리, 양배추 등 전분이 없는 야채를 섭취한다.
- 과일은 전분이 없고 살아 있는 비타민과 미네랄, 섬유질이 많다. 섬유질은 소화를 천천히 되게 하여 혈당이 급히 오르는 것을 지연시켜 주고, 장의 움직임을 좋게 하여 배변에도 좋다.

  ▶ 전분 없는 야채: 아스파라거스, 피망, 브로콜리, 양배추, 당근, 콜리플라워, 셀러리, 오이, 가지, 녹색 콩, 케일, 상추, 버섯, 양파, 파슬리, 무, 시금치, 호박, 토마토

지방

- 오메가-3오일이나 올리브오일, 코코넛오일 등 좋은 기름만 섭취한다.
- 열을 가하여 가공해 만든 오일이나 인조기름(transfatty acid)은 구조가 변경되어 몸에서 정상적으로 대사가 이루어지지 않으므로 해롭다. 조리 시 고열을 가한 기름과 기름에 튀긴 음식도 산화되어 몸에 해를 끼친다.
- 기름을 살 때는 열을 가하지 않고 눌러 짠 기름이나 유기농 기름을 고른다. ☞트랜스지방과 올리브오일 p.569

  ▶ 모든 기름은 냉장고에 보관해야 산화를 방지할 수 있다.

혈당 기준치 GI

흰빵■을 100으로 하여 비교할 때 혈당을 올리는 수치, 음식기준을

GI(glycemic index)라고 한다. 대체로 단백질과 지방, 전분이 없는 채소는 혈당을 빨리 올리지 않고 백미, 흰 밀가루로 만든 음식과 과자 등 탄수화물은 혈당을 빨리 올려 GI가 높다. 이러한 음식과 간식을 즐겨 먹으면 인슐린이 자주 높아져 인슐린 민감도가 떨어지고 살이 찌게 되며 당뇨로 발전하게 된다.

■ 과거에는 포도당(glucose)을 100으로 하였으나 현대에는 흰빵을 100으로 한다.

▶ 어떤 음식이 혈당을 높이는지를 조사하려면, 혈당측정기를 집에 구비해 놓고 식전과 식후 1시간, 잠자기 전에 혈당을 잰다. 그리고 어떤 음식을 먹었고 혈당이 얼마인지를 기록하다 보면 어떤 음식을 피해야 하는지 알 수 있다.

혈당을 빨리 올리는 음식군

※ 왼쪽 숫자: GI 수치

152	맥아당(maltose) 1숟가락	99	콘칩
138	포도당(glucose/dextrose)	97	자당(sucrose)
127	게토레이(스포츠 드링크)	97	환타(청량음료)
111	흰떡	96	팬케이크
108	도넛	94	파인애플
107	시리얼	93	주황색 멜론(cantelope)
107	노랗고 둥근 호박(pumpkin)	91	건포도
107	프렌치프라이	89	카레
103	팝콘	87	아이스크림
103	수박	87	말린 무화과
101	좁쌀	86	피자 치즈
100	흰빵	86	옥수수(sweet)

혈당을 덜 빨리 올리는 음식군

※ 왼쪽 숫자: GI 수치

83	호밀빵	73	망고
81	살구	71	말린 데이트
81	감자칩	68	자몽주스
81	현미	67	당근
81	꿀 1숟가락	66	청포도
80	삶은 감자	63	고구마
80	파파야	60	오트밀
77	메밀	60	오렌지
76	통밀빵	60	복숭아
76	키위	56	알록달록한 강낭콩(pinto bean)
76	콜라	56	자두
76	오렌지주스	54	사과
74	바나나	54	서양 배
73	딸기잼	54	토마토

혈당을 천천히 올리는 음식군

※ 왼쪽 숫자: GI 수치

45	저지방 우유	36	자몽
45	리마콩	33	편두(kidney bean)
45	완두콩	31	캐슈너트
44	저지방 요구르트	31	체리
42	검정콩	27	과당(fructose)
36	보리	15	땅콩

혈당이 거의 없는 음식군 (※ GI가 0~5정도로 매우 낮음)

양배추	콜리플라워	참치	돼지고기
브로콜리	브라질너트	생선	닭고기
아보카도	아몬드, 호두	달걀	
긴 호박(squash)	피칸, 마카다미아	새우, 게, 랍스터	
셀러리	치즈	쇠고기	

자연치료제

식단 조절, 운동, 살 빼기가 당뇨에 가장 좋은 자연치료법이다. 하지만 먹을 것은 다 먹고 운동은 안 하면서 약 한 알로 치료되기를 바라는 사람이 많다는 것이 문제다. 당뇨는 잘못된 식습관과 너무 먹어서 생긴 병이므로, 이런 원인을 고치지 않고는 치료가 불가능하다.

8 깅코(Ginkgo)

깅코는 손, 발끝까지 말초혈액순환을 좋게 하므로 당뇨의 말초신경 장애에 효과적이다. 하루 120~360mg.

1 달맞이꽃종자유(Evening primrose oil), 감마리놀렌산(GLA)

당뇨 환자는 필수지방산 대사가 원활하지 못하므로 감마리놀렌산(gamma-linolenic acid; GLA)이 많은 달맞이꽃종자유가 필요하다. 감마리놀렌산은 당뇨 환자의 말초신경 이상을 현저히 막아 준다. 하루 500mg.

10 마그네슘(Magnesium)

마그네슘은 혈당 대사에 깊이 참여한다. 당뇨 환자의 25~38%는 마그네슘 부족증이 있으며, 8명의 Ⅱ형 성인당뇨 노인 환자들에게 하루 2,000mg의 마그네슘을 복용시킨 결과, 눈에 띄게 인슐린 작용이 개선되어 혈당이 감소하였다. 또 다른 연구에서는 하루 100mg의 소량에서도 어느 정도 효과를 보는 것으로 나타났다. 바나디움(vanadium)도 혈당을 내리는 미네랄이다.

▶ 마그네슘은 채소, 콩 종류, 씨앗 종류, 견과류, 정제하지 않은 곡물 등에 많이 들어 있다.

20 비타민 B_{12}(Vitamin B_{12})

당뇨 환자는 비타민 B_{12} 대사가 정상적으로 이루어지지 않아 비타민 B_{12}가 부족하다. 비타민 B_{12}가 결핍되면 발이 따끔거리거나 타는 듯하고 개미가 기어 다니는 느낌이나 감각이 없어지는 등 신경 질환 증상이 나타난다.

21 비타민 C(Vitamin C)

인슐린은 비타민 C를 세포 내로 들여보내는 것을 용이하게 하는데, 당뇨 환자는 인슐린이 적으므로 세포 내에 비타민 C가 부족한 경우가 많다. 당뇨 환자에게 비타민 C가 부족하면 모세혈관이 약해져 멍이 잘 들고 상처가 잘 아물지 않는다. 또 혈관이 잘 막히고 콜레스테롤이 높아지며 면역이 저하된다. 비타민 C를 하루 최소 2,000mg씩 먹으면 모세혈관을 건강하게 하여 당뇨성 망막증도 개선된다.

23 비타민 E(Vitamin E)

비타민 E는 세포막을 건실하게 해 주므로 인슐린이 혈당을 세포 내로 잘 집어넣을 수 있게 도와준다. 정상인이 비타민 E가 부족하면, 비타민 E가 부족하지 않은 사람보다 당뇨에 걸릴 수 있는 확률이 3.9배나 된다. 실제로 성인당뇨 환자에게 비타민 E를 하루 800~1,200IU 복용시켰더니 현저하게 인슐린 민감도가 증가하고 혈당이 감소한 것으로 나타났다. 하루 200~400IU를 식사와 함께 복용한다.

▶ 오메가-3오일도 이러한 작용이 있으므로 함께 복용하면 더욱 효과적이다.

24 빌베리(Bilberry)

당뇨로 인한 망막증이 있으면 빌베리가 효과적이다. 빌베리는 강한 항산화제이며 세포 내에 비타민 C의 함량을 높여 모세혈관(특히 눈)을 탄력 있게 해 줌으로써 출혈을 막아 주고 멍이 잘 드는 것을 방지해 준다. 용량은 160mg 1캡슐을 하루 2번 복용한다. 증상이 심하면 하루 3번 복용.

47 크로미움(Chromium)

세포의 인슐린 반응도를 높여 주어 공복혈당치를 낮춰 주고 인슐린 수치를 감소시킨다. 또 콜레스테롤과 중성지방을 낮추고 좋은 콜레스테롤은 높여 준다. 크로미움은 정제된 흰 밀가루, 백미와 당분을 먹으면 감소하고, 운동을 안 해도 감소한다. 크로미움은 혈당 대사에 매우 중요한데 서구식 식단에는 크로미움이 많이 결핍되어 있다. 용량은 하루 200~400mcg. 크로미움은 대개 종합당뇨치료제에 포함되어 있으므로 라벨을 잘 살펴보기 바란다.

34 아연(Zinc)

아연은 인슐린의 대사, 합성, 분비작용에 모두 참여하며, 췌장의 베타세포를 보호해 주고 인슐린을 증가시키며, 당뇨 환자의 상처 회복을 촉진시킨다. 용량은 흡수가 잘되는 징크 피콜리네이트(zinc picolinate)로 하루 30mg. 아연은 구리(copper)와 비례가 맞아야 하므로 구리 2mg과 함께 복용한다.

37 오메가-3오일(Omega-3 oil)

세포막을 말랑거리게 하여 영양소와 산소가 잘 들어가게 한다. 또 노폐물이 잘 빠지게 하여 성인당뇨의 인슐린 반응도를 높여 주고 인슐린 분비를 촉진시킨다. 좋은 오일이 나쁜 오일을 없앤다는 원리로 오메가-3 오일은 인슐린이 세포 내로 잘 들어가게 하여 당뇨 개선에 매우 효과적이다.

비오틴(Biotin)

당뇨 환자는 글루코키나제(glucokinase)의 수치가 매우 낮다. 인슐린민감도를 높여 주고 혈당 대사를 촉진시키는 글루코키나제의 작용을 증가시켜 혈당을 낮춰 준다.

짐네마(Gymnema)

인도에서 2000년 넘게 당뇨에 사용되어 온 인도 약초이다. '혈당 파괴자(Sugar destroyer)'라는 별명이 말해 주듯이 혈당을 내리는 대표적인 약초이다. 아울러 단것을 먹고 싶어 하는 욕구도 감소시켜 준다. 이 약초는 동물실험에서 인슐린 분비와 세포로의 혈당 유입을 증가시키고 혈당을 활용하는 효소의 작용을 증진시키는 것으로 나타났다. 또 소장에서 혈당의 흡수를 지연시키는 것으로 추정된다.

한 연구에서 성인당뇨 환자 22명에게 하루 400mg을 18~20개월 복용시킨 결과, 췌장 세포의 기능을 향상시키고 인슐린의 분비가 증가하였다. 또 혈당 평균치가 현저하게 감소하여 22명 중 21명은 당뇨약의 용량을 줄이고 그중 5명은 당뇨약을 완전히 끊을 수 있었다.

■ **신드롬 X(Syndrome X)**
살이 찌고 콜레스테롤과 혈압이 높으며 심장병에 걸리기 쉽고 혈당이 높아 그대로 가면 곧 당뇨병으로 발전하기 쉬운 상태를 말한다.

짐네마는 혀에서 단맛을 느끼게 하는 작용을 감소시켜 단것을 덜 좋아하게 된다. 당뇨 환자에게 하루 400mg씩을 복용시킨 결과 콜레스테롤과 중성지방을 감소시키고 평활근을 이완시켜 혈압을 내리고 혈액순환을 좋게 하였다. 항산화작용도 비타민 E만큼 좋은 것으로 나타났으며, 감기 바이러스를 억제하고 간을 독소로부터 보호해 주는 작용도 한다.

짐네마는 신드롬 X■에도 좋으며 중년살을 빼는 데도 필요한 약초이다. 독성은 없으나 당뇨약을 먹는 사람은 혈당을 더욱 내려 주기 때문에 의사와 상의하여 당뇨약의 양을 줄여야 한다.

기타

- 운동은 소아당뇨, 성인당뇨 모두를 개선시키므로 반드시 필요하다. 운동을 하면 인슐린의 민감도를 증가시켜 인슐린이 덜 분비되고 혈당이 감소한다. 또 콜레스테롤과 중성지방은 내려가고 좋은 콜레스테롤은 증가한다. 동물실험에서 운동은 크로미움(chromium) 수치를

증가시키고, 소아당뇨 환자의 인슐린 수용체 수를 증가시키는 것으로 나타났다.

- 간혹 혈당이 약간 높은 경우, 혈당을 낮추는 미네랄들과 짐네마 같은 약초만 복용하고도 한 달 안에 혈당이 잡히는 사람들이 있다. 이런 사람은 당뇨가 아니라 혈당을 대사시키는 비타민, 미네랄이 부족했기 때문이다. 그러나 혈당이 높고 췌장세포 기능이 많이 저하된 당뇨 환자는 이렇게 영양소만 보충해서는 혈당이 정상화되지 않는다. 췌장의 기능을 향상시키는 당뇨 약초와 처방약을 병행하다가 췌장의 기능이 차차 좋아지면 처방약을 조금씩 줄여 나가야 한다. 운동을 하고 라이프 스타일을 바꿔야 하는 것은 기본이다.

관련 자연치료제

1 달맞이꽃종자유	8 깅코	10 마그네슘
20 비타민 B_{12}	21 비타민 C	23 비타민 E
24 빌베리	34 아연	37 오메가-3오일
47 크로미움	비오틴	짐네마

▲ 2권에서 위 번호를 찾아가면 각 자연치료제에 대한 자세한 내용을 볼 수 있습니다.

11 동맥경화 죽상동맥경화; Atherosclerosis

콜레스테롤, 지방, 적혈구, 혈소판 부스러기 등이 혈관벽에 붙어 동맥이 경화되는 질병이다. 혈압이 높아지고 신장에 손상을 주며 뇌혈관과 심장의 관상동맥 직경이 좁아져 혈액순환이 순조롭지 않고 모세혈관의 혈액순환이 감소한다.

증상

관상동맥의 직경이 점점 좁아져 심장근육으로 혈액이 잘 가지 못하면 가슴에 통증(협심통)이 온다. 관상동맥이 거의 막히면 협심통이 더 심해지고 나중에는 심장마비로 쓰러지게 된다. 뇌혈관이 점점 좁아지면 대뇌로 혈액순환이 잘되지 않아 머리가 띵하고 기억력이 없어지고 어지럽기도 하나, 평소에는 잘 모르고 지내기 일쑤다. 그러다 뇌혈관이 거의 막히면 가볍게 반신불수 증상이 왔다가 회복되는 등 중풍을 예고하기도

■ 우리 몸에는 지구 2바퀴 길이인 10만km가량의 혈관이 있으며, 크고 작은 혈관들 중 가는 혈관들이 훨씬 많다. 뇌로 가는 혈관이 막히면 중풍이 되고 심장으로 가는 혈관이 막히면 심장마비를 일으킨다. 이런 사람들의 혈액을 현미경으로 들여다보면 적혈구가 포도송이처럼 엉겨 있거나 도넛을 쌓아 놓은 것처럼 길게 붙어 있고 혈액이 끈적거려 순환이 잘 안 된다.

한다. 이 상태에서 그대로 방치하고 지내다 완전히 막히게 되면 중풍이 된다. 또 혈관벽에 붙은 것이 덩어리로 떨어져 나와 심장의 관상동맥을 막으면 갑자기 심장마비로 사망하고, 뇌혈관을 막으면 뇌색전 중풍이 되어 반신불수가 되는 것이다. ■

- 동맥경화가 되면 동맥의 직경이 좁아져 고혈압이 된다. 또 혈관의 탄력이 없어져 혈관이 딱딱해지므로 갑자기 혈압이 올라가면 혈관이 터지기 쉽다. 이렇게 혈관이 터지면 뇌출혈 중풍이 된다. 이 경우 뇌색전 중풍보다 더 심한 반신불수가 올 수 있고 사망률도 높다.
- 동맥에는 신경이 없어 말기가 될 때까지 증상을 느끼지 못하고, 동맥의 직경이 좁아져 혈압이 서서히 올라가면 중년부터 고혈압이 된다. 만약 다리 혈관이 동맥경화가 되어 좁아지면 혈액순환이 방해를 받아 다리에 쥐가 잘 난다. 칼슘, 마그네슘을 잘 복용하고 있는데도 쥐가 자주 난다면 이러한 경우를 생각해 봐야 한다.

원인

- 육식, 백미, 단것을 주로 먹고 야채, 과일을 먹지 않는 사람, 항산화제, 오메가-3오일이 부족한 사람, 마그네슘, 칼륨(포타슘)이 부족한 사람은 동맥경화가 진행되고 있다고 보아야 한다.
- 당뇨가 있고 비만하며 주로 앉아서 일하고 운동을 하지 않는 사람도 동맥경화가 되기 쉽다.

- 담배에는 4,000가지 이상의 화학물질이 있으며 이 중 50가지 이상이 발암물질로 구분된다. 이런 화학물질이 혈관에 손상을 주고 혈압을 높이며, 간에서 나쁜 콜레스테롤(LDL)을 얼마만큼 만들어야 하는지를 결정해 주는 피드백(feedback)에 손상을 주어 나쁜 콜레스테롤이 높아진다. 이로 인해 혈소판과 혈액이 응고되어 혈전이 생기면 심장마비나 중풍에 걸리기 쉽다. 어떤 독소는 (담배)연기에 더 많아 옆에 있는 사람까지 이러한 피해를 보게 된다. ☞담배, 알고 피워라 p.525
- 스트레스를 쉽게 받고 성격이 급한 사람, 지나치게 조바심이 많고 화를 잘 내는 사람, 진취적이고 경쟁심이 많으며 과로하는 사람 역시 나쁜 콜레스테롤이 높아져 동맥경화가 올 수 있다.

자연치료법

음식

BAD	● 육식, 버터, 마가린, 인조기름(trans fats), 백미, 흰 밀가루, 가공식품
GOOD	● 녹색야채, 과일, 현미, 통밀, 콩, 씨앗 종류, 견과류, 마늘 ● 오메가-3오일이 많은 생선(연어, 대구, 고등어, 청어, 가자미 등) ※ 이러한 식단은 동맥경화로 인한 심장마비와 중풍으로 인한 사망률을 60%나 감소시킨다.

마늘의 주성분인 알리신(allicin)은 혈액의 응고를 억제하여 혈액순환이 잘되게 하고 콜레스테롤을 낮추어 준다. 생마늘이 가장 효과가 좋고 하루 최소한 ½~1쪽은 먹어야 하는데, 독성과 부작용이 없으므로 많이

먹을수록 좋다. 마늘을 얇게 썰어 음식과 같이 조금씩 먹으면 매운 자극을 피할 수 있다. 마늘장아찌도 생마늘 다음으로 효과가 있으나 열을 가한 마늘은 거의 효과가 없다.

자연치료제

새해가 되면 건강관리를 잘해 보겠다는 결심으로 (자신의 혈관 상태는 생각하지 않고) 아침 일찍 산행을 나섰다가, 심장에 무리가 와 그 자리에서 사망하는 경우를 가끔 보게 된다. '건강관리' 하면 다들 '운동'을 먼저 생각하는데, 운동보다 '혈액관리'와 '혈관관리'가 더 중요하다는 것을 명심해야 한다.

23 비타민 E(Vitamin E)

비타민 E는 항산화제로서, 나쁜 콜레스테롤이 과산화되는 것을 줄여 주고 혈액의 응고를 억제한다. 그리고 좋은 콜레스테롤을 높여 주어 동맥경화에 매우 효과적이다. 하루 400~800IU.

> 건강관리를 위해 질이 좋은 종합비타민을 기본으로 복용해야 한다. 특히 비타민 C와 E, 셀레니움 3가지는 서로 항산화작용을 증진시키므로 같이 복용하는 것이 이상적이다.

21 비타민 C(Vitamin C)

비타민 C는 항산화제로 비타민 E와 협동작용을 하며, 비타민 E를 재활용하고 나쁜 콜레스테롤이 산화되는 것을 방지한다. 또 혈액의 응고를 억제하고 좋은 콜레스테롤을 높여 주며 혈관의 콜라겐을 강화하여 혈관 탄력을 좋게 한다. 하루 1,000~4,000mg.

36 엽산(Folate) **19 비타민 B_6**(Vitamin B_6) **20 비타민 B_{12}**(Vitamin B_{12})

엽산과 비타민 B_6, B_{12}가 부족하면 호모시스테인(homocysteine)이 쌓여 혈관벽을 상하고 콜라겐 합성이 방해를 받아 혈관이 탄력을 잃고 동맥경화가 된다. 호모시스테인은 혈액을 엉기게 하여 혈액순환을 저해하고 나쁜 콜레스테롤을 산화시켜 죽상동맥경화■를 일으킨다. 이로 인해 뇌 기능이 저하되고 기억력이 떨어지고 심장마비와 중풍이 발생한다.

■ **죽상동맥경화**(粥狀動脈硬化) 콜레스테롤, 지방 등 황색침착물이 죽처럼 동맥에 침착된 동맥경화.

50 포도씨 추출물(Grape seed extract)

포도씨 추출물은 혈관관리에 꼭 필요한 것 중 하나로 비타민 C, E보다 몇 배 강한 항산화작용을 하며, 혈관내막의 손상을 방지하고 혈관을 탄력 있게 해 준다. 콜레스테롤을 낮추어 혈관벽에 콜레스테롤이 끼는 것을 줄여 주고 혈전을 방지한다. 또 혈관이 수축하는 것을 억제하여 혈액순환을 좋게 한다. 하루 150~300mg.

10 마그네슘(Magnesium)

마그네슘은 관상동맥을 확장시켜 심장으로의 혈액순환은 물론 말초혈관까지도 순환이 잘되게 하여 심장의 부담을 덜어 주고 혈압을 내려 준다. 또한 혈액의 응고를 막아 주며 심장박동이 규칙적으로 뛰게 하여 부정맥을 예방해 준다. 마그네슘은 구연산(citrate)이나 능금산(malate)과 결합시킨 것이 더 흡수가 잘되고 유용하다. 하루 200~400mg씩 하루 3번.

▶ 육식과 유제품, 정제가공된 식품을 먹으면 마그네슘이 결핍된다. 반대로 마그네슘이 많은 음식은 콩 종류, 씨앗 종류, 견과류, 정제하지 않은 곡물, 녹색야채 등이다.

8 깅코(Ginkgo)

깅코는 대뇌로 혈액순환을 증가시키며 혈액을 맑게 하여 중풍을 예방해 준다. 또 대뇌 혈액순환과 알츠하이머병을 치료하는 처방약과 거의 비슷한 효과가 있다. 뇌출혈로 인한 중풍인 경우 출혈이 멎은 후 장기 복용하면 대뇌 혈액순환에 큰 도움을 준다. 80mg씩 하루 3번, 혹은 160mg씩 하루 2번.

개그(GAGs; Glycosaminoglycans)

개그는 혈관을 형성하는 중요한 성분으로 혈소판 응집을 억제하고 혈관의 탄력과 기능을 향상시킨다. 또 혈액순환을 좋게 하고 대뇌와 손발로도 순환이 잘 이루어지게 한다. 뇌출혈 중풍 후에는 최소 6개월간 개그를 복용하여 혈관을 탄력 있게 해 주는 것이 좋다.

● 관련 자연치료제

8 깅코	10 마그네슘	19 비타민 B_6
20 비타민 B_{12}	21 비타민 C	23 비타민 E
36 엽산	50 포도씨 추출물	개그

▲ 2권에서 위 번호를 찾아가면 각 자연치료제에 대한 자세한 내용을 볼 수 있습니다.

12 류머티즘 관절염 Rheumatoid Arthritis

백혈구가 자신의 관절 조직을 적으로 오인하여 항체를 생산, 공격함으로써 관절 조직을 파괴시키는 자가면역성 질병이다.

한두 해 전, 뉴욕에서 어떤 부인이 다급한 목소리로 전화를 했다. 남편이 한동안 감기에 걸린 것처럼 미열이 나고 기운이 없더니 손목관절이 뜨끈뜨끈하게 붓고 아파서 밤새 신음소리를 내며 잠들지 못한다는 것이다.

"병원에서 검사를 해 보니 류머티즘 관절염이래요. 그래서 의사가 처방해 준 프레드니손(Prednisone)이라는 염증약을 10mg씩 먹고 있는데, 이 약을 평생 먹어야 한다는 거예요. 선생님, 다른 치료방법이 없을까요?"(→ p.221에서 계속)

증상

류머티즘은 여자가 남자보다 3배나 더 잘 걸리며, 주로 36~50세 사이에 발병률이 높으나 어느 연령대에서도 걸릴 수 있다. 발병은 갑자기 생길 수도 있으나 대체로 천천히 진전되어 몇 주간 피곤하며 미열이 나고 기운이 없다. 또 입맛이 없고 체중이 감소하며 관절이 뻣뻣하고 은근히 아프다가 관절이 붓고 관절통이 심해진다. 대체로 양쪽이 대칭으로 같이 아프고 손, 손목, 팔꿈치, 어깨, 발, 발목, 무릎 등이 붓고 열이 나며 아프고 벌겋게 된다. 오래 진전되면 손가락, 손목, 발, 발가락이 구부러지고 형태가 뒤틀리게 되어 혼자서 생활하기가 어려워진다.

엑스레이(X-ray)를 찍어 보면 아픈 관절 주위의 뼈가 골다공증이 되고 관절이 변형되어 있다. 혈액검사에는 빈혈이 나타나고 적혈구침강률이 높아지며, 약 80%의 환자에게서 류머티즘 인자(rheumatoid factor; RF)가 발견된다.

원인

류머티즘은 유전성도 있지만 후천적 환경요인이 작용한다. 류머티즘 환자의 70%는 유전요소(HLA-DRw4)를 가지고 있으며, 부모가 류머티즘이 있을 때 자손이 류머티즘에 걸리는 확률이 4배나 높다. 그러나 일란성 쌍둥이라도 둘 다 류머티즘에 걸리는 일은 거의 없다. 만약 류머티즘이 순수하게 유전적인 병이라면 쌍둥이는 둘 다 류머티즘에 걸려야 한다. 하지만 그렇지 않다는 것을 볼 때 후천적인 환경요소가 작용한다는 것을 알 수 있다.

- 아스피린(Aspirin), 애드빌(Advil), 모트린(Motrin), 뉴프린(Nuprin) 등 모든 항염해열진통제 종류는 장벽을 상하게 하여 장벽을 더 새게 만든다. 뿐만 아니라 장벽을 보호해 주는 물질의 생산을 차단하여 위·십이지장궤양 등에 걸리게 한다.

  ▶ 류머티즘 환자들이 항염해열진통제를 오래 복용하면서 미국에서는 매년 2만 명이 궤양으로 입원하고 2,600명이 사망한다. 관절염에 주로 처방하는 스테로이드 프레드니손(Prednisone)호르몬은 위궤양, 부신기능 감퇴, 골다공증 등의 심각한 부작용을 초래한다.

- 소장, 대장에 나쁜 박테리아가 번성하면 탄수화물을 발효시켜 가스가 많이 생기고 더부룩하다. 또 단백질을 부패시켜 변이 나쁘고 장운동을 감퇴시키며 장벽을 새게 만든다. 이처럼 '장벽이 새는 증후군(leaky gut syndrome)'이 생기면 알레르기 음식이나 박테리아 같은 항원들이 점막이 뚫어진 장벽을 통과하여 혈액으로 흡수되며, 면역이 이를 포착하여 항체를 붙여 항원항체결합체(immune complex)를 만든다. 이 항원항체결합체가 관절에 침적되면 염증을 일으켜 관절염이 되고 관절 조직이 파괴된다.

  관절 조직이 파괴된 것을 청소하기 위해 면역은 다시 항체를 생산하는데, 이런 항체 생산이 자주 있거나 오래되면 면역은 관절 조직에 대해 항체를 생산해 공격하므로 결국은 자가면역증이 된다. 또 대장에서 들어온 어떤 나쁜 박테리아는 관절 조직과 거의 흡사하게 생겨 면역이 관절 조직을 박테리아로 오인하여 파괴함으로써 자가면역증이 된다.

- 대장염 환자들의 25%가 류머티즘에 걸린다. 또한 1993년 한 연구에 의하면 류머티즘이 심할수록 소장, 대장 내 나쁜 박테리아가 많은 것으로 나타났다. 그러므로 류머티즘 환자는 대장을 깨끗이 하는 것이 가장 중요하고, 자신에게 알레르기가 되는 음식을 피해야 한다.

☞내 몸에 맞는 음식 찾는 법 p.47 ☞음식 알레르기 p.307 ☞칸디다증 p.455

- 남성호르몬인 테스토스테론(testosterone)과 DHEA의 생산에 결함이 있는 것도 류머티즘 발생의 원인으로 추정되고 있다. 류머티즘 환자는 DHEA 수치가 정상인보다 낮다. ☞2권 DHEA p.314
- 심한 정신적 스트레스는 류머티즘을 갑자기 악화시킬 수 있으며, 스트레스가 오래되면 코티솔호르몬(부신피질에서 생산되는 염증을 가라앉히는 호르몬)을 소모시켜 염증이 더 악화된다.

자연치료법

음식

다음의 음식과 관련한 내용은 루푸스(전신홍반성낭창증; SLE), 다발성경화증(MS), 건선(psoriasis), 다발성근염(polymyositis), 경피증(scleroderna) 등 원인 불명의 자가면역 질병에도 모두 적용되며, 질병뿐 아니라 기본적인 건강관리에도 좋은 지침이 된다.

BAD	● 지방이 많은 육류, 유제품, 정제된 탄수화물(흰밥, 흰 밀가루, 옥수수), 밀가루 음식(빵, 도넛, 과자, 국수 등), 알코올 ● 인공조미료(monosodium glutamate; MSG), 인공색소, 인공첨가물, 방부제가 들어 있는 가공식품(man-made foods) ● 어떤 사람들에게는 토마토, 감자, 가지, 피망, 고추가 관절염을 악화시킨다. ■
GOOD	● 가공하지 않은 식품, 항산화제, 섬유질이 많은 야채, 과일 ● 플라본이 많은 앵두, 블루베리, 블랙베리 ● 유황이 많은 콩, 마늘, 양파, 브뤼셀양배추, 양배추 ● 오메가-3오일이 많은 생선

■ 이런 가지과 식물들이 유전적으로 관절의 콜라겐 복구를 억제하고 염증을 더 악화시키는 경우가 있다. 이럴 때는 이런 음식을 먹지 않는 것만으로도 관절염이 크게 호전된다.

● 서구식 식사는 변비를 일으키기 쉬워 나쁜 균들이 성하므로 류머티즘에 잘 걸리게 된다. 반면 저개발국가들의 소박한 식사(primitive diet)에는 야채와 과일에 섬유질이 많아 좋은 균들을 증식시키고 나쁜 균들을 감소시키므로 류머티즘을 개선시킨다. 최근 연구에 의하면 류머티즘 환자가 채식으로 식습관을 바꾸면 장내 균이 현저하게 좋아져 증상이 호전되는 것으로 나타났다.

● 육류와 유제품은 알레르기를 잘 일으키는 데다 염증을 일으키는 아라키돈산(arachidonic acid)이 들어 있으므로 멀리해야 한다.

☞건강식이 만병통치 p.38

● 관절염 환자는 통증과 염증을 감소시키는 유황(sulfur)이 부족하므로 유황이 많은 콩, 마늘, 양파, 브뤼셀양배추, 양배추를 많이 먹는 것이 좋다.

● 야채, 과일을 많이 먹는다. 특히 플라본(flavone)이 많은 앵두, 블루베

리, 블랙베리 등 베리 종류가 좋다. 플라본은 과일의 검붉은 색깔을 내는 성분으로, 염증을 가라앉히는 작용뿐만 아니라 관절의 콜라겐 연골 조직을 생성해 준다. 또 야채, 과일에는 비타민 C, 베타카로틴, 비타민 A, 비타민 E, 셀레니움(selenium), 아연(zinc) 등 항산화제가 매우 풍부하여 유해산소를 억제함으로써 염증을 가라앉힌다. 이런 항산화제가 적은 사람은 류머티즘에 걸릴 확률이 높은 것으로 나타났다.

- 오메가-3오일이 많은 대구, 고등어, 정어리, 청어, 연어 등은 염증을 가라앉히는 작용을 하므로, 일주일에 최소 2~3번 기름에 튀기지 말고 구워 먹는다. 시애틀에 거주하는 류머티즘 여성 324명과 정상 여성 1,245명을 대상으로 한 연구에서 생선을 기름에 튀기지 않고 구워 먹으면 류머티즘에 걸리거나 악화될 확률이 감소하는 것으로 나타났다.

  ▶ 뜨거운 기름은 산화되어 몸에 해로우므로 뭐든지 기름에 튀긴 음식은 먹지 말아야 한다. 튀기거나 끓이거나 굽는 것보다 조림을 해서 먹는 것이 더 좋다. 낮은 온도에서 조리되어 영양소 파괴가 적기 때문이다.

- 우리 몸의 면역체계는 소화가 덜 된 글루텐(gluten)을 적으로 오인해 공격하면서 염증을 일으키는 물질을 분비한다. 이로 인해 장벽이 상하게 되고 장내 독소가 몸속으로 더 잘 들어가게 된다. 따라서 글루텐이 있는 음식은 멀리해야 한다. 글루텐이 있는 음식은 밀(wheat), 호밀(rye), 보리(barley), 귀리(oat) 등이고, 쌀과 옥수수(corn)는 글루텐이 없다. 그러나 옥수수는 알레르기를 일으킬 수 있으므로 정제되지 않은

쌀(현미)이 제일 무난하다. 류머티즘 환자뿐 아니라 일반인도 빵(현미 100%로 만든 빵이 아니라면)은 멀리하고 현미밥을 먹는 것이 좋다.

류머티즘 증상을 악화시키는 음식 찾는 방법

1. 7~10일간 현미밥과 채식만 한다. 채소 중 알레르기가 있거나 체질에 안 맞는 것은 먹지 않는다.
2. 토마토, 감자, 가지, 피망, 고추를 금하고 과일주스도 마시지 않는다.
3. 3일에 1가지씩 새로운 음식을 추가해 먹어 본다.
4. 만약 관절 통증이 2~48시간 안에 심해지면, 그 음식을 7일간 금지했다가 다시 먹어 본다. 이때 또 관절에 통증이 심해지면 그 음식은 영원히 먹지 말아야 한다.
☞내 몸에 맞는 음식 찾는 법 p.47 ☞알레르기 음식 p.313

자연치료제

류머티즘 환자는 위산과 소화효소가 부족해 소화력이 떨어지는 사람이 많다. 소화가 잘 이루어지지 않으면 완전히 분해되지 않은 음식 조각이 장벽으로 흡수되고, 면역이 이를 적으로 오인해 관절에 염증이 생기게 된다. 따라서 류머티즘 환자는 위산이 들어 있는 소화효소를 복용하여 음식물을 완전히 소화시켜야 한다.

▶ 위산은 아스피린 같은 항염진통제나 코티손약(Prednisone)과 함께 먹으면 안 된다. 이러한 약은 위벽을 상하게 하여 위궤양에 걸리게 하는데다, 위산을 복용하면 이러한 확률을 높이므로 반드시 따로 복용해야 한다. ☞나는 위산 부족인가, 위산 과다인가? p.509

1 달맞이꽃종자유(Evening primrose oil), 감마리놀렌산(GLA)

류머티즘 환자에게 달맞이꽃종자유의 감마리놀렌산을 하루 1,400mg씩 복용시켰더니 통증이 있는 관절이 36%, 부은 관절이 28% 줄어들었다. 또한 많은 류머티즘 관절염 환자들이 달맞이꽃종자유와 오메가-3오일을 복용한 후 염증약이나 처방약을 줄이거나 복용할 필요가 없어졌다. 감마리놀렌산은 면역억제작용이 있어 류머티즘 관절염 등 여러 가지 자가면역 질환에 쓰인다.

21 비타민 C(Vitamin C)

류머티즘 환자에게 현저하게 부족한 비타민 C는 항산화제인 과산화물 제거제(Superoxide Dismutase; SOD)를 증가시키고 유해활성산소를 중화시켜 항염작용을 한다. 비타민 C는 브로콜리, 브뤼셀양배추, 양배추, 귤 종류, 딸기 종류 등에 많이 들어 있다. 그 밖에 각종 미네랄들이 필요하므로 질 좋은 종합비타민을 먹어 보충해야 한다.

22 비타민 D(Vitamin D)

비타민 D는 면역을 양면으로 조절해 주는 작용이 있어 면역을 증가시킬 뿐 아니라 필요에 따라 감소시킨다. 그 결과 자가면역증인 건선으로 인한 관절염에 효과가 있고, 동물실험에서 류머티즘 관절염 같은 자가면역 질병에도 효과가 증명됐다. 또 다른 연구에서는 비타민 D가 부족하면 자가면역 질환이 증가하는 것으로 나타나 이러한 결과를 뒷받침해 주고 있다.

25 셀레니움(Selenium) 23 비타민 E(Vitamin E)

류머티즘 환자는 셀레니움 수치가 낮은 경우가 많다. 비타민 E와 같이 복용하면 더욱 효과적이다. 셀레니움은 하루 200~400mcg, 비타민 E는 하루 400~800IU.

34 아연(Zinc)

류머티즘 관절염 환자는 아연이 부족한 경우가 많다. 아연은 T 임파세포의 자가면역 반응을 억제하므로 치료에 추가하는 것이 좋다.

58 DHEA

류머티즘 환자는 DHEA 수치가 정상인들보다 낮다. 류머티즘과 비슷한 자가면역증인 홍반성낭창증(SLE)에도 DHEA를 복용하면 효과가 있다.

16 브로멜레인(Bromelain)

류머티즘의 염증을 감소시키는 데 반드시 필요한 것으로, 혈액을 응고시키는 섬유소(fibrin)를 녹여 혈액순환이 잘되게 한다. 또 붓고 아프게 하는 키닌(kinins)의 생성을 억제하고 항원항체결합체를 분해하여 염증을 가라앉힌다.

37 오메가-3오일(Omega-3 oil)

항염증작용이 뛰어나다. 오메가-3오일의 EPA와 DHA를 하루 3g씩 3개월 이상 복용시켰더니, 류머티즘 관절염 환자의 관절 통증과 아침에 손이 뻣뻣한 증상들이 호전되었다. 또 항염진통제나 처방약의 용량을 줄이거나 중단할 수 있었다.

55 황체호르몬크림(Progesterone cream)

황체호르몬크림을 아픈 관절 부위에 바르면 통증이 감소하고 류머티즘 관절염이 개선된다. 황체호르몬이 코티솔호르몬의 원료가 되어 코티솔호르몬을 증가시키기 때문이다.

> ▶ 코티솔호르몬은 염증을 가라앉히고, 백혈구의 자가면역 공격을 차단한다.

생강(Ginger)

강한 항산화작용과 염증을 일으키는 프로스타글란딘의 생성을 억제하며, 섬유소(fibrin)를 분해하여 혈액순환이 잘되게 하고 붓기를 가라앉힌다. 연구에 의하면 처방약이 듣지 않는 류머티즘에도 통증과 붓기, 관절 뻣뻣한 증상을 크게 개선하였다. 이런 연구는 대개 생강가루를 사용하지만 신선한 생강이 더 효과적이다. 하루에 2~3cm짜리 한 쪽씩 날것으로 먹거나 과일주스에 짜서 먹는다. 인도에서는 매일 이 정도의 생강을 먹지만 부작용이 생긴 일이 없다. 생강 농축캡슐은 100~200mg씩 하루 3번.

모듀케어(Moducare)

림프세포 항체의 밸런스를 조절하여 자가면역증인 류머티즘 관절염의 항체비율을 낮춰 염증을 감소시킨다. 이렇게 항체의 비율을 맞춰 주는 것이 치료에 매우 중요하다.

56 흉선 추출물(Thymus extract)

많은 연구에 의하면 흉선 추출물은 T보조세포(T helper cell)와 T억제세포(T suppressor cell)의 비율을 조절하여 항체의 균형을 조절해 준다. 알레르기나 류머티즘처럼 비율이 높을 때에는 면역정상화작용을 위해 낮추어 줌으로써 염증을 가라앉힌다. 500mg씩 하루 3번.

3 강황(Curcuma longa; turmeric)

항염과 항산화작용이 뛰어나며 부작용이나 독성도 없다. 강황은 염증을 직접 가라앉히는 작용이 있고, 부신에서 코티솔호르몬 분비를 촉진시켜 염증을 가라앉히는 작용도 한다. 400mg씩 하루 3번.

2 감초(Licorice)

항염작용이 있고 부신피질의 작용을 증가시킨다. 항염작용을 하는 코티솔호르몬이 간에서 파괴되는 것을 억제하여 몸에 코티솔호르몬 함량을 높이므로 관절염 치료에도 쓰인다.

▶ 하루 100mg 이하일 때는 부작용이 거의 없으나, 400mg 이상일 때는 소변량이 줄고 부종이 생기며 혈압을 높인다. 이런 부작용을 없애려면 칼륨(포타슘)이 많은 음식을 먹고 소금은 적게 먹어야 한다.

☞칼륨이 많은 음식 p.148

▶ 감초는 혈압을 높이는 작용이 있으므로 안전을 위하여 고혈압 경력이 있는 환자나 신부전증, 이뇨제를 복용하는 환자, 심장약(Digitalis, Digoxin)을 먹는 환자는 복용하지 않는 게 좋다.

☞2권 감초 p.20 ☞2권 DGL p.310

12 버버린(Berberine), 자몽씨 추출물(Grapefruit seed extract)

버버린은 광범위한 항생제작용으로 박테리아, 원생동물(protozoa), 칸디다곰팡이를 죽여 대장을 청소해 주므로 변비뿐 아니라 관절의 염증을 줄이는 데도 매우 효과적이다. 더욱이 항생제와 달리 좋은 소장균, 대장균은 죽이지 않는다. 자몽씨 추출물도 광범위하게 박테리아, 곰팡이를 죽이는 작용이 있어 버버린과 함께 쓰면 효과를 더욱 증강시킨다. 이 두 가지로 장의 나쁜 균들을 없앤 다음 좋은 소장균, 대장균을 복용하여 나쁜 균들이 증식하지 못하게 해야 한다. L-글루타민(LGlutamine) 아미노산과 DGL, 플랜틴 바나나(plantain banana), 슬리퍼리엘름(slippery elm), 마시멜로 뿌리(marshmallow root) 같은 약초들은 장점막을 재생해 주어 알레르기 음식이나 박테리아 같은 항원들이 몸속으로 들어오는 것을 막아 준다.

사르사파릴라(Sarsaparilla smilax)

대장의 박테리아 독소에 붙어 독소를 밖으로 배출시킨다. 대장을 정화해 주므로 류머티즘 관절염에 효과적이다.

▶ 류머티즘 환자 중 변비나 대변이 좋지 않은 사람은 제일 먼저 대장부터 청소하고 장벽이 새지 않게 하여 대장에 독소가 들어오지 못하게 해

야 한다. 또 알레르기를 일으키는 음식을 철저히 금해야 한다.

기타

- 충분한 수면을 취하고 관절염이 있는 부위를 쓰지 말고 쉬어야 한다. 또한 분노, 울화, 고민 등 정신적 스트레스가 없어야 한다. 이러한 정신적인 스트레스도 발병의 큰 원인이 되기 때문이다.
- 류머티즘은 이처럼 근본적으로 라이프 스타일을 손봐야 하고, 그 위에 적절하고 총체적인 치료가 병행되어야 하므로 무엇보다 환자 자신과 가족들의 노력이 중요하다. 그리고 치료가 쉽지 않은 질병이므로 자연치료제들도 꾸준히 먹어야 한다. 이렇게 노력하면 몇 주 안에 증상이 호전되고 수개월에 걸쳐 점차 개선되다가 나중에는 증상이 거의 사라지게 된다.

서두에서 얘기했던 그 부인의 남편도 이러한 자연치료법으로 지금은 정상적인 생활을 하고 있다.

당시 나는 전화를 받자마자 류머티즘에 관한 자세한 정보와 치료 방법을 팩스로 보내 주었고, 종합비타민, 칼슘, 항산화제, 오메가오일, 달맞이꽃종자유 등과 함께 (변이 좋지 않다고 하여) 대장정화제를 권해 주었다. 그 후 부인은 남편에게 정성스럽게 약과 음식을 챙겨 주었고, 남편도 '밥공기로 ¼이나 되는 약'을 열심히 먹었다. 그러기를 여러 달, 드디어 손목관절에 달걀만 하게 딴딴하게 부었던 것이 완전히 가라앉고 통증도 많이 없어졌다고 하여, 처방약(프레드니손)을 차차 줄이다가 아예 끊게 하였다.

몇 달 후 증상이 거의 사라져 가던 중 불행하게도 남편에게 큰 충격을 주는 일이 터졌다. 염려했던 대로 스트레스가 염증을 악화시켜 그의 관절이 다시 붓고 쑤시며 통증이 재발하였다. 그래서 이번에는 자연치료제의 강도를 높이고, 중지했던 처방약(프레드니손)도 다시 복용하게 하였다. 그 후 통증이 서서히 가라앉기 시작하여 발병 8개월여 만에 손목의 덩어리가 완전히 사라지고 혈관이 보이게 되었다. 이때부터 그는 처방약을 끊고 기본적인 자연치료제만 복용하면서 발병 1년 반 만에 마당에 나무를 직접 심을 정도로 손목이 회복되었다.

● 관련 자연치료제

1 달맞이꽃종자유	2 감초	3 강황
12 버버린, 자몽씨 추출물	16 브로멜레인	21 비타민 C
22 비타민 D	23 비타민 E	25 셀레니움
34 아연	37 오메가-3오일	55 황체호르몬크림
56 흉선 추출물	58 DHEA	모듀케어
사르사파릴라	생강	

▲ 2권에서 위 번호를 찾아가면 각 자연치료제에 대한 자세한 내용을 볼 수 있습니다.

13 방광염 Cystitis

방광염은 주로 여성이 잘 걸리는데, 항문 주변의 대장균이 요도로 들어와 발생하는 경우가 90%이다. 그 밖에 칸디다곰팡이와 질의 균, 성병인 음부 허피스바이러스나 트리코모나스 편모충에 의해 걸릴 수도 있다. 오래 두면 신장염으로 발전할 수 있으므로 초기에 치료해야 한다.

남성의 전립선액은 박테리아를 억제하는 여러 가지 성분이 들어 있고, 여성보다 요도가 훨씬 길어 방광염에 잘 걸리지 않는다. 이에 반해 여성은 항문과 질, 요도가 가까워 구조상으로도 방광염에 걸리기가 쉽다. 특히 폐경 후에는 질이 건조해져 질염을 일으키거나 요도염, 방광염이 더 쉽게 생길 수 있고 면역이 약한 경우 만성으로 발전하여 자주 재발한다. 여성의 10~20%는 1년에 한 번은 요도염이나 방광염에 걸리고 그 중 55%는 신장염으로 발전할 수 있으므로 발견 즉시 치료를 해야 하며, 예방법을 알아 두는 것도 중요하다.

증상

'오줌소태'라고 하여 소변이 자주 마렵고 급하며, 밤에 자주 소변을 보게 되고 배변 시 화끈거리는 증상이 있다. 또 소변이 뿌옇거나 거무스름하고 나쁜 냄새가 나며, 피가 섞여 나오기도 한다. 또한 성교 때 통증을 느끼며 방광 부위나 허리에도 통증이 있다. 소변검사에서 박테리아와 백혈구 수치가 눈에 띄게 증가하지만, 약 40%는 전형적인 방광염 증상이 있는데도 박테리아 수치가 크게 증가하지 않을 수도 있다.

원인

- 항문 부위의 대장균(E.Coli)에 의한 감염이 90%를 차지하고 칸디다곰팡이나 성병으로 감염될 수도 있다. 또 몸의 다른 부위 염증에서 생긴 박테리아가 혈액을 타고 방광에 들어와 방광염을 일으키기도 한다.
- 신장결석(신석)이 있는 사람, 성병에 걸렸던 사람, 전립선비대증이 있는 사람은 걸릴 확률이 더 높다.
- 성교 시 요도가 다쳐 걸리기도 한다. 허니문 신드롬도 여기에 속하므로, 신혼여행 때 미리 방광염약을 준비하는 것이 안전하다.
- 임신 중에는 방광이 눌리고 면역이 약해져 방광염에 걸릴 확률이 2배나 높다.
- 소변을 너무 오래 참아도 박테리아가 증식하여 걸릴 수 있다.
- 포도당, 과당, 자당(sucrose), 꿀, 과일주스 등 단것을 많이 먹으면 면역력이 떨어져 염증에 잘 걸리게 된다.
- 당뇨가 있으면 혈당이 방광으로 나와 박테리아가 번식하기 좋은 환경이 된다.

- 알코올은 혈당을 증가시켜 방광염에 걸리기 쉽다. 또 알코올을 비롯해 알레르기를 일으키는 음식은 장벽을 손상시켜 박테리아와 독소, 음식 단백질이 몸 안으로 들어오게 되어 만성 간질성방광염(interstitial cystitis)을 유발할 수 있다.

예방

- 원래 소변은 신장에서 나와 방광에 이르기까지 무균상태지만, 박테리아가 요도를 타고 올라와 요도염, 방광염에 걸리게 되므로 음부 부위를 항상 청결히 해야 한다.
- 만성 간질성방광염은 세균감염에 의한 것이 아니라, 알레르기가 있는 음식을 계속 섭취해 방광의 내막을 상하게 하여 걸린 것으로 치료가 잘 되지 않는다. 따라서 자신에게 알레르기를 일으키는 음식을 찾아내 먹지 않는 것이 중요하다. ☞알레르기 음식 p.313
- 소변을 오래 참지 말고, 평소에 물을 자주 마셔 소변으로 박테리아를 씻어 내는 것이 좋다. 콜라 같은 청량음료나 농축된 과일주스, 캔디, 과자 등 설탕이 많이 든 음식은 면역을 약화시키므로 피해야 한다.
- 특히 월경 때는 패드를 자주 갈고 샤워를 자주 하여 청결히 해야 한다. 또 평상시에도 몸에 꼭 끼는 바지는 피하고, 속옷은 땀이나 분비물의 흡수가 좋고 공기가 잘 통하는 면으로 된 제품을 입는 것이 좋다.
- 성교 전에 물을 한 컵 마시고 성교 후 15분 이내에 소변을 보면 박테

리아가 씻겨 내려간다. 성교 전 두 사람이 성기 주위를 깨끗이 씻는 것이 중요하며, 여성상위나 측면체위를 활용하면 여성의 요도를 보호할 수 있다.

- 욕조 안에 들어가 목욕을 하는 것보다 샤워를 하는 것이 방광염 예방에 좋다.
- 질 세척(douche)은 하지 말고, 용변 후 항문을 항상 앞에서 뒤쪽으로 깨끗이 닦아야 박테리아가 요도 쪽으로 가는 것을 방지할 수 있다. 최상의 방법은 항문을 (청결한) 비데로 닦는 것이지만, 비데가 없는 곳에서는 물티슈 등을 사용해 깨끗이 닦는다.

자연치료법

자연치료제

방광염에는 흔히 항생제를 처방하지만 자연요법이 더 바람직하다. 항생제가 요도, 질, 대장의 좋은 균들을 다 죽일 뿐 아니라, 대장균이 항생제에 대한 내성이 생겨 재발하기가 쉽기 때문이다.

21 비타민 C(Vitamin C)

비타민 C는 박테리아를 직접 억제하고 요도와 방광의 점막을 건실하게 하며, 백혈구의 작용을 크게 증강시켜 박테리아를 파괴하게 한다. 종합비타민에 비타민 C를 추가하여 복용하기를 권한다.

34 아연(Zinc)

백혈구의 기능을 좋게 하고 면역을 증강시켜 박테리아의 파괴를 돕는다. 하루에 30mg.

46 크랜베리(Cranberry)

나쁜 대장균이 방광과 요도점막에 붙지 못하게 해 준다. 캡슐로 만들어진 것이 있어 쉽게 복용할 수 있다.

> 기본적으로는 물을 하루에 1,500cc가량 마셔서 소변으로 방광과 요도의 박테리아를 씻어 내야 한다.

44 케르세틴(Quercetin)

케르세틴은 백혈구가 박테리아를 박멸시킬 때 분비하는 효소에 의해 콜라겐이 파괴되는 것을 억제한다. 또 염증을 일으키는 물질의 합성을 방지하여 염증을 억제하므로 방광염을 비롯하여 모든 염증 치료에 쓰인다.

우바(Uva ursi)

이 약초는 요도를 소독하는 작용이 있으며 나쁜 대장균을 억제하고 이뇨작용을 돕는다. 크랜베리(cranberry)보다 효과가 더 좋으며, 예방용으로 복용하면 재발을 방지할 수 있다.

> 단, 자궁을 수축시키는 작용이 있으므로 임산부와 수유모는 복용을 금한다.

26 소장균, 대장균(Probiotics)

항생제를 복용했거나 방광염이 자주 재발하는 여성은 질 안에 좋은 균을 넣어 주는 것이 좋다. 소장균, 대장균 1캡슐을 2주 동안 취침 전에 질 안에 삽입한다. 캡슐을 넣기 싫은 사람은, 캡슐을 열어 가루를 질 세척(douche) 용기에 담아 소량의 미지근한 물을 타서 질 안에 짜 넣는다. 이렇게 하면 질 내에 좋은 균이 많아져 나쁜 균이 살지 못하게 되고 질 냄새도 없어진다.

12 버버린(Berberine)

버버린 역시 감염에 오랫동안 사용되어 온 약초로서, 대장균 E. coli를 비롯하여 박테리아를 파괴한다.

> 단, 자궁을 수축시키는 작용이 있으므로 임산부와 수유모는 복용을 금한다.

기타

그 밖에 방광염에 잘 걸리는 여성은 대부분 변비가 있다. 대장에 나쁜 균과 곰팡이가 많으면 변비가 되고 대장의 나쁜 균들에 의해 방광염도 걸리게 되는 것이다. 따라서 방광염을 근본적으로 치료하려면 변비를 고쳐야 한다. 변비가 치료되면 방광염도 치료되는 일석이조의 효과를 볼 수 있다. 묵은 변비 치료는 ☞p.464

- 방광염은 대개 1~2주 내에 치료가 된다. 처음 소변검사에서 박테리

아가 검출되었다면 치료 시작 1~2주 후 증상이 없어졌어도 다시 한 번 소변검사를 해야 한다. 이때 박테리아가 없어졌는지를 확인하여 확실하게 뿌리를 뽑아야 한다.

관련 자연치료제

12 버버린	21 비타민 C	26 소장균, 대장균
34 아연	44 케르세틴	46 크랜베리
우바		

▲ 2권에서 위 번호를 찾아가면 각 자연치료제에 대한 자세한 내용을 볼 수 있습니다.

14 백내장 Cataract

백내장은 눈의 투명한 렌즈가 희고 불투명하게 되는 것으로, 달걀 흰자가 열을 받으면 희게 변하는 것처럼 렌즈의 단백질 구조가 희게 변하는 것이다.

증상

시야가 맑지 않고 밤에 운전하기가 어렵다. 또 불빛 주변이 뿌옇게 무리지어 보이며, 말기로 진행되면 눈동자가 허옇고 불투명해진다.

원인

우리 몸은 나이가 들수록 항산화제 생산이 감소하여 유해활성산소에 의한 손상을 입게 된다. 백내장 역시 보통 60세가 넘으면 어느 정도 진행 중이라고 볼 수 있다. 백내장은 누구나 올 수 있으므로 미리 예방하는 것이 상책이다.

특히 흡연자, 당뇨 환자, 코티손약을 복용하는 사람과 육식, 가공식품,

흰빵, 백미, 단것을 많이 먹는 사람은 백내장에 걸리기 쉽다. 이러한 음식은 항산화제가 거의 없고 포화지방과 설탕이 많아 염증이 생기기 쉽고, 유해산소가 많아 백내장뿐 아니라 심장병, 당뇨병도 유발한다. 햇볕에 많이 노출되어도 백내장이 올 수 있으므로 외출할 때는 선글라스를 쓰는 게 좋다.

자연치료법

음식

BAD	● 육식, 백미, 흰 밀가루, 단것, 가공식품 ● 기름에 튀긴 음식과 불에 구운 음식
GOOD	● 야채, 과일, 현미, 통밀, 콩, 씨앗 종류, 견과류, 오메가-3오일이 많은 생선(연어, 대구, 고등어, 청어, 가자미 등) ● 고품질 종합비타민

눈 건강에 도움을 주는 성분과 음식

- **유황**(sulfur)**:** 렌즈 형성에 필요하며, 대표적인 음식은 콩이다.
- **카로틴**(carotene)**:** 당근, 녹색채소, 브로콜리
- **비타민 E:** 견과류(특히 아몬드), 씨 종류(특히 해바라기씨)
- **비타민 C:** 빨간색 피망, 녹색 피망, 케일, 브로콜리, 딸기, 파파야, 오렌지
- **라이코펜**(lycopene)**:** 토마토, 토마토 소스, 당근, 녹색 피망, 살구, 핑크 자몽

- **지아잔틴**(zeaxanthin): 시력 향상과 안구 질환에 효과적인 항산화제로 시금치, 옥수수, 과일 등에 많이 들어 있다.
- **루테인**(lutein): 시력 향상과 안구 질환에 효과적인 항산화제로 녹색 채소, 옥수수, 감자, 시금치, 당근, 토마토, 고구마, 양배추, 콜리플라워, 브뤼셀양배추, 호박 등에 많다.

자연치료제

21 비타민 C(Vitamin C)

눈처럼 활동이 많은 조직은 비타민 C가 더 많이 필요하다. 안구의 렌즈에는 혈중농도보다 20배 이상 비타민 C가 많다. 11년 동안 백내장 환자들을 추적한 연구에서 비타민 C를 하루 1,000mg씩 복용한 환자는 백내장이 더 진행되지 않았고, 시력이 크게 향상된 환자도 있었다. 용량은 1,000mg씩 하루 3번.

23 비타민 E(Vitamin E)

비타민 E는 지용성 항산화제로 렌즈세포를 포함한 전신의 세포막을 보호해 준다. 용량은 하루 400~800IU.

24 빌베리(Bilberry)

빌베리는 항산화제 안토사이아닌■이 많은 플라보노이드(flavonoid)로, 비타민 E와 함께 복용하여 50명 중 48명의 백내장 악화

■ 안토사이아닌(anthocyanin)은 강력한 항산화제로 망막과 동공의 작용을 좋게 하며 밤눈을 밝게 해 준다.

를 멈추게 했다. 빌베리를 와파린(Wafarin)처럼 혈액을 묽게 하는 처방약과 같이 복용하면 (의사와 상의하여) 처방약의 용량을 내릴 수 있다. 용량은 160mg씩 하루 2번, 증상이 심하면 하루 3번 복용한다. 정맥염이 심한 경우에는 하루 3번씩 염증이 가라앉을 때까지 일주일 이상 복용하고, 그 후부터 하루 2번씩 유지한다. 320mg은 빌베리 3공기에 해당한다.

25 셀레니움(Selenium)

백내장 환자의 렌즈에는 렌즈를 상하게 하는 과산화수소가 일반인보다 25배나 많은데, 항산화제 글루타티온(glutathione)이 이것을 분해한다. 글루타티온은 렌즈에 많이 집결해 있으며, 유해활성산소를 중화하기 위해 셀레니움을 필요로 한다. 하지만 백내장 환자의 렌즈에는 셀레니움이 15%밖에 없으므로 보충이 필요하다. 용량은 하루 400mcg.

> 셀레니움, 비타민 E, 아세틸시스테인(NAC)을 먹으면 황산화제 글루타티온의 수치가 증가한다.

44 케르세틴(Quercetin)

강한 항산화작용이 있으며, 특히 비타민 C를 절약해 주고 백내장을 방지하는 데 중요한 역할을 하는 플라보노이드이다. 500mg씩 하루 3번.

32 아세틸시스테인(N-Acetyl-L-Cysteine; NAC)

항산화제 글루타티온의 합성 원료가 되는 아미노산으로, 백내장 치료에 필요하다.

● 관련 자연치료제

21 비타민 C
23 비타민 E
24 빌베리
25 셀레니움
32 아세틸시스테인
44 케르세틴

▲ 2권에서 위 번호를 찾아가면 각 자연치료제에 대한 자세한 내용을 볼 수 있습니다.

15 변비 Constipation

사람의 노화는 대장에서부터 시작된다. 변비가 있으면 치질, 과민성대장, 대장염, 대장암, 알레르기, 관절염, 자가면역증 등이 생긴다. 또한 만성피로, 두통, 항문 주위와 음부 가려움증, 방광염, 월경 전 월경통, 유방 멍울, 우울증, 신경질, 집중력 부족증과 피부병 등이 발생한다.

변비가 있으면 단것과 빵을 좋아하게 되고 면역이 약해지며, 대장 독소의 자가중독으로 간 기능이 저하되어 빨리 노화되고 주름이 진다. 변비는 여성에게 더 많다. 대개 소화불량인 사람에게 많고 항생제나 피임약, 혈압약을 복용했거나 큰 수술 또는 출산 경험이 있는 사람에게 많이 나타난다.

대장에 나쁜 균들과 곰팡이가 많으면 변의 색깔이 검은색 또는 검은 녹색이 되고, 나쁜 냄새가 난다. 또 변의 상태가 가늘거나 끈적거려 상쾌하지 못하고, 아예 며칠씩 변을 보지 못하다가 힘들게 배변을 보게 된다. 반대로 대장에 좋은 균이 많아 장의 상태가 좋으면 매일 쾌변을 본다.

따라서 변비는 대장을 좋은 환경으로 바꾸어 주면 해결된다. 그러기 위해서는 제일 먼저 대장의 나쁜 균들과 곰팡이를 없애는 대장청소를 해주고, 그동안 상한 대장점막을 재생시켜 주어야 한다. 그러고 나서 좋은 균인 소장균, 대장균을 보충해 주어 대장 상태를 좋게 만들어 주면 몇십 년 묵은 변비도 치료된다.

대장이 깨끗해지면 변의 색깔이 노란색에 가까운 밝은 밤색이 되고, 아랫배가 들어가며 피부도 좋아진다. 또 대장암이 예방되고 원인 모를 고질병들이 사라지게 된다.

변비를 예방하고 치료하는 자세한 방법은 대장균, 소장균 부족증 ☞p.274 과 칸디다증 ☞p.455 을 읽어 보기 바란다.

변비에 효과가 있다는 변비 차(tea)나 설사약에는 대부분 설사를 일으키는 번사엽(senna leaf ; 포죽엽)이라는 성분이 들어 있다. 여기에는 안트라퀴논(anthraquinone; aloin)이라는 자극성분이 들어 있어 이것을 배출하려고 심하게 장운동을 하기 때문에 설사를 하게 된다. 이것은 장점막을 상하게 하고 음식의 흡수를 불량하게 한다. 더욱이 이 차를 안 먹으면 다시 변비가 재발되므로 계속 먹어야 하는데, 오래 먹으면 나중에는 장무력증이 되어 고치기 어려워진다. 한마디로 복용을 피해야 한다. 참고로 알로베라에도 안트라퀴논 성분이 들어 있다.

16 부정맥 Arrhythmia

심장근육은 다른 근육과 달리 평생 쉬지 않고 뛰어야 하므로 우리 몸에서 가장 피로한 곳이라 할 수 있다. 그런 만큼 혈액, 산소, 혈당, 구연산과 대량의 항산화제, 비타민 등 심장에 필요한 영양소들이 쉬지 않고 공급되어야 한다. 부정맥은 이러한 영양소들이 부족하여 심장근육이 지쳐 있는 상태라고 보면 된다.

선친의 경우에도 90세를 넘기시면서 혈압이 낮고 심장이 몇 번에 한 번씩 뛰는 부정맥이 오래되어 늘 발과 발목이 부어 계셨다. 병원에 가도 치료가 되지 않아 뵙기가 안쓰러웠는데, 코큐텐(CoQ10)과 칼슘, 마그네슘을 드시고 며칠 만에 발목 붓기가 쑥 빠지고 부정맥이 없어져 모두를 깜짝 놀라게 했다.

샌디에이고에 사는 50대 중반 남성도 부정맥으로 고통이 심했다. 특히 골프를 치고 나면 심장이 일정하게 뛰지 않고 몇 번에 한 번씩 걸러서 뛰었고, 어떤 때는 갑자기 빨리 뛰어 공포에 시달렸다. 하지만 그도 코큐텐과 칼슘, 마그네슘을 먹고 부정맥 증상이 사라졌으니 의사로서도 신기할 따름이다.

증상 / 원인

나이가 들면서 점점 몸의 필수물질 생산이 감소하고 심장근육으로의 혈액공급이 감소해 주로 50대부터는 피곤하고 혈당이 부족할 때 가끔씩 부정맥을 경험하게 된다. 부정맥은 심장이 뛰다가 가끔씩 덜컹 멈출 때가 있고, 어떤 때는 이런 증상이 몇 분씩 지속되기도 하여 '이러다 심장이 멎는 게 아닐까' 하는 불안감을 갖게 된다. 특히 몸의 영양 상태가 부실하면 부정맥이 오래 가고 발도 붓게 되며 갑자기 심박동이 빨라지는 사람도 있다. 스트레스와 과로일 때 더 심하고 카페인 또한 부정맥을 악화시킨다.

또 음식 알레르기에서도 올 수 있다. 평소 칼슘, 마그네슘, 코엔자임큐텐을 꾸준히 복용하는데도 부정맥이 나타났다면, 어떤 음식을 먹었는지 체크해 보고 알레르기를 일으킨 음식을 찾아내어 먹지 말아야 한다.

☞내 몸에 맞는 음식 찾는 법 p.47 ☞음식 알레르기 p.307

자연치료법

과거에 심판막염을 앓아서 판막이 변형되었거나 심근염, 심장수술, 심장마비, 심근경색 등으로 심근세포가 괴사되지 않았다면, 즉 단순히 노쇠로 인한 심장 기능 저하인 경우에는 심장에 필요한 영양소들만 보충해 주어도 치료가 된다.

하지만 콜레스테롤이 높아 관상동맥이 좁아진 경우에는 관상동맥을 확장하고 혈관청소를 해 주는 생약제를 함께 써야 장기적으로 효과를 볼 수 있다.

자연치료제

10 마그네슘(Magnesium)

심장은 힘차게 수축하며 혈액을 쭉 짜냈다가 크게 풀어지며 혈액이 다시 심장에 들어오게 하는 과정을 계속 반복한다. 칼슘은 근육을 수축시키고 마그네슘은 근육을 이완시키는데, 이 두 미네랄이 부족하면 박동이 완전하지 않아 부정맥이 오게 된다. 마그네슘이 부족하면 심장근육이 수축되고 잘 풀어지지 않아 부정맥이 되고 혈압이 떨어져 위험에 이르기도 한다. 뿐만 아니라 심방세동과 심실세동이 일어나 심장이 지나치게 빠르게 뛰어 위험에 빠질 수 있다. 마그네슘은 모든 혈관뿐 아니라 심장의 관상동맥을 확장시키므로 협심증과 부정맥을 예방·개선하는 데 꼭 필요하다.

33 아세틸카르니틴(Acetyl-l-carnitine)

아세틸카르니틴은 심장근육세포가 에너지를 생산하게 하고 심장 기능을 향상시켜 심근경색, 부정맥, 협심증, 울혈성심부전 등 심장병을 개선하는 데 쓰인다.

42 칼슘(Calcium)

칼슘은 심장을 직접 박동하게 하고 신경전달을 정상으로 유지하는 데 중요한 역할을 한다.

▶ 마그네슘, 칼슘과 함께 칼륨(포타슘)도 심박동에 반드시 필요한 미네랄이다.

45 코엔자임큐텐(Coenzyme Q10; 코큐텐 CoQ10)

코큐텐은 심장박동의 전기 스파크를 일정하게 조절해 주는 작용을 한다.

● 관련 자연치료제

10 마그네슘 33 아세틸카르니티

42 칼슘 45 코엔자임큐텐

▲ 2권에서 위 번호를 찾아가면 각 자연치료제에 대한 자세한 내용을 볼 수 있습니다.

17 불면증 Insomnia

잠이 들기 어렵거나 자다가 자주 깨는 것, 그리고 새벽에 너무 일찍 깨는 것도 모두 불면증이다.

원인

- 주로 정신적인 불안감, 근심, 걱정으로 불면증이 생기는 일이 많다.
- 카페인, 차, 초콜릿을 조금만 먹어도 잠을 못 자는 사람은 간에서 카페인을 해독하는 기능이 느린 것으로 간 기능이 좋지 않은 사람이다.
- 비타민, 미네랄 등 영양 부족도 원인이 된다. 자다가 다리에 쥐가 나는 것은 마그네슘, 칼슘 부족이고, 특히 칼슘이 부족하면 신경 안정이 안 되어 잠을 잘 이루지 못한다. 또 혈당이 부족하면 잠들기 어렵고 자다가도 자주 깨게 된다. 혈당이 부족한 원인으로는 노화로 인한 소화흡수 불량 등이 있다.
- 자다가 다리가 아파 자주 뒤척이며 깊은 잠에 들지 못하는 하지불안증(Restless legs syndrome)은 가족력이 있다. 만약 가족력이 없다면 엽산

과 철분, 비타민 E, 마그네슘이 부족한 것으로, 혈중 페리틴(ferritin) 수치를 검사해 보아야 한다.

- 스트레스와 담배의 니코틴은 코티솔을 비롯한 아드레날린호르몬의 분비를 촉진해 세로토닌(serotonin: 잠이 오게 하는 호르몬)을 감소시킴으로써 수면을 방해한다.
- 알코올은 아드레날린호르몬을 분비시켜 정신이 흥분되게 하며, 세로토닌 호르몬의 생산을 막아 잠을 방해한다.
- 지나치게 운동이 부족해도 잠이 잘 안 온다.

자연치료법

자연치료제

신경이 불안정하여 잠을 이루지 못하는 환자는 신경을 안정시키는 약초를 적어도 4일 동안 계속 복용해 봐야 효과를 알 수 있다. 따라서 한 번 먹어 보고 효과가 나타나지 않는다고 포기하지 말고 몇 차례 복용해 보면서 어떤 제품이 자기에게 가장 잘 맞는지를 찾아내야 한다. 다만, 영양이 부족한 불면증 환자는 신경을 안정시키는 약초를 먹어 봐야 효과가 없다. 오히려 종합비타민과 칼슘, 마그네슘을 여러 달 복용하는 사이에 불면증이 없어지는 경우가 많다.

방법 1 **다음 두 가지를 잠자기 45분 전에 복용한다**

19 비타민 B_6(Vitamin B_6)

불면증의 또 다른 이유는 수면호르몬이라는 멜라토닌(melatonin)■의 부족에 있다. 비타민 B_6가 부족하면 세로토닌(serotonin)과 멜라토닌이 생성되지 않아 불면증에 이른다. 잠자기 45분 전에 50mg을 복용한다. 비타민 B_6는 종합비타민에 어느 정도 포함되어 있으므로 라벨을 확인하여 양을 조절한다.

■ 멜라토닌은 대뇌의 송과체에서 생산되는 호르몬으로, 어두워지면 생산이 증가하여 잠을 자게 되고 밝아지면 생산이 감소하여 잠에서 깨게 된다.

10 마그네슘(Magnesium)

자연이 준 가장 좋은 안정제이다. 혈관을 확장하고 근육의 긴장을 풀어주어 잠이 잘 오게 해 준다. 용량은 마그네슘 시트레이트(magnesium citrate)로 250mg.

방법 2 **다음 두 가지 중 하나를 잠자기 45분 전에 복용한다**

5-HTP(5-hydroxytryptophan)

트립토페인(tryptophan)은 콩 종류, 씨앗 종류에 있는 아미노산으로서 5-하이드록시트립토페인(5-HTP)으로 전환된다. 또 비타민 B_6의 도움으로 세로토닌으로 전환된다. 세로토닌은 다시 멜라토닌으로 전환되어 쉽게 잠들고 깊이 잘 수 있게 도와준다. 과일주스와 함께 복용하면 효과를 증강시킨다. 용량은 100~300mg.

11 멜라토닌(Melatonin)

나이가 들면 멜라토닌의 생산이 감소하여 노인들은 잠이 줄어든다. 이 자연치료제는 누구에게나 효과가 나타나는 것은 아니고 멜라토닌 수치가 낮은 사람에게만 효과가 있다. 적당한 용량은 3mg.

그 밖에 비슷한 효과가 있는 약초로 발레리안(valerian)과 패션 플라워(passion flower)가 있으며, 이러한 성분들이 함께 들어 있는 종합수면제도 나와 있다. 발레리안의 적당한 용량은 150~300mg, 패션 플라워는 300~450mg이며 잠자기 45분 전에 복용해야 한다.

55 황체호르몬크림(Progesterone cream)

황체호르몬은 뇌에 20배나 더 많아 정신을 안정시키고 잠을 잘 자게 해준다. 잠자기 전에 바르면 수면에 도움이 된다.

바르는 방법은 ☞2권 황체호르몬크림 p.300

기타

- 카페인은 적어도 잠자리에 들기 6시간 전에는 마시면 안 된다. 또 카페인에 민감하면 아예 카페인을 끊어야 한다. 담배도 잠자기 2시간 전부터는 피우면 안 된다.
- 평소 잠자리에 드는 시간을 정해 놓고 지키는 습관이 중요하며, 주

말에도 정해진 취침시간을 준수해야 한다.

- 운동을 하면 코티솔 호르몬을 감소시키고 엔도르핀을 증가시켜 긴장을 풀어 준다. 또 아미노산 트립토페인(tryptophan)을 증가시켜 세로토닌을 생성함으로써 잠을 잘 자게 된다.

  ▶ 단, 정기적으로 운동을 하되 잠자기 3시간 전부터는 금한다.

관련 자연치료제

10 마그네슘	11 멜라토닌	19 비타민 B_6
55 황체호르몬크림	5-HTP	

▲ 2권에서 위 번호를 찾아가면 각 자연치료제에 대한 자세한 내용을 볼 수 있습니다.

18 불임증 Infertility

불임은 여러 가지 이유가 있지만 여기서는 '배란이 안 되어 생기는 불임'에 대해 살펴보고, 자연치료제와 음식을 통해 자연스럽게 예방, 개선할 수 있는 방법을 알아본다. 이 방법을 따르기 전에 본인의 호르몬 수치를 검사하여 배란에 이상이 있는지를 먼저 확인하기 바란다.

불임증은 보통 임신을 원하는 부부가 결혼 후 1년이 지나도 임신이 되지 않는 경우를 말한다. 여성 불임은 나팔관 이상이나 자궁 이상, 갑상선 저하, 심한 스트레스, 영양 결핍 등 여러 가지 원인이 있을 수 있다.

원인

불임의 가장 큰 원인은 남성의 정자 부실과 여성의 난소 기능 이상을 들 수 있다. 지난 10년간 이러한 문제가 심각할 정도로 계속 증가하고 있는 이유는 육식, 가공식품, 인스턴트식품, 패스트푸드 등 식생활의 변화로 영양이 결핍되고, 문명공해인 환경호르몬의 영향으로 생식 기능이 저하되기 때문이다.

무배란의 원인과 치료

현대 여성의 불임은 난소 기능의 저하로 인해 여성호르몬(estrogen)이 불충분하여 난포가 성숙하지 못해 생기거나, 반대로 여성호르몬은 많고 황체호르몬(progesterone)이 부족하여 생기기도 한다.

난소의 난포는 양쪽에서 차례대로 성숙하여 매달 하나씩 번갈아 가며 배란이 되어야 한다. 그런데 배란이 안 되면 황체가 생기지 않고 황체가 없으면 황체호르몬도 생산되지 않아, 황체호르몬은 거의 제로가 되고 여성호르몬만 과다해져 여러 개의 난포를 자극하게 된다. 이렇게 되면 한 개의 난포도 제대로 성숙하지 못해 배란이 되지 않는다. ■

■ 배란 여부를 알아보는 방법
월경을 시작한 날부터 매일 잠자리에서 일어나기 전에 체온을 잰다. 월경 시작일로부터 약 14일경에 배란이 되는데, 배란이 되어 황체호르몬이 분비되기 시작하면 체온이 섭씨 0.5~1도 정도 상승한다. 또 어떤 여성은 한쪽 아랫배에 배란이 되는 통증을 느끼기도 한다.

황체호르몬은 이러한 여성호르몬의 무분별한 난포의 증식을 억제하여 난포가 차례대로 하나씩 완전하게 성숙한 후 배란이 될 수 있게 해 준다. ☞폐경기 p.474 ☞2권 황체호르몬크림 p.290

따라서 황체호르몬을 증가시켜 정상적인 배란을 유도해 주어야 임신도 가능해진다. 이 원리는 뒤에 나올 자연치료제 ☞p.251에서 자세히 설명하겠다.

아스피린 종류의 약들을 과용하는 것도 문제가 된다. 동물실험에서 이런 약들은 배란을 유도하는 호르몬(LH)의 분비를 억제하는 것으로 나타났다. 임신을 원한다면 배란기 무렵에 아스피린 종류의 항염진통제를 먹지 말아야 한다.

남성 불임증

남성의 정충 수가 500만 이하이고 정충의 50% 이상이 비정상적으로 생겼으며, 자신의 정충을 파손하는 항체가 있는 경우(단, 여성에게는 임신을 하는 데 아무 문제가 없는 경우)를 '남성 불임증'이라 한다.

남성 불임의 90%는 정자 부족이 원인이다. 현대 남성은 1940년대에 비해 정충 수가 무려 60%나 감소했는데, 각종 공해와 식습관, 라이프 스타일의 변화가 원인이라고 보고 있다.

- 고환의 정상 온도는 섭씨 34.44~35.56도이며 35.56도 이상이면 정충 생산이 완전히 중단된다. 불임 남성은 일반 남성보다 고환의 온도가 대체로 높다. 이런 사람은 뜨거운 입욕, 꽉 붙는 팬티와 청바지를 피하고 헐렁한 하의를 입고 운동을 해야 한다.
- 지난 50년간 공해로 인한 독소가 대폭 증가하였고 환경여성호르몬■이 증가하여 남성 불임이 훨씬 증가하였다. 태아기와 사춘기에 환경여성호르몬에 노출되면 고환의 정충을 생산하는 세포(sertoli

■ **환경여성호르몬**이란, 외부로부터 몸에 들어오는 인조여성호르몬을 말한다. 살충제와 제초제를 뿌려 재배한 곡물, 채소, 야채는 물론이고 이러한 곡물과 사료를 먹고 사육된 쇠고기, 돼지고기, 닭고기 등 모든 육류에 다 들어 있다. 또 플라스틱 제품, 주방세제, 세탁세제, 비누, 샴푸, 린스, 화장품, 통조림, 가공식품 등에도 들어 있다.

cell)의 분열이 억제된다.

예를 들어, DES 같은 환경여성호르몬은 지난 20~30년 동안 가축의 성장을 촉진하고 살을 찌우기 위해 사용되었다. 지금 미국에서는 사용이 금지되었지만 아직도 많은 나라에서 가축에 이런 환경여성호르몬을 먹이고 있다. 이렇게 사육된 가축의 지방에는 환경여성호르몬이 많이 포함되어 있어 사람에게도 영향을 미친다. 특히 젖소의 우유에는 상당량의 환경여성호르몬이 포함되어 있어 우유 제품의 소비 증가만큼 정충의 숫자는 감소했다고 볼 수 있다.

- 불임 남성의 40%는 정액에 공해로 인한 유해활성산소가 높다. 정충은 이런 활성산소뿐 아니라 납, 수은, 비소 등 중금속에도 쉽게 손상된다. 특히 정충의 세포막은 오메가-3오일로 되어 있는데, 이것은 활성산소에 매우 쉽게 손상된다.

  ▶ 건강한 정충의 세포막은 오메가-3오일이 충분하여 유연성이 좋기 때문에 헤엄을 잘 치지만, 그렇지 않을 경우 정충의 세포막이 뻣뻣하여 헤엄치기가 어렵고 난자까지 도달하지 못한다.

- 고환염, 전립선염, 방광염, 요도염 등도 불임의 큰 원인이 된다. 가장 심각한 것은 클라미디아(chlamydia)라는 성병으로 불임 남성의 28~71%에게 발견된다. 이것이 전립선과 요도에 걸리면 소변을 볼 때와 사정할 때 통증이 있고, 부고환과 정관에 걸리면 흉터가 정관을 막아 불임이 될 수 있다. 또한 이러한 염증이 있으면 정충에 대한 항체가 생겨 정충을 손상시키므로 불임의 원인이 된다.
- 알코올, 담배, 마리화나(대마초)는 유해산소를 대량 생산해 정충에 손

상을 준다.

자연치료법

음식

BAD	● 육류, 백미, 흰 밀가루, 단것, 가공식품 ● 고열에 튀긴 음식이나 구운 고기는 금한다. 지방이 고열을 받으면 유해산소가 많이 생겨나기 때문이다.
GOOD	● 야채, 과일, 현미, 통밀, 콩 · 씨앗 종류, 견과류 ● 오메가-3오일이 많은 생선(연어, 대구, 고등어, 청어, 가자미 등) ● 고품질 종합비타민

- 야채, 과일, 정제하지 않은 곡식의 섬유질은 환경호르몬을 흡수하여 변으로 배출시키므로 매우 유익하다.
- 정충의 세포막이 유연해야 난자까지 잘 헤엄쳐 갈 수 있는데, 오메가-3오일이 여기에 도움을 준다. 호두나 잣 같은 견과류에도 오메가-3오일이 많이 들어 있다.
- 동물성 지방을 많이 먹고 야채, 과일을 잘 먹지 않는 임신부는 고환이 미발육된 아들을 낳을 확률이 높다.
- 미국의 대형 목화 농장에서는 비행기로 살충제를 살포하므로 목화씨기름(면실유)에 살충제가 많이 함유되어 있다. 또 목화씨의 고시폴(gossypol)이라는 물질은 정충의 생산을 억제한다. 그 결과 면실유로 요리한 음식을 먹은 남성의 정충 수가 줄어들고, 나중에는 정자 생산 기능이 정지되어 '남성 피임약'이라고 불리기도 하였다.

55 황체호르몬크림(Progesterone cream)

여성은 난소가 양쪽에 하나씩 있고 여기서 여러 개의 난포가 차례대로 성숙하여 매달 한 개씩 배란을 한다. 배란은 월경주기를 28일로 할 때 시작일로부터 14일경에 이루어진다. 한쪽 난포에서 배란이 되면 즉시 황체호르몬이 분비되어 다른 쪽 난소에 배란을 하지 말라는 신호를 보낸다. 따라서 배란 전에 황체호르몬크림을 발라 주면 양쪽 난소에서는 서로 다른 쪽 난소에서 배란을 한 것으로 알고 배란을 억제한다. 이렇게 2~4달간 황체호르몬크림을 발라 배란을 억제하는 동안 난포는 정상적인 배란이 가능할 만큼 충분히 성숙하게 된다. 그런 후 황체호르몬크림 바르기를 중단하면 정상적으로 배란이 되어 난자가 자궁 쪽으로 이동하고, 정자와 만나면 임신이 이루어지게 된다.

황체호르몬크림 바르는 방법

- (월경주기를 28일로 할 때) 월경을 시작하는 날부터 5일에서 26일까지 바르다 중단하여 월경이 나오게 한다. 월경주기가 28일보다 긴 사람은 월경 시작 5일부터 다음 월경 2일 전까지 바른다. 이렇게 2~4개월간 지속하며 배란이 되는지를 주의 깊게 관찰한다.
- 임신이 되었다면 황체호르몬은 태아가 자궁에 잘 착상하여 떨어지지 않게 하는 작용을 하므로, 배란이 된 직후부터 2달간 황체호르몬크림을 매일 바르면 유산이 방지된다. 임신 2달 후부터는 태반에서 황체호르몬을 생산하므로 3개월째부터는 황체호르몬크림을 서서히 줄이다가 끊는다.

한편 배란이 되기 전에 황체호르몬크림을 바르면 배란이 억제되어 임신이 안 되지만, 아직까지 이러한 피임 연구 결과가 나온 적이 없으므로 피임 수단으로는 권하지 않는다.

20 비타민 B_{12}(Vitamin B_{12})

비타민 B_{12}가 부족하면 정충 수와 운동성이 감소한다. 한 연구에서 불임 남성에게 B_{12}를 복용시킨 결과, 정자 수가 2천만 마리에서 1억 마리로 증가하였다. 하루 1,000mcg.

21 비타민 C(Vitamin C)

비타민 C는 정액에 많이 농축되어 있어 정충의 유전인자 손상을 보호해 주므로 매우 중요하다. 비타민 C의 섭취를 하루 250mg에서 5mg으로 감소시키면, 정액의 비타민 C 함량이 50%나 감소하고 유전인자가 손상된 정충이 91%나 증가한다.

흡연은 몸 전체에서 비타민 C를 어마어마하게 감소시키므로, 흡연자는 비흡연자보다 비타민 C를 2배 더 먹어야 한다. 담배를 피우는 사람을 두 그룹으로 나누어 비타민 C를 하루 200mg과 1,000mg씩 복용시킨 결과, 많이 먹은 그룹이 정충의 질과 수가 더 증가하였다.

고환염, 전립선염, 방광염, 요도염 등의 염증이 있으면 정충에 대한 항체가 생겨 정충이 서로 엉겨 붙게 된다. 이 경우 비타민 C를 3주간 복용시켰더니 엉겨 붙은 정충이 25%에서 11%로 감소하였다. 용량은 하루 500~3,000mg

23 비타민 E(Vitamin E)

비타민 E는 비타민 C와 함께 중요한 항산화제로 정충 세포막의 유해활성산소(free radical)에 대한 손상을 억제하고, 난자를 뚫고 들어가는 능력을 향상시킨다. 한 연구에서는 불임 남성 52명 중 11명의 부인이 임신에 성공하였다. 용량은 하루 600~800IU.

13 베타카로틴(Beta-carotene)

베타카로틴은 중요한 지용성 항산화제로서 비타민 E, 비타민 C와 함께 협동작용을 한다.

31 아마씨(Flaxseed)

아마씨의 리그난(lignan)에 들어 있는 식물성 여성호르몬은 사람의 여성호르몬과 거의 구조가 같아 (사람의) 여성호르몬이 붙는 자리에 붙을 수 있다. 식물성 여성호르몬이 여성호르몬 자리에 붙으면 환경여성호르몬이 붙는 것을 방지하여 불임을 감소시킨다.

36 엽산(Folate)

핵산의 합성에 중요한 역할을 하여 정충 생산에 필수적이다. 하루 400mcg.

34 아연(Zinc)

굴에 많이 들어 있는 아연은 남성호르몬 대사, 정충 생성, 정충 운동성,

전립선 건강 등 남성의 모든 생식능력에 참여하여 '섹스 미네랄'이라 불리기도 한다. 아연이 부족한 남성은 남성호르몬 수치가 낮고 정자 생산이 감소된다. 아연을 남성호르몬이 낮은 22명의 남성에게 매일 60mg씩 45~50일간 투여했더니, 정자 수가 8백만에서 2천만으로 대폭 증가하였다. 또 남성호르몬 수치도 증가하여 22명 중 9명의 부인이 임신에 성공하였다. 하루 30~60mg.

30 아르지닌(L-Arginine)

아르지닌을 178명의 정자부족증 환자(이 중 93명은 극심한 정자부족증 환자)에게 하루 4g씩 복용시킨 결과, 2달 후 111명이 정자 수와 정자 운동력이 증가하여 28명이 임신에 성공하였다.

45 코엔자임큐텐(Coenzyme Q10; **코큐텐** CoQ10)

코큐텐은 정자가 헤엄치는 데 필요한 에너지를 제공해 주고 유해활성산소로부터 정자의 손상을 보호해 준다.

33 아세틸카르니틴(Acetyl-L-Carnitine)

아세틸카르니틴은 세포 내에서 지방산을 사립체로 집어넣어 에너지를 생산한다. 사정 이후 정충이 헤엄쳐 나가는 데 필요한 에너지는 전적으로 아세틸카르니틴의 함량에 달렸다. 정충 운동성이 약한 47명의 남성 중 37명이 아세틸카르니틴 복용 후 정자 수가 늘고 정충 운동성도 크게 향상되었다. 용량은 1,000mg씩 하루 3번.

인삼(Panax ginseng)

고환의 성장을 촉진하고 정충 생산과 남성호르몬을 증가시키며 성기능을 증강시킨다. 말린 뿌리는 1.5~2g씩 하루 3번, 농축캡슐은 100~200mg씩 하루 3번 복용한다. 단, 6명에 1명꼴로 혈압을 올리는 작용이 있으므로 주의해야 한다. 또한 혈당을 내리므로 당뇨약을 먹는 사람은 용량을 조절할 필요가 있다.

시베리아 인삼(Siberian ginseng, Eleutherococcus; 가시오가피, 자오가피)

시베리아 인삼은 황소의 성 기능을 증강시키고 정충 수를 늘리는 것으로 연구되었다. 그러나 혈당을 내리기 때문에 당뇨약을 먹는 사람은 의사와 상의하여 당뇨약의 용량을 내려야 한다.

● 관련 자연치료제

13 베타카로틴	20 비타민 B_{12}	21 비타민 C
23 비타민 E	30 아르지닌	31 아마씨
33 아세틸카르니틴	34 아연	36 엽산
45 코엔자임큐텐	55 황체호르몬크림	인삼
시베리아 인삼		

▲ 2권에서 위 번호를 찾아가면 각 자연치료제에 대한 자세한 내용을 볼 수 있습니다.

19 비만 Obesity

비만을 질병이라고 할 수는 없지만, 오늘날 많은 현대병의 직접적인 원인이 되고 있으므로 건강을 위해 반드시 짚고 넘어가야 할 부분이다. 여기서는 일반적으로 많이 알려진 상식 차원의 정보에서 벗어나 보다 과학적이고 체계적인 내용을 소개하겠다.

원인

- 대뇌에서 분비되는 세로토닌(serotonin)은 위액의 분비를 감소시키고 식욕을 억제한다. 따라서 세로토닌의 수치가 낮으면 식욕이 증가하고 단것을 몹시 찾게 되며 살이 쉽게 찌곤 한다. 세로토닌은 트립토페인(tryptophan)이라는 아미노산(단백질)에서 생성되는데, 동물과 사람에게 트립토페인을 뺀 음식을 먹이면 대뇌에 세로토닌이 감소하여 식욕이 대폭 증가하면서 탄수화물을 과하게 먹게 된다.

▪ 트립토페인이 많은 음식 중 권할 만한 것으로는 땅콩, 칠면조, 참치, 연어, 캐슈너트, 가자미, 새우, 아보카도, 달걀 등이 있다. 이러한 음식을 적당히 섭취해 몸에 트립토페인 단백질이 있어야 식욕을 낮출 수 있다. 단식을 하면 혈중 트립토페인이 낮아지고 결과적으로 세로토닌이 낮아져 식욕이 대폭 증가하게 되므로 절대 피해야 한다.

탄수화물을 찾게 되는 이유는, 탄수화물이 트립토페인의 흡수를 증가시키고 대뇌로 트립토페인을 공급하여 세로토닌을 생산하기 때문이다. ■

- 살이 찐 사람은 체지방세포를 유지하기 위해 더 먹게 된다. 음식이 적게 들어오면 체지방세포가 대뇌에 더 먹으라는 강력한 신호를 보냄으로써 대개는 다이어트에 실패하고 요요현상이 반복된다.
- 인슐린은 췌장의 베타세포에서 분비되어 음식물의 탄수화물에서 만들어진 혈당을 세포 내로 넣어 주어 에너지를 만들게 하는 호르몬이다. 살이 찐 사람은 인슐린에 대한 민감도가 떨어지기 때문에 더 많은 인슐린을 생산하게 되고, 인슐린은 또 체지방세포를 만든다. 그리고 이 체지방세포들은 지방을 채우기 위해 대뇌에 더 많이 먹으라는 신호를 보낸다.

  ▶ 이것은 성인 비만당뇨 환자와 같은 경우이므로 당뇨 식단을 따르는 것이 좋다. ☞당뇨 p.191

- 중년이 되면 갑상선 기능이 저하되어 신진대사가 느려져 살이 찌게 되며, 정신적 스트레스와 감정이 격해지면 스트레스호르몬인 코티솔호르몬이 분비되어 살이 찐다.
- 여성호르몬(estrogen)은 여성의 체형을 통통하게 하는 호르몬으로 과하면 살이 찌게 된다. 살이 찌면 체지방세포가 여성호르몬을 생산하여 살이 더 찌는 악순환이 반복된다. 그러므로 과잉 여성호르몬이 분해되어야 비만의 근본 원인을 치료할 수 있다.

  간에서는 여성호르몬을 분해하여 담즙을 통해 대장으로 배설하는

데, 몸에 독소가 과하면 간의 해독기능이 지쳐서 여성호르몬을 다 분해하지 못한다. 즉, 간 기능이 좋아야 여성호르몬이 순조롭게 분해되고 살이 빠질 수 있다. ☞우리 몸 최대 해독기관 간을 살려라 p.516

- 섬유질을 안 먹는 것도 살찌는 원인이 된다. 섬유질은 간에서 담즙을 통해 장으로 배출된 여성호르몬을 흡수하여 대변으로 배출시킨다. 하지만 대장의 나쁜 균들은 여성호르몬을 다시 흡수시켜 여성호르몬이 도로 많아지게 한다. 자주 배가 더부룩하고 가스가 차고 변 색깔이 짙거나 변이 가늘고 냄새가 나면 장에 나쁜 균이 많다는 뜻이다. 나쁜 균이 많아 변비가 되면 여성호르몬이 다시 흡수되어 살이 찌게 되므로 살을 빼려면 변비부터 고쳐야 한다.

  변비 치료는 ☞소장균, 대장균 부족증 p.274 ☞칸디다증 p.455
- 부모가 비만인 경우, 특히 엄마가 임신 중에 비만이면 아이도 비만이 되기 쉽다.
- TV를 하루 3시간 이상 보면 비만해진다. TV를 보면 운동 부족이 되고 먹는 광고가 많아 식욕을 높인다.

자연치료법

음식

BAD	• 육류, 유제품, 동물성 지방, 마가린과 가공식품의 가공 오일, 경화유(hydrogenated oil), 백미, 흰 밀가루, 단것, 가공식품, 알레르기를 일으키는 음식

GOOD	● 야채, 과일 등 채식 위주 식단, 현미 등 복합탄수화물 ● 유기농 DHA 달걀, 오메가-3오일이 많은 생선(연어, 대구, 고등어, 청어, 가자미), 저지방 유제품, 콩, 지방 없는 닭고기 등의 단백질(약간만), 견과류, 오메가-3, 6 등 좋은 오일

● 살을 빼려면 채식을 해야 한다는 것은 이미 잘 알려진 사실이다. 여성호르몬(estrogen)이 살을 찌게 하는데, 채식을 하면 여성호르몬이 낮아지기 때문이다. 섬유질■이 많은 채식을 하는 여성은 육식을 하는 여성보다 2~3배나 많은 여성호르몬을 대변으로 배출하고 혈중 여성호르몬도 50%나 낮다. 채식 여성은 여성호르몬이 낮기 때문에 비만하지 않고 월경전증후군(PMS), 자궁근종, 난소낭종, 유방암, 심장병, 폐경기 증상들도 훨씬 적게 나타난다. 한 실험에서 17명의 여성이 지방 섭취를 줄이는 대신 섬유질이 많은 채식으로 식단을 전환하자 8~10주 만에 여성호르몬이 36%나 감소했다.

■ 섬유질은 소화를 지연시켜 혈당이 갑자기 오르는 것을 막음으로써 비만을 방지해 준다.

또한 전분이 없는 채소는 탄수화물이 거의 없어 살이 찌지 않으므로 배가 고플 때는 이런 채소를 하루에 여러 번 먹도록 한다. 이렇게 채소와 과일을 같이 먹으면 풍부한 비타민과 미네랄이 모든 신진대사를 원활하게 해 줌으로써 살이 빠진다.

▶ 전분이 없는 채소: 아스파라거스, 피망, 브로콜리, 양배추, 당근 날것, 콜리플라워(cauliflower), 셀러리, 가지, 그린 콩, 케일, 상추, 버섯, 양파, 파슬리, 무, 시금치, 호박, 토마토 등

- 음식의 혈당을 빨리 올리는 기준치를 글라이세믹 인덱스(glycemic index; GI)라 한다. 대체로 단백질과 지방, 전분(탄수화물)이 없는 채소는 혈당을 빨리 올리지 않지만 백미, 흰 밀가루로 만든 음식, 과자 등의 탄수화물은 혈당을 빨리 올려 글라이세믹 인덱스(GI)가 높다. 이런 음식과 간식을 즐겨 먹으면 인슐린이 자주 높아져, 세포의 인슐린에 대한 민감도가 떨어지고 과잉 인슐린으로 살이 찌게 된다. 더 심해지면 당뇨병으로 발전하게 되므로, 혈당을 빨리 올리는 음식은 피해야 한다. ☞혈당을 빨리 올리는 음식 p.194
- 육식, 유제품, 동물성 지방, 마가린과 가공식품의 가공 오일, 경화유(hydrogenated oil)를 금해야 한다. 이러한 것들은 염증과 통증을 유발한다. 동물의 독소는 지방에 많으므로 지방 섭취를 피해야 한다. 경화유는 구조가 변경되어 몸에서 쓸 수 없으며, 고열에 튀긴 음식과 열을 가해 짜낸 기름은 산화되어 몸에 해롭다. 특히 마가린은 경화유가 많은 인조기름 트랜스지방(trans-fatty acid)으로서 동물성 지방처럼 콜레스테롤을 올리고 산화작용을 일으키므로 먹지 말아야 한다.
- 육식의 지방, 백미, 흰 밀가루, 단것, 가공식품을 금하고 야채, 과일, 현미, 통밀, 콩, 씨앗 종류, 견과류, 생선을 많이 먹고 오메가-3오일을 보충해 주어야 한다.
- 붉은 살코기는 장에서 여성호르몬의 흡수를 촉진하므로 먹지 않는 것이 좋고, 닭고기도 껍질을 벗겨 조리한 것을 조금만 먹어야 한다.
- 살충제의 환경여성호르몬이 몸에서 여성호르몬 작용을 하여 살을 찌우고 월경전증후군이나 폐경기 증상, 자궁근종, 난소낭종, 유방

살을 빼려면 갈색지방을 많이 태워라?

체지방에는 백색지방과 갈색지방 두 가지가 있다. 백색지방은 피부 아래 축적되었다가 기근이 올 때 에너지로 쓰는 비축용 지방이다. 갈색지방은 몸 깊숙이 내장을 감싸고 있으면서 칼로리를 태워 열을 발생해 체온을 유지하며, 백색지방과는 반대 작용을 한다. 갈색지방세포에는 사립체(세포의 용광로)가 많아 갈색으로 보인다. 마른 사람은 갈색지방을 태우는 기능이 왕성하고 살찐 사람은 그렇지 못하기 때문에 살이 찌는 것이다. 그렇다면 어떻게 해야 갈색지방의 기능을 높여 살을 뺄 수 있을까? 정답은 기름을 먹는 것이다. 오메가-6오일인 달맞이꽃종자유(evening primrose oil), 보라지오일(borage oil)의 감마리놀렌산(GLA)에서 생성된 프로스타글란딘 PGE_1은 갈색지방세포의 용광로를 자극하여 칼로리를 태우는 작용을 증가시킨다.

암, 정자부족증 등을 유발시킨다. 살충제가 많은 육식, 치즈, 우유 등을 피하고 야채, 과일은 잘 씻어 먹어야 한다.

환경여성호르몬에 대한 자세한 설명은 ☞폐경기 p.483

- 설탕 종류를 금해야 한다. 식품 성분에 자당(sucrose), 과당(fructose), 맥아당(maltose), 우선당(dextrose), 포도당(glucose), 당밀(molasses), 옥수수당밀(corn syrup), 단풍당밀(maple syrup), 소르비톨(sorbitol), 다우선당(polydextrose), 맥아우선당(maltodextrin)이라고 쓰여 있는 것은 모두 설탕 종류다.
- 여성은 하루 평균 50~60g, 남성은 하루 60~70g의 단백질을 2~3번에 나누어 끼니마다 조금씩 먹어야 한다. 가능하면 호르몬과 항생제를 먹이지 않고 오메가-3오일을 먹인 암탉이 낳은 달걀■

■ 대량 생산되는 일반 달걀은 살충제가 들어 있는 사료를 먹이기 때문에 피하는 게 좋고, 닭을 풀어서 키우는 (cage free) 양계장 달걀이나 유기농 달걀을 먹어야 한다.

과, 일주일에 적어도 3번은 오메가-3오일이 많은 생선(연어, 대구, 고등어, 청어, 가자미 등)을 먹으면 좋다. 생선은 단백질뿐만 아니라 오메가-3오일이 풍부하여 세포의 인슐린에 대한 민감도를 높여 주기 때문에 살을 빼는 데 도움을 줄 뿐 아니라 심장병과 당뇨병에도 좋다.

☞달걀, 너무 두려워하지 마라 p.506

- 단백질, 좋은 오일, 전분(탄수화물)이 없는 채소와 현미, 통밀가루 등 정제하지 않은 음식을 균형 있게 먹으면 영양소가 고르고 혈당을 올리지 않아 인슐린이 필요 이상 나오지 않고 살도 찌지 않는다.
- 탄수화물 한 가지만 먹는 일은 절대로 없어야 한다. 항상 단백질 및 좋은 지방(오메가-3오일, 달맞이꽃종자유, 올리브오일, 코코넛오일, 견과류)과 같이 먹는 것이 매우 중요하다.

  ▶ 단백질과 지방은 탄수화물을 천천히 흡수시켜 혈당이 급속히 오르지 않게 하고 인슐린이 과다하게 분비되지 않아 단것을 먹고 싶은 충동을 없애 준다.

탄수화물만 많이 먹어 갑자기 혈당이 높아지면 인슐린이 지나치게 과다 분비되어 저혈당이 되고 만다. 그러면 기운이 빠지고 배고픔을 느끼며 단것을 찾아 군것질을 하게 된다. 밥을 먹고 난 지 얼마 안 되었는데도 금방 배가 고파 군것질을 하게 되는 것이 이런 경우이다. 또 탄수화물만 먹어서 혈당이 갑자기 많아지면 이 혈당은 간과 근육에 글리코겐으로 저장되고 나머지 혈당은 지방으로 저장되어 살이 찌게 된다.

▶ 혈당을 급속히 올리지 않아 다이어트에 적합한 탄수화물: 도토리,

오일을 많이 먹으면 살이 더 빠질까?

오일은 대뇌로 포만감을 느끼는 신호를 보내어 음식을 그만 먹도록 해 준다. 밥을 잔뜩 먹었는데도 계속 더 먹고 싶은 것은 살을 뺀다고 지방이 없는 식사를 하기 때문이다. 그러므로 오메가오일, 달맞이꽃종자유를 식사 직전에 먹고, 올리브오일, 코코넛오일을 반찬에 넣거나 샐러드에 뿌려 먹으면 일찌감치 대뇌에 만족감을 보내어 식사량을 줄일 수 있다. 그렇다고 오일을 많이 먹을수록 더 살이 빠지는 것은 아니다. 스위스의 제네바대학병원의 연구에 의하면 하루 1,200칼로리를 섭취하면서 오일을 식사의 45%를 먹은 그룹이나, 29%를 먹은 그룹의 3개월 후 체중 절감 효과는 똑같은 것으로 나타났다.

삶은 당근, 옥수수, 완두콩, 리마콩(lima bean), 감자, 콩, 과일, 현미, 메밀, 팝콘, 통밀빵, 통밀과자 등.

이것을 항상 생선 같은 단백질과 오메가-3오일 등 좋은 지방과 같이 먹되 천천히 먹고 과식하지 않는다.

- 견과류는 탄수화물이 포함된 단백질이고, 콩은 질 좋은 단백질이다. 특히 씨앗 종류는 지방, 단백질, 탄수화물이 모두 들어 있어 매우 이상적이다. 견과류, 오메가-3오일, 달맞이꽃종자유 등 좋은 오일을 식사 때 먹으면 오랫동안 포만감을 주어 군것질하고 싶은 충동을 억제해 준다. 뿐만 아니라 이런 좋은 오일들은 몸의 지방을 분해하여 살이 빠지는 데도 도움을 준다. ☞ 오메가오일이 뭐기에 p.544
- 살을 빨리 빼겠다고 칼로리를 대폭 줄이는 것은 매우 어리석은 행동이다. 그러면 몸에서는 기근에 대비하여 지방을 비축해야 된다고 생각하기 때문에 신진대사를 늦추어 용광로의 태우는 기능을 대폭 감소시킨다. 결국 살은 빼지 못하고 몸만 축나게 된다.

결론적으로 건강하게 살을 빼기 위한 식생활을 정리해 보면 대체로 다음과 같다.

백미, 흰 밀가루 등 정제된 탄수화물을 금하고 생선, 콩, 유기농 DHA 달걀(오메가-3에서 생성되는 DHA를 넣은 달걀, 또는 유기농 달걀), 저지방 유기농 유제품 약간, 지방 없는 닭고기 등의 단백질(약간만), 견과류, 오메가-3 오일, 달맞이꽃종자유, 올리브오일, 코코넛오일 등 좋은 오일, 야채, 과일, 현미(복합탄수화물)를 골고루 같이 먹는 것이다. 이때 비율은 탄수화물 40%, 단백질, 30%, 지방 30%로 한다. 이들 3대 영양소를 골고루 섭취하면서 지방을 분해하는 영양소를 보충해 주고, 운동을 병행하면 세상에 빠지지 않을 살이 없다.

> ▶ 비만한 사람은 심장마비나 중풍에 걸릴 확률이 8배나 더 높다. 1시간 운동하면 2시간 더 산다는 연구 결과가 있는 만큼, 일주일에 최소 3번 이상 최소 30분 이상씩 운동을 해야 한다. 처음에는 걷는 것으로 시작하여 차차 강도를 높여 가되, 자기 체력의 60% 이상을 쓰는 무리한 운동은 하지 말아야 한다.

자연치료제

살을 빼려면 기본적으로 탄수화물을 적게 먹어야 하는데 말처럼 쉬운 일이 아니다. 그렇다고 짧은 기간에 살을 쏙 빼 준다고 선전하는 각종 다이어트 약품이나 무조건 굶는 방법으로는 요요현상을 피할 수 없고 건강도 크게 해치게 된다. 이럴 때 음식물 섭취는 줄이되 영양은 충분히 보충해 주는 자연생약제의 도움을 받는 것도 좋은 방법이다.

다음은 생리학에 근거하여 몸을 상하지 않고 영양은 충분하게 보충하면서 자연스럽게 살을 빼는 데 도움을 주는 과학적인 자연치료제들이다.

이 생약제를 모두 먹는 것은 부담스러울 테니 각 종류마다 1~2가지씩 자기에게 맞는 것을 선택하여 복용해 보기 바란다. 이와 함께 최소한 하루 30분 이상 정기적으로 운동을 하는 것도 빼놓지 말아야 한다. 특히 근육운동■을 병행하면 살을 더욱 쉽게 뺄 수 있다.

■ 사람은 9가지 필수아미노산이 필요한데 이것이 부족하면 자기 근육의 아미노산을 사용하기 때문에 근육이 빠지게 된다. 근육은 칼로리를 태우는 작용을 하므로 근육이 줄어들면 칼로리 연소가 줄어들어 살 빼기가 더 어려워진다. 반면 근육이 많을수록 신진대사가 빨라지고 칼로리 연소가 많아져 살이 쉽게 빠진다.

식사 대용 영양식

종합비타민

비만의 원인 중 하나가 영양 부족과 불균형이다. 햄버거, 피자 등은 지방과 탄수화물만 있어 칼로리가 높고, 신진대사를 촉진하는 비타민, 미네랄이 없어 살이 찌기 십상이며, 밥과 김치를 주로 먹는 것도 마찬가지다. 이러한 문제를 해결하기 위해 기본적으로 종합비타민을 복용하는 한편, 음식을 골고루 먹으려는 노력이 필요하다.

그린파우더

유기농 채소와 곡식, 녹색식물의 싹을 갈아 만든 파우더로, 영양이 풍부하며 과민성대장이나 설사, 변비에도 좋고 소화와 흡수도 잘된다. 여기에 단백질만 추가하면 웬만한 식사보다 훨씬 영양가가 높고 당뇨병에도 안전하다. 또 비타민과 섬유소, 필수지방산이 들어 있어 신진대사를 높여 줌으로써 체중을 줄여 준다.

쌀단백질

현미에서 추출한 쌀단백질은 우유나 콩제품처럼 알레르기 부작용이 없으며, 체지방을 줄이고 근육질 몸매를 가꾸려고 할 때 좋다. 또한 살을 빼려는 사람뿐 아니라 성장기 어린이의 영양식으로도 좋다. 필수아미노산 종류는 다 들어 있어 그린파우더와 같이 먹으면 웬만한 식사나 생식보다 영양가가 높고 다이어트 식품으로도 이상적이다.

31 아마씨(Flaxseed)

아마씨 파우더(flaxseed powder)의 섬유질을 식전에 물에 타서 먹으면 죽같이 되어 포만감을 주므로 식사량이 줄어들게 된다. 따라서 콜레스테롤과 혈당을 낮춰 주고 인슐린 민감도를 높여 주는 한편, 음식에서 칼로리가 덜 흡수되게 해 준다. 또한 섬유질은 앞에서도 설명한 것처럼 여성호르몬을 흡수하여 대변으로 배출시켜 여성호르몬을 감소시키므로 살이 찌지 않게 해 준다. 더욱이 아마씨 파우더는 섬유질이 많아 변비에도 좋고 오메가-3오일도 많아 이상적이다. 용량은 많이 먹을수록 효과적이나, 배가 더부룩하고 가스가 생기는 것을 방지하기 위해 처음에는 1~2g 정도의 적은 양을 식전공복과 자기 전에 먹는 것으로 시작하여,

차차 5g씩으로 늘려 간다.

식욕 감소제

5-하이드록시트립토페인(5-HTP, 5-Hydroxytryptophan)

식욕을 현저하게 줄여 주고 체중을 감소시킨다. 트립토페인(tryptophan)이라는 아미노산이 5-HTP로 바뀌어 세로토닌(serotonin)이 생성되고 대뇌에 그만 먹으라는 신호를 보낸다. 살이 찐 사람은 선천적으로 트립토페인의 5-HTP로의 전환이 잘 이루어지지 않아 세로토닌이 부족해 과식하게 되는데, 5-HTP를 복용하면 세로토닌이 생산되어 식욕을 자연스럽게 감소시킬 수 있다. 로마대학의 연구에 의하면 5-HTP를 복용한 여성 전원이 식욕이 감소하고 체중이 줄어든 것으로 나타났다. 특히 하루 음식을 1,200칼로리만 먹으면서 5-HTP 300mg을 하루 3번 복용했을 때 가장 효과가 좋았다. 전원이 일찌감치 포만감을 느꼈고 6주에 평균 2kg, 12주에 평균 5.3kg이 감소했다. 처음 6주간은 약간의 매슥거림이 있었으나 복용을 중단할 정도는 아니었다.

용량은 첫 2주 동안은 식사 20분 전에 50~100mg씩 하루 3번 복용한다. 일주일에 0.5kg이 빠지지 않으면 용량을 2배로 올리고, 3주부터는 300mg씩 하루 3번으로 늘린다. 이렇게 천천히 용량을 늘리면 매슥거리는 증상이 없어지고, 만약 있어도 6주 후에는 없어진다.

수산화구연산(Hydroxycitric acid)

가르시니아 캄보지아(garcinia cambogia)라는 열매에서 추출한 물질로, 구연산과 분자구조가 거의 같아 안전하다. 간에서 탄수화물을 지방으로 바꾸는 작용을 억제하여 살이 찌는 것을 방지하고, 간에 탄수화물이 많다는 신호를 보내어 대뇌에서 식욕을 감소시킴으로써 식사량을 줄여 준다.

칼로리 연소제

15 복합리놀산(Conjugated linoleic acid; CLA)

복합리놀산(CLA)은 음식에서 섭취한 지방을 세포 내■로 들어가게 하여 에너지로 태우므로 살이 찌지 않게 해 준다. 세포막은 CLA와 오메가-3오일이 충분해야 영양소가 세포 안으로 잘 들어가고 노폐물도 잘 빠진다. 또 콜레스테롤과 지방은 낮춰 주고 근육은 증가시켜 준다. 몸에 근육이 증가하면 칼로리를 더 소모하게 되므로 기초대사량을 높여 살이 빠지게 된다. 20명에게 CLA 1,000mg을 하루 3번 3개월간 복용시켰더니 체지방이 15~20% 감소하였다. 살을 빼는 데는 하루 3g이면 충분하다.

■ 세포 내 사립체는 음식물을 태워 에너지를 만드는 작은 엔진 같은 기구로, 전신의 세포 안에 다 들어 있다.

2 달맞이꽃종자유(Evening primrose oil) **37 오메가-3오일**(Omega-3 oil)

자연스럽게 살을 빼는 데 좋은 오일들로, 식사 때 먹으면 오랫동안 포만감을 주어 단것이나 군것질에 대한 충동을 억제해 준다. 이런 오일들은 신진대사를 높이고 지방을 태워 살을 빼 줄 뿐 아니라 건강을 유지시켜 주는 이상적인 오일이다. ☞오메가오일이 뭐기에 p.544

45 코엔자임큐텐(Coenzyme Q10; CoQ10)

코큐텐은 지방을 에너지로 전환시키는 효소로서, 비만인의 52%는 이 수치가 낮은 것으로 조사되었다. 9주 동안 칼로리가 낮은 식사를 하면서 코큐텐을 복용하게 한 결과, 코큐텐 수치가 낮은 그룹은 체중이 13.5kg 빠지고 수치가 정상인 그룹은 5.8kg이 빠졌다. 즉, 코큐텐 수치가 정상인 사람보다 낮은 사람에게 훨씬 효과가 크다는 결론이다. 용량은 하루 100~300mg.

지방 흡수 억제제

48 키토산(Kitosan)

육류의 지방을 캡슐 중량의 5배나 흡수하여 대변으로 배출시킴으로써 지방이 흡수되는 것을 방지해 준다. 육류를 즐겨 먹거나 고기를 꼭 먹어야 하는 사람에게 필요하다. 동물실험에서 키토산을 다섯 달 복용시킨 그룹에서는 나쁜 콜레스테롤(LDL)이 현저히 떨어진 반면, 좋은 콜레스테롤은 올라갔다. 또한 혈관벽에 콜레스테롤이 끼어 혈관이 좁아지는 죽상동맥경화를 42%나 개선시켰다.

갑상선 기능 촉진제

콜리우스(Coleus forskohlii)

갑상선호르몬(thyroxine)의 분비를 증가시켜 갑상선기능저하증에 좋으며, 지방을 분해하여 비만 치료에도 많이 쓰이는 인도산 약초이다. 콜리우스는 폐경기 무렵 갑상선 기능이 저하되고 살이 찔 때에도 적합하다.

갑상선기능저하증 p.126

콜라 열매(Cola nut), 녹차(Green tea)의 카페인

교감신경을 자극하여 신진대사와 에너지를 높이고 체온을 상승시켜 지방을 분해함으로써 살이 빠지게 해 준다. 그러나 카페인은 불면증의 요인이 되기도 하고 심장박동과 혈압을 높이므로, 혈압이 높지 않고 심장과 갑상선에 이상이 없는 사람만 복용해야 한다.

6 구굴(Guggul)

갑상선 기능을 촉진시켜 콜레스테롤을 낮추므로 폐경기 무렵 갑상선 기능이 저하되고 살이 찔 때도 적합하다. 233명에게 하루 1,500mg씩 4개월간 복용시켰더니 콜레스테롤 22%, 중성지방 25%가 내려갔고, 좋은 콜레스테롤은 늘어났다. 2달 이상 먹어야 효과를 볼 수 있으며 독성은 없다.

크리아틴 파이루베이트(Creatine pyruvate)

생체연료로 세포 내에서 에너지를 생산하여 심장과 근육의 수축력을 높이고 살을 빼 주며 항산화작용을 한다.

동물실험에서 크리아틴 파이루베이트를 복용시킨 결과, 지방을 에너지로 사용하는 비율이 높아지고 기초 신진대사율과 갑상선호르몬이 증가했다. 또한 혈중 인슐린과 체지방의 지방 생성이 감소하여 신진대사가 느려진 중년의 비만에 적합하며, 심장병 환자의 심장마비나 심근경색을 보호해 주는 작용이 있다. 그 밖에도 인슐린 민감도를 올려 주어 당뇨에도 좋고 체력을 증가시켜 주는 것으로 나타났다. 비만 여성에게 하루 1,000칼로리 다이어트를 시키며 30g의 크리아틴파이루베이트를 3주간 복용시킨 결과 현저하게 지방이 감소했다. 또 다른 연구에서는 비만 남녀 26명에게 하루 45~60분씩 1주일에 3번 에어로빅을 시키며 하루 6g을 복용시킨 결과, 6주 후 복용하지 않은 그룹에 비해 지방이 크게 감소한 것으로 나타났다. 최근 연구들에 의하면 비만 치료와 체력 증강에 적합한 용량은 하루 5~6g이다.

여성호르몬 과잉으로 인한 비만

9 딤(Diindolylmethane; DIM)

브로콜리, 콜리플라워, 브뤼셀양배추에서 추출한 Indole-3-carbinol로, 여성호르몬 과잉을 감소시켜 살을 빼 준다. 일반적인 용량은 하루 100mg이지만 비만 개선에는 100mg씩 하루 3번 복용한다.

43 칼슘글루카레이트(Calcium D-Glucarate)

여성호르몬 과다로 생기는 비만과, 스트레스로 생기는 코티솔호르몬 과잉으로 인한 비만에 효과적이다. 동물실험에서 여성호르몬 수치를 23% 감소시키는 것으로 나타났다. 유방이 크고 살이 통통하게 찐 여성은 칼슘글루카레이트와 딤(DIM)을 다이어트 프로그램에 추가하면 살 빼는 것이 훨씬 수월해진다.

55 황체호르몬크림(Progesterone Cream)

폐경기 무렵의 여성은 여성호르몬이 황체호르몬보다 많아져 살이 찌기 쉽고, 젊은 여성 중에도 본래부터 가슴이 크고 여성호르몬이 많아 살이 찐 사람이 있다. 황체호르몬은 여성호르몬의 살찌우는 작용을 억제하고, 지방을 태워 에너지로 사용하여 살찌는 것을 막아 주며, 콜레스테롤도 낮추어 준다. ☞ 폐경기 p.474

레스베라트롤(Resveratrol)

붉은 포도 껍질, 적포도주, 폴리고눔(polygonum) 약초에 들어 있는 매우 강력한 항산화제로서 특히 체지방에서 안드로스틴다이온(androst-endione: 남성호르몬의 일종)이 에스트로겐(estrogen: 여성호르몬)으로 전환되는 아로마테이스(aromatase: 남성호르몬을 여성호르몬으로 바꾸는 효소)를 억제하여 여성호르몬 생성을 방해하므로 비만에 효과적이다.

7 글루타티온(Glutathione)

인슐린이 높아 비만한 여성은 간 기능이 저하되는데 글루타티온은 간 기능을 좋게 하고 에스트로겐(여성호르몬)을 대장으로 배출시켜 비만 개선에 도움을 준다.

● 관련 자연치료제

1 달맞이꽃종자유	6 구굴	7 글루타티온
9 딤(DIM)	15 복합리놀산(CLA)	31 아마씨
37 오메가-3오일	43 칼슘글루카레이트	45 코엔자임큐텐
48 키토산	55 황체호르몬크림	그린파우더
레스베라트롤	쌀단백질	수산화구연산
종합비타민	콜라 열매, 녹차의 카페인	콜리우스
크리아틴 파이루베이트	5-하이드록시트립토페인	

▲ 2권에서 위 번호를 찾아가면 각 자연치료제에 대한 자세한 내용을 볼 수 있습니다.

20 소장균, 대장균 부족증

Intestinal Dysbiosis

사람의 장 속에는 좋은 균과 나쁜 균들이 공생하고 있다. 소장균과 대장균처럼 좋은 균들이 부족하고 나쁜 균들이 많아지면 여러 가지 크고 작은 병에 걸리게 된다. '죽음의 80%는 대장에서 시작된다' '노화는 대장에서 시작된다'라는 말이 있을 정도이다.

우리 장 속에는 약 500가지 종류, 약 100조에 달하는 균들이 살고 있다. 다행히 몸속에는 우리와 공생관계를 이루는 좋은 소장균과 대장균들■이 살고 있어 천연항생제(acidophilin)와 산(lactic acid, acetic acid, benzoic acid), 과산화수소를 분비하여 대장 속 나쁜 균들의 증식을 억제하고 공해물질과 독소를 해독시켜 준다. 소장균(acidophilus)이 분비하는 천연항생제는 강한 항생제작용을 한다. 소장, 대장에 좋은 균 중 대표적인 것은 락토바실루스 아시도필루스(lactobacilus acidophilus)와 락토바실루스 비휘두스(lactobacilus bifidus)이다. 좋은 균들은 입 안, 소화기 내장, 요도, 질 안 등에 서식하며 좋은 균들이 많을수록 나쁜 균들은 증식하지 못한다.

■ 여기서 말하는 대장균은 질병을 일으키는 대장균(E. coli)이 아니라, 대장에 서식하는 좋은 균을 일컫는다.

증상

자주 소화가 안 되고 배가 더부룩하며 트림이 나고 가스가 찬다. 설사와 변비가 교차하기도 하고 약을 먹은 후 토할 것 같은 증상이 있으며 음식 알레르기가 생긴다. 위염, 항문 가려움증이 있고 방귀와 변에서 나쁜 냄새가 난다. 변의 색이 검거나 검은 녹색이고 배변이 가늘고 찐득거리며 시원하지 않다. 또는 딱딱하게 굳은 변을 보기도 하고 소화가 안 된 변이 나온다. 소화흡수가 잘 안 되어 체중이 감소한다.

원인

- 좋은 소장균, 대장균들이 부족하게 되면 장내 나쁜 박테리아와 칸디다곰팡이가 번성하여 변비와 설사, 크론스(Crohn's)장염, 궤양성대장염, 과민성대장, 대장암 등에 걸리게 된다. 또 요도염, 방광염에도 걸리기 쉽고, 음부가 가렵고 질염이나 대하가 생기기도 한다.
- 장벽에 소장균, 대장균이 충분하지 않아 장벽을 보호하지 못하면 소장, 대장에 나쁜 박테리아가 번성하고 탄수화물을 발효시켜 가스가 많이 생기므로 더부룩해진다. 또 단백질을 부패시켜 장운동을 감퇴시키고 장벽을 새게 만든다. 이것을 '장벽이 새는 증후군(leaky gut syndrome)'이라고 하는데, 나쁜 독소가 장벽에 침투하여 혈액 속으로 흡수되면 혈액 내의 백혈구들이 이들 나쁜 균들과 싸워야 하므로 면역의 소모가 많아진다. 면역이 지치고 약해지면 관절염, 강직성척추

염, 류머티즘 관절염, 자가면역 질병들과 유방암, 건선, 습진, 여드름, 천식, 두드러기, 알레르기, 잇몸 질환, 허피스, 편도선, 편두통, 만성피로, 간 기능 저하 등 여러 가지 병에 걸리게 된다.

- 알레르기가 있는 아이나 어른은 모두 장에 좋은 균들이 부족하다. 소장균, 대장균은 산성을 좋아하는데 나이가 들어 위산이 부족해지면 소장균, 대장균이 감소하고 이 기회를 틈타 칸디다곰팡이와 나쁜 균들이 반성하여 칸디다증이 된다. ☞칸디다증 p.455
  또 항생제, 수돗물에 포함된 소독성분인 염소(chlorine), 알코올, 스테로이드 호르몬(Prednisone)과 피임약에 의해서도 소장균, 대장균들이 죽게 된다. 따라서 항생제는 물론이고 수돗물을 그냥 마시는 것도 좋지 않다.
- 육식, 정제된 탄수화물, 단것 위주의 식단과 야채, 과일 등 섬유질 부족도 원인이 된다. 섬유질이 부족하면 이를 식량으로 하는 소장균, 대장균이 제대로 증식하지 못하고 장점막세포가 건강하지 못하여 소화가 안 된 음식분자와 나쁜 균들이 혈액으로 들어오게 됨으로써 각종 병이 생긴다.

자연치료법

음식

채식을 주로 하는 사람은 소장균, 대장균 증식이 활발한 반면, 육식과 정제 가공한 서구식 음식을 즐겨 먹는 사람은 소장균, 대장균이 잘 증식하지 못하고 그 수가 매우 적다. 따라서 육식, 백미, 흰 밀가루, 단것, 가공식품을 금하고 야채, 과일, 현미, 통밀, 콩(콩밥), 씨앗 종류, 견과류, 찬 바다생선 등을 먹는 것이 좋다.

BAD	● 본인에게 알레르기를 일으키는 음식을 찾아내 금한다. ● 동물성 단백질 위주의 육식, 백미, 흰 밀가루 등 정제된 탄수화물, 단것, 가공식품 ● 전분(starch)이 많은 곡물, 밀, 귀리, 보리, 호밀, 대두(메주콩soybeans), 감자, 옥수수 등은 나쁜 균들에 의해 발효되어 배가 더부룩해지고 가스가 차며 설사, 변비가 더 잘 생긴다.
GOOD	● 섬유질이 많은 야채, 과일, 통밀, 현미 등 정제하지 않은 곡식, 콩, 씨앗 종류, 견과류, 오메가-3오일이 많은 생선(연어, 대구, 고등어, 청어, 가자미 등) ● 밥은 현미로 먹되 쌀은 줄이고 콩을 더 많이 넣어 먹는다. ● 채소와 과일은 훌륭한 섬유질이며 특히 아마씨(flaxseed)의 섬유질이 좋다.

- 아마씨(flaxseed)는 소장균, 대장균의 식량이 될 뿐 아니라 섬유질이 많아 배변을 굵고 시원하게 해 준다. 게다가 각종 영양소가 풍부하고 오메가-3오일까지 들어 있으니 일석삼조이다. 식사 때마다 야채샐러드, 나물 등에 뿌려 먹기를 권한다. 물에 타서 마셔도 되고 그냥 씹어 먹어도 고소하다.

자연치료제

소장균, 대장균의 효능

- 좋은 균들은 장점막에 증식하여 알레르기를 일으키는 물질이 장점막을 통과하지 못하게 하고, 천연항생제를 만들어 나쁜 균들을 억제하며 산과 항체를 만들어 면역을 올려 준다.

- 면역을 증강시킬 뿐 아니라 면역의 균형을 맞춰 다발성경화증, I 형 소아당뇨, 크론스장염, 류머티즘 관절염 등 자가면역 질병과 알레르기성 비염, 아토피성 피부염, 천식 등 알레르기 질환을 감소시킨다.
- 비타민 B_2, B_3, B_5, B_{12}, K, 바이오틴(biotin)을 생산하며 소장에서 미네랄을 흡수하는 데 중요한 역할을 한다.
- 변비를 없애 주고 식중독으로부터 보호해 준다. 또 대장독소가 간으로 흡수되는 것을 막아 간 기능을 좋게 해 주는 등 전체적으로 사람의 심신을 건강하게 해 준다.
- 헬리코박터균을 억제하여 위염을 예방해 주고 질염을 일으키는 박테리아를 억제하여 질염을 예방해 준다.
- 대장의 발암물질에 붙어 발암물질을 무력화하고 직접 종양의 성장을 억제하기도 한다. 동물실험에서도 발암물질을 발생시키는 박테리아를 억제하여 대장암을 예방해 주는 것으로 나타났다.

소장균(Lactobacillus acidophilus)의 효능

- 비타민 B를 생산한다.
- 단백질 소화효소(protease), 유당 소화효소(lactase), 지방 소화효소(lipase)를 생산하여 소화를 돕는다.
- 면역을 증강시켜 자가면역 질병과 알레르기를 감소시킨다.
- 대장암을 비롯하여 발암물질의 생성을 억제한다.
- 대장 내 나쁜 균들이 대장벽에 붙는 것을 억제한다.
- 천연항생제인 아시도필린(acidophilin)을 생산하여 독소를 생산하는 23

가지 나쁜 균들의 증식을 억제한다.

- 식중독, 설사, 변비를 없애 준다.
- 위염, 위궤양, 위암의 원인인 헬리코박터균을 억제한다.
- 피부병을 치료한다.
- 콜레스테롤을 감소시킨다.

대장균(Bifidobacterium)의 효능

- 비타민 B의 생산을 돕는다.
- 간 기능을 좋게 한다.
- 대장 내 산도를 높여 나쁜 균들의 증식을 막는다.
- 유아의 체중을 증가시킨다.
- 장 속 환경을 개선하여 변비를 없애 준다.
- 면역을 증강시켜 자가면역 질병과 알레르기를 감소시킨다.

소장균, 대장균 복용 방법

- 소장균, 대장균은 장벽에 붙어 증식하는데, 장벽에 많이 붙으면 나쁜 박테리아가 붙을 곳이 없어져 감소하게 된다. 소장균, 대장균을 복용하면 즉시 좋은 효과를 보지만 복용을 중단하면 다시 효과가 없어지는데, 이는 소장균, 대장균의 증식이 일시적인 데다 좋은 균들이 장벽에 충분히 붙지 못했기 때문이다.■ 따라서 좋은 소

■ 좋은 균들이 장벽에 붙어 잘 증식하려면 수개월이 걸리기도 하며, 좋은 식량이 없으면 제대로 살지 못하고 그냥 대변으로 배출되어 버린다.

장균, 대장균들이 잘 증식하게 하려면 지속적으로 복용하는 것이 가장 중요하며 소장균, 대장균들의 식량이 되는 좋은 음식을 같이 먹어 줘야 한다.

참고로, 요구르트(yogurt)에 들어 있는 유산균(lactobacillus bulgaricus)은 좋은 작용을 하지만 장에 증식하지 못하고 배출되므로 매일 먹어야 한다. 또 익은 김치에 들어 있는 유산균(lactobacillus plantarum) 역시 좋은 작용을 하지만 장에 증식하지 못하고 배출된다. 더욱이 김치찌개를 만들면 열에 의해 유산균이 모두 죽는다.

- 건강을 위해 항상 변의 상태를 점검해야 한다. 색이 검거나 검은 녹색이 되고 나쁜 냄새가 나면서 끈적거리든지, 가늘거나 딱딱하거나 변비 또는 설사가 되면 나쁜 균들이 많아진 것이므로 소장균, 대장균을 복용해야 한다.■■ 처음에는 양을 충분히 복용하고, 효과를 본 후에도 하루 한 번씩 보충하여 장에 증식하게 하면 변비의 재발을 막을 수 있다. 소장균, 대장균은 배변을 굵고 시원하게 볼 수 있게 해 주고 색깔이 노란색에 가까운 밝은 밤색이 되며, 변 냄새도 없어진다. 대장청소를 먼저 한 다음 소장균, 대장균을 복용하는 것이 순서이다.

■■ 나이, 위산 분비 감소, 식생활 습관, 스트레스, 라이프 스타일에 따라 좋은 균이 잘 증식하지 못하는 사람이 있다. 이런 사람은 매일 소장균, 대장균을 먹어 줘야 한다. 만약 하루라도 거르게 되면 나쁜 균들이 순식간에 증식하여 변 색깔이 녹색으로 변하기 시작한다.

대장을 청소하는 방법은 ☞칸디다증 p.455

- 좋은 균인 소장균, 대장균은 나쁜 균들의 증식을 억제하고 나쁜 균

들이 바이오필름(biofilm: 보호막층)을 생성하는 것을 방해한다. 소장균, 대장균 역시 장점막에 붙어 스스로 바이오필름을 만들어 증식하지만, 나쁜 균들의 바이오필름이 이미 장점막을 다 점령하고 있으면 소장균, 대장균이 붙을 자리가 없어 잘 증식하지 못하고, 복용을 중단하면 다시 변이 나빠진다. 그러므로 나쁜 균들의 바이오필름을 먼저 없앤 후 ☞바이오필름 분해제 p.462 소장균, 대장균을 복용해야 소장균, 대장균들이 장점막에 붙어 증식할 수 있다. 소장균, 대장균을 지속적으로 복용하여 장점막에 항상 증식하게 하면 나쁜 균들이 장점막에 붙을 수 없어 날마다 쾌변을 볼 수 있다.

- 항생제를 복용하면 좋은 균들이 죽고 칸디다곰팡이(candida albican)와 나쁜 균들이 즉시 번성하게 된다. 이로 인해 변이 검거나 검은 녹색이 되고 가늘거나 찐득거리며 나쁜 냄새가 나면서 변비나 설사가 되기도 한다. 또 류머티즘을 악화시키며 요도염, 방광염, 질염이 생기고 음부가 가렵거나 대하가 생기기도 한다. 따라서 부득이 항생제를 복용해야 할 경우에는 소장균, 대장균의 용량을 2배로 늘리고 항생제와 2시간 이상 간격을 두고 복용해야 한다. 항생제 치료가 끝난 후에도 최소한 1달 이상 소장균, 대장균을 2배로 복용하고 그 후에는 일반 용량을 복용한다.

plus+

나에게 맞는 소장균, 대장균 복용 방법

소장균, 대장균은 음식과 물을 식량으로 하여 증식한다. 그런데 어떤 것은 '식후에 복용'하라고 되어 있고, 어떤 것은 '공복에 복용'하라고 되어 있어 혼란스럽다는 질문을 자주 듣는데, 아래 복용 방법이 도움을 줄 것이다. 참고로 '공복에 복용'하라는 것은 위산이 강하여 소장균, 대장균을 녹일 수 있기 때문이다.

위산 과다인 사람

식사 때 위산이 너무 많이 분비되어 소장균, 대장균을 녹일 가능성이 있으므로, 식후 바로 복용하지 말고 음식이 다 소화되어 배가 꺼졌을 때 물 한 컵과 함께 복용하는 것이 좋다. 물을 많이 마시면 위산을 희석시키면서 곧바로 십이지장으로 내려가 음식과 합류할 수 있다.

☞ 나는 위산 부족인가, 위산 과다인가 p.509

위산이 부족한 사람

소장균, 대장균을 식후에 복용하면 음식과 물이 위산과 섞여 위산의 산도가 낮아지기 때문에 소화가 어려워진다. 따라서 소화가 다 된 후 음식이 십이지장으로 내려갔을 때 복용하는 것이 좋다. 위산 부족으로 소화가 잘 안 되어 위산 캡슐을 복용해야 하는 사람도 이와 같이 복용한다.

바쁜 직장인들

아침 식사 후 소화가 다 되기를 기다려 소장균, 대장균을 챙겨 먹기란 힘든 일이다. 저녁 식사 후 소화가 다 되어 위장에서 십이지장으로 음식이 내려간 직후 복용한다. 아무리 늦어도 잠자기 30분~1시간 전에는 복용을 해야 한다. 누우면 위장에서 십이지장으로 내려가기가 힘들기 때문이다. 또는 위산에 잘 견디게 제조된 소장균, 대장균을 아침 식사 후에 복용하면 편리하다.

변비가 심한 사람

변 색깔이 검거나 검은 녹색이 되고 가늘고 진득거리며 냄새가 나쁜 사람은 대장청소를 먼저 하는 것이 순서이다. 만약 이것이 어렵다면 소장균, 대장균을 라벨에 적힌 용량의 3배 이상 복용한다. 그러고 나서 변 색깔이 밝은 밤색이나 노란색에 가까워지고 변이 굵고 시원해지면 조금씩 양을 줄여 나가다가 나중에는 라벨 용량대로 복용하면 된다. 이것 역시 사람마다 장벽의 상태, 식생활, 나이에 따라 적당한 양을 찾아야 한

plus+

다. 하지만 누구에게나 공통된 점은, 대장을 먼저 깨끗하게 청소한 후 소장균, 대장균을 복용해야 한다는 것이다.

캡슐을 삼키지 못하는 어린이

너무 어려서 캡슐을 삼키지 못하는 어린이는 캡슐을 까서 물이나 주스에 타 준다.

▶ FOS가 들어 있는 제품

소장균, 대장균의 식량이 되는 FOS(fructooligosaccharides; 프락토올리고당)나 이눌린(inulin)이 함께 들어 있는 제품은 공복에 복용해도 되지만, 음식이 위장에서 십이지장으로 내려간 직후 복용하는 것이 더 좋다. 또는 아침에 일어나자마자 공복에 복용해도 되는데, 단 복용 후 최소 45분~1시간 안에는 음식을 먹지 말아야 한다.

▶ 위산에 견딜 수 있게 특별히 제조된 소장균, 대장균

이런 제품은 소장균, 대장균을 특수층으로 보호하여 위산에 녹지 않고 소장, 대장까지 도달할 수 있다. 식후에 바로 먹을 수 있어 바쁜 직장인 등에게 편리하다.

소장균, 대장균은 저마다 하는 작용이 달라서 다양하고 종합적인 효과를 발휘한다. 따라서 여러 종류의 소장균, 대장균이 같이 들어 있는 제품이 훨씬 효과적이다.

21 식도역류증 Gastroesophageal Reflux

식도역류증은 소화가 안 되고 위장의 음식물과 위산이 식도로 올라와 가슴이 쓰리고 아프다 하여 '하트 번(Heart burn: 가슴이 타다)'이라고도 한다.

증상

- 소화가 안 되고 식도가 쓰리며 신물이 올라온다. 오래되면 식도염, 식도궤양, 식도암이 될 수 있다.
- 위장의 음식물과 위산이 식도로 넘어 올라와 가슴이 아프고 쓰린 증상 때문에 심장병으로 오인하기도 한다. 앞으로 구부리거나 엎드리면 음식이 넘어오고 쓰리며 음식을 삼킬 때 통증이 있다. 위산의 자극으로 목에 가래가 생기기도 한다.
- 위산이 부족하면 트림이 자주 나고 배가 더부룩하게 꽉 찬 듯하며 소화 시간이 오래 걸린다. 그래서 다음 식사 때가 되어도 배가 고프지 않다.

원인

이러한 증상의 가장 큰 원인은 기름에 튀긴 음식, 베이컨, 파스트라미(pastrami)같이 가공된 고기, 설탕의 과용, 초콜릿, 토마토, 토마토 식품(스파게티 소스, 케첩), 알코올, 흡연, 항생제, 아스피린, 코티손, 관절염약 등이다. 또한 커피, 귤 종류, 매운 음식, 자극성 있는 음식을 먹으면 증상이 악화된다. 초콜릿이 특히 심하고 담배를 피우면 니코틴이 식도괄약근을 이완시켜 음식물이 식도로 역류하게 된다.

- 과식으로 위장이 팽창하면 위장과 식도 간의 괄약근이 열려 식도를 자극한다.
- 기름진 음식을 먹거나 위산이 부족해도 식도가 제대로 닫히지 않는다. 음식이 위장에 오래 머물러 괄약근이 붓고 염증이 생기기 때문이다.
- 임신과 비만으로 인한 복압(배의 압력)의 증가로 위장이 위로 밀려 올라가는 것도 원인이다.
- 스트레스는 위산 분비를 억제하여 소화를 방해하고 식도 역류를 더욱 악화시킨다.

자연치료법

- 음식을 천천히 잘 씹어 먹고 과식, 음주, 흡연을 금한다. 식후 바로 누우면 음식이 식도로 역류하므로 저녁 식사를 일찍 마친 후 위장을

비우고 자야 한다. 잠을 잘 때는 머리를 높게 하여 위산이 역류하지 않게 한다.

- 위산이 많아서 식도역류증이 생기는 경우는 거의 드물다. 위산의 분비가 적으면 소화가 안 된 음식이 위장에 오래 머물면서 위장과 식도 간의 괄약근을 계속 자극하여, 괄약근이 붓고 꽉 닫히지 않아 식도역류증이 생긴다. 이럴 때는 위산, 펩신, 소화효소를 보충하여 위에서 음식이 빨리 내려가게 해 주어야 한다. 위산은 식사 중에 먹어서 식도와 닿지 않게 해야 한다.
- 만약 위산이 많아 소화가 안 되고 가슴이 쓰리더라도 제산제(텀Tums, 로레이드Rolaids, 마이란타Mylanta 등)를 먹지 말고 알칼리성인 산호칼슘이나 야채, 과일을 먹는 것이 좋다. 제산제는 일시적인 증상은 없애 주지만 결과적으로는 증상을 더 악화시키고 습관성이 되게 하기 때문이다. 위산분비억제제(펩시드Pepcid, 잔탁Zantac, 타가멧Tagamet 등)는 위산 분비 자체를 억제하여 나중에 더 큰 문제가 된다.

☞나는 위산 부족인가, 위산 과다인가 p.509

- 식후 45분~1시간이 지나도 음식이 위장에 그대로 있는 느낌이라면 위산 분비 기능이 좋지 않은 것이다. 위산 분비를 촉진하는 방법으로 식사 직전에 식초 한 숟가락을 물 ⅓컵에 타서 마시면 위산도가 높아져 소화에 도움이 된다.

  ▶ 구연산은 세포에서 에너지를 생산하는 데 필수적인 성분으로 위산처럼 소화를 돕는다. 구연산을 새콤하게 타서 식사 도중이나 식후에 마시면 소화에 도움이 된다.

22 신석증 Kidney Stone, Renal Calculus

신석은 모래알같이 작은 것부터 골프공 같이 큰 것도 있다. 큰 신석은 대개 신장에 있어 별 증상이 느껴지지 않는다. 작은 신석은 요관을 통해 방광으로 나와 소변으로 배출된다. 이때 요관을 통과하기 어려운 크기의 신석은 요관을 빠져나오는 여러 날 동안 극심한 통증을 겪게 된다.

증상

신석이 신장에 있는 동안은 증상이 없으나 요관으로 내려오면 옆구리나 신장 부위에서부터 간헐적으로 극심한 통증이 온다. 이 통증은 등 쪽 갈비뼈 아래 부분 신장 부위에서 시작하여, 신석이 방광으로 내려가는 며칠 동안 극심하다가 방광으로 내려간 후에는 통증이 멎는다. 매슥거림, 구토, 복부팽창이 있을 수 있고, 염증이 생기면 오한, 발열에 더해 소변이 자주 나오고 소변에 피가 섞여 탁하고 진한 색이 된다.

만약 신석이 요관으로 내려오다 중간에 걸려 소변을 막으면 신장이 손상되므로 빨리 제거해야 한다. 요즘은 수술을 하지 않고 체외충격파로 신석을 깨는 방법도 있다.

신석의 종류

- 수산칼슘(수산염oxalate+칼슘calcium), 인산칼슘(인산phosphate+칼슘calcium)에 의한 **칼슘신석**: 75~85%(이 중 인산칼슘신석은 약 5%)
- 마그네슘, 암모니움, 인산염에 의한 **녹각석신석**: 10~15%
- 요산(uric acid)에 의한 **요산신석**: 5~8%
- 시스틴(cystine)에 의한 **시스틴신석**: 1%

칼슘신석_원인

- 섬유질은 먹지 않고 육식, 흰빵, 백미, 소금, 설탕 등 산성 음식을 즐겨 먹으면 신석이 생긴다. 특히 비만한 사람과 혈당이 높은 사람, 설탕을 많이 먹는 사람은 혈액이 산성이 되어 뼈에서 칼슘을 꺼내 쓰기 때문에 소변으로 칼슘 배출이 많아져 신석이 생길 확률이 높아진다. ■

■ 우리 혈액(체액)은 약알칼리성을 유지하고 있다. 그런데 채식(알칼리성)을 안 하고 육식(산성)을 주로 하여 혈액이 산성이 되면, 뼈에서 알칼리성인 칼슘을 빼내 혈액을 알칼리성으로 유지해야 한다. 이때 쓰고 남은 칼슘을 뼈로 다시 집어넣는 과정이 자주 반복되면 칼슘 배출이 많아져 신석에 걸리기 쉽다.

칼슘신석은 골다공증과 원리가 같다. ☞ 골다공증 p.153

- 칼슘을 많이 먹고 마그네슘을 적게 섭취해도 신석이 생긴다. 예를 들어, 칼슘이 많은 우유, 치즈 등 유제품을 즐겨 먹고 마그네슘이 풍부한 채소나 과일을 적게 먹으면 칼슘신석에 걸리기 쉽다. 유제품에 들어 있는 칼슘과 마그네슘 비율은

10:1 정도이다. 마그네슘은 수산칼슘을 녹이는 작용을 하여 수산칼슘신석과 인산칼슘신석이 생기는 것을 억제한다.

- 비타민 B_6가 부족하면 신석이 생긴다. 비타민 B_6는 수산염의 생성과 배출을 감소시킨다. 수산칼슘신석이 재발하는 환자는 대개 비타민 B_6가 결핍되어 있다.
- 과다한 음주는 혈당을 급속히 높여 소변에 칼슘이 증가하므로 신석이 되기 쉬운데, 이는 혈당(설탕)도 산성이기 때문이다.
- 물을 안 먹으면 소변이 농축되어 신석이 더 쉽게 생기고, 땀을 많이 흘리는 것도 마찬가지다. 신석에 잘 걸리는 사람은 물을 많이 마셔 소변을 자주 봐야 한다.
- 짜게 먹으면 소변으로 칼슘 배출이 증가하여 신석이 생기게 된다. 소금 2.3g을 먹을 때마다 칼슘 40mg이 소변으로 배출된다.
- 알루미늄이 들어 있는 제산제(Alka seltzer 등)는 칼슘의 배출을 과도하게 증가시켜 신석이 생기게 한다.
- 다양한 음식 속에 함유되어 있는 수산염은 흡수되면 몸속에서 칼슘과 결합하여 수산칼슘이 되고, 소변으로 배출되면서 신장에서 칼슘신석이 생기게 된다.

  ▶ 하지만 음식물 속의 칼슘과 수산염이 결합하여 만들어진 수산칼슘은 몸속으로 흡수되지 않고 대변으로 배출되어 신석이 생기지 않는다.

- 신석은 칼슘 과잉보다 칼슘 섭취가 부족해서 생기는 경우가 많다. 따라서 신석이 있으면 칼슘을 먹지 말아야 한다는 것은 잘못된 상식이다. 식사 직전에 칼슘을 먹으면 음식물 속의 수산염과 결합하여

수산칼슘이 된다. 이 수산칼슘은 몸 안으로 흡수되지 않고 대변으로 배출되므로 신석이 생기지 않는다. 최근 연구에서도 칼슘과 수산염을 함께 먹은 후 소변에서 수산염 배출을 측정한 결과 양이 현저하게 줄어들었다. 이것은 수산염이 몸속으로 흡수되지 않고 대변으로 배출된다는 증거이다. 따라서 매일 식사 때마다 칼슘을 복용하면 신석 예방에 매우 효과적이다. 특히 신석의 생성을 억제하는 구연산칼슘(calcium citrate)의 효과가 뛰어나다.

칼슘신석_자연치료법

음식

BAD	● 육식, 흰빵, 백미, 소금, 설탕 등 산성 음식 ● 알코올, 짠 음식 ● 우유, 아이스크림, 밀크초콜릿, 치즈 등 유제품을 제한한다. ※ 수산염이 많은 음식 ☞p.292 을 피한다.
GOOD	● 섬유질이 많은 야채, 과일, 현미, 통밀 ● 마그네슘이 많고 칼슘이 적은 된장, 보리, 옥수수, 메밀, 호밀, 귀리, 현미, 아보카도, 바나나, 캐슈너트(cashew nut), 코코넛, 땅콩, 참깨, 리마콩(lima bean), 감자 등

● 야채, 과일에는 마그네슘과 섬유질이 풍부하다. 녹색잎채소는 알칼리성이며 비타민 K가 풍부하여 신석이 생기는 것을 강력히 억제해준다. 채식주의자에게 신석 발생률이 낮은 이유가 여기에 있다. 고기를 먹어도 야채, 과일과 함께 먹는 사람은 신석에 덜 걸린다.

- 백미, 흰 밀가루를 현미, 통밀가루로 바꾸면 소변의 칼슘 농도가 낮아져 신석에 걸릴 확률이 낮아진다.

수산염이 많은 음식_음식 100g 중 수산염 함유량(g)

파슬리(Parsley) 1.70g

시금치(Spinach) 0.97g

명아주풀(Swiss chard) 0.70g

사탕무 잎(Beet leaves) 0.61g

당근(Carrot) 0.50g

코코아(Cocoa) 0.50g

무(Radish) 0.48g

방울다다기양배추(Brussels sprout) 0.36g

마늘(Garlic) 0.36g

상추(Lettuce) 0.33g

물냉이(Watercress) 0.31g

사탕무(Beetroot) 0.30g

고구마(Sweet potato) 0.24g

브로콜리(Broccoli) 0.19g

셀러리(Celery) 0.19g

가지(Eggplant) 0.19g

콜리플라워(Cauliflower) 0.15g

땅콩(Peanuts) 0.15g

아스파라거스(Asparagus) 0.13g

양배추(Cabbage) 0.10g

양파(Onion) 0.05g

완두콩(Pea) 0.05g

토마토(Tomato) 0.05g

차 한 잔(a Cup of tea) 0.05g

피망(Pepper) 0.04g

오이(Cucumber) 0.02g

케일(Kale) 0.02g

호박(Squash) 0.02g

이 밖에도 수산, 수산염이 있는 음식으로는 메밀, 후추, 대황, 근대, 바나나, 초콜릿, 견과류, 블랙베리, 블루베리 등 딸기 종류, 깍지콩(green beans) 등 콩 종류, 흑차(black tea), 말린 무화과, 커피, 콩코드포도, 민들레잎, 파, 오렌지 등이 있다.

이처럼 수산염은 많은 음식에 들어 있어 일일이 피하기가 어렵다. 따라서 칼슘을 식사 직전에 먹어 음식물 속의 수산염과 결합시켜 대변으로 배출시키는 것이 가장 좋은 방법이다.

수산염이 많은 시금치, 어떻게 먹어야 안전한가?

시금치를 삶으면 수산염이 방출되고, 생으로 먹어도 씹으면서 수산염이 소량 방출되어 흡수된다. 시금치를 삶아 먹을 때는 수산염이 방출되도록 미리 물에 담가두었다가 삶는다. 삶은 후에도 반드시 그 물을 쏟아 버리고 먹어야 한다. 또 시금치된장국 등을 끓일 때에도 생시금치를 바로 넣어 끓이면 안 된다. 일단 시금치를 물에 담갔다가 삶은 후 물기를 빼서 수산염을 제거한 후 국에 넣어야 한다. 근대 등 다른 음식도 마찬가지이다.

자연치료제

자연치료법으로 감쪽같이 신석을 없앤 60대 부인이 있다. 이 부인은 신장에 돌이 있어 한쪽 신장을 떼어 냈고, 나머지 신장도 20%밖에 기능을 못하였다. 게다가 정기검사 결과 신장 깊숙이 3mm 크기의 신석이 생겨 걱정이 이만저만 아니었다. 나는 부인에게 구연산칼슘과 구연산마그네슘이 같이 들어 있는 칼슘 1통과 구연산마그네슘 1통을 설명서와 같이 드렸다. 부인은 설명서에 적힌 식단대로 식사를 하며 이 약들을 여러 달 복용했고, 어느 날 환한 얼굴로 찾아왔다.

"선생님, 이번에 엑스레이(X-ray)를 다시 찍어 보니 돌이 없어졌대요. 선생님, 너무 고맙습니다. 너무 감사해서 선생님 계신 쪽을 향해 큰절을 했습니다."

10 구연산마그네슘(Magnesium citrate)

마그네슘과 구연산을 결합시킨 마그네슘이다. 소변에서 수산칼슘과 인산칼슘이 크리스털 결정체가 되는 것을 감소시키고, 신석이 생기는 것을 억제하여 90%의 환자가 신석 생성이 멈추었다. 쥐에게 마그네슘을 뺀 먹이를 주면 즉시 신석이 생겼고, 마그네슘을 먹이면 신석의 재발이 방지되었다. 하루 500~1,000mg.

42 구연산칼슘(Calcium citrate)

구연산(citric acid)은 소장에서 칼슘 흡수가 더 잘되도록 도와주고 신석의 생성을 방지해 준다. 질이 좋은 구연산칼슘은 수산염 흡수를 적게 하여 소변 배출 또한 적어지므로 신석이 생길 확률이 줄어든다. 하루 500~1,000mg. 구연산을 물에 타서 함께 복용하면 더욱 효과적이다. 구연산마그네슘과 구연산칼슘은 소변을 알칼리성으로 만들어 준다. 구연산마그네슘이 같이 들어 있는 칼슘을 복용하는 것이 더 좋으며, 칼슘에 마그네슘 함량이 부족하면 구연산마그네슘을 따로 추가한다. 칼슘과 마그네슘은 2:1에서 1:1 사이로 복용하면 된다.

구연산(Citric Acid)

구연산은 소변을 알칼리화하고 구연산의 농도를 높여 주어 수산칼슘결석을 방지한다. 물통에 구연산을 새콤하게 타서 냉장고에 넣어 두고 매일 물 대신 구연산 물을 마신다. 단, 구연산은 물에 있는 알루미늄의 흡수를 증가시키므로 반드시 정수기 물에 타 먹어야 한다.

19 비타민 B_6(Vitamin B_6)

비타민 B_6는 수산염의 생성을 감소시키는데, 신석이 있는 사람은 이것이 부족한 경우가 많다. 권장 용량은 하루 25mg. 비타민 B_6는 종합비타민에 10mg이 들어 있으므로, 비타민 B 콤플렉스를 하루 10mg 정도 더 추가하면 된다.

녹각석(struvite)신석_자연치료법

박테리아 감염에 의한 신석으로 여성에게 흔하다. 소변이 pH 6.2 이상의 알칼리성으로 박테리아가 번식하기 쉬우므로, 소변을 산성으로 해주고 염증을 없애야 한다. ☞방광염 p.223

21 비타민 C(Vitamin C)

고용량의 비타민 C는 박테리아를 억제하는 작용이 있으며 녹각석을 녹이는 작용이 있다. 용량은 하루 6,000~10,000mg이 적당하지만, 변이 묽어지거나 설사를 하면 양을 줄인다.

염화암모니움(Ammonium chloride)

소변을 산성으로 만들어 박테리아가 서식하지 못하게 한다. 용량은 200mg씩 하루 3번.

46 크랜베리(Cranberry)

크랜베리주스는 소변의 칼슘양을 감소시켜 신석을 예방해 준다. 하지만 주스에는 대개 설탕이 많이 들어 있으므로 캡슐로 된 것을 권한다. 크랜베리는 소변을 산성으로 만들어 주어 방광염에도 쓰인다. 500mg씩 공복에 하루 3번 복용한다.

요산(uric acid)신석_자연치료법

요산신석은 소변이 농축되고 과도하게 산성이며, 소변에 요산이 많을 때 생긴다. 요산을 대사하여 배출하는 기능이 잘 안 되는 사람(예를 들어 통풍환자)과 퓨린(purine)■이 많은 음식을 주로 먹었을 때 생긴다. ☞통풍 p.468

■ 퓨린은 단백질이 소화되어 생기는 성분으로, 간에서 요산으로 전환되어 소변으로 배출된다.

- 퓨린이 많으면 혈액에 요산이 많아져 신장을 통과하면서 요산신석이 생긴다. 따라서 요산에 의한 신석이 있으면 퓨린이 많은 음식을 피해야 한다.
- 물을 많이 마셔야 하며, 하루에 체리 225~1kg을 먹거나 체리주스를 마시면 요산 배출에 도움이 된다.

퓨린이 많은 음식	청어, 멸치, 고등어, 정어리, 홍합, 조개, 굴, 육식, 동물의 내장(뇌, 간, 콩팥, 곱창, 순대 등 모든 내장), 맥주 효모(Brewer's Yeast) 등

퓨린이 어느 정도 들어 있는 음식	말린 콩, 생선, 닭고기, 쇠고기, 새우, 게, 랍스터, 아스파라거스, 버섯, 시금치 등
퓨린이 아주 적은 음식	달걀, 올리브, 과일, 채소, 쌀, 견과류 등

38 엽산(Folate)

요산의 생성을 효과적으로 억제한다.

10 구연산마그네슘(Magnesium citrate) **43 구연산칼슘**(Calcium citrate)

구연산마그네슘과 구연산칼슘은 소변을 알칼리성으로 만들어 준다. 이 두 가지가 같이 들어 있는 칼슘과 물에 탄 구연산(citric acid)을 함께 복용하면 더욱 효과적이다. 구연산도 소변을 알칼리화한다.

41 구연산포타슘(Potassium citrate; 칼륨)

소변을 알칼리화하며, 소변에 요산과 수산염이 감소하여 재발률도 줄어든다.

44 케르세틴(Quercetin)

과일의 색소 플라보노이드(flavonoid)로, 처방약 알로퓨리놀(Allopurinol)과 비슷한 원리로 요산의 생산을 억제한다. 500mg씩 하루 2~3번 식간공복에 복용한다.

50 포도씨 추출물(Grape seed extract) **24 빌베리**(Bilberry)

포도씨 추출물이나 빌베리를 하루 150~300mg씩 먹으면 요산을 낮추는 데 매우 효과적이다. 체리, 호손(hawthorne), 블루베리도 요산을 낮추는 데 좋다.

시스틴(Cystine)신석_자연치료법

소변에 시스틴이 많아 산성일 때 생기며 유전적이다. 주로 10~30세에 발생한다.

- 메치오닌(methionine)이 많은 음식인 참치, 치즈, 연어, 새우, 돼지고기, 쇠고기, 달걀 노른자, 우유, 초콜릿, 캐슈너트, 호두, 칠면조, 소시지, 아몬드, 닭고기, 참깨, 땅콩, 리마콩(lima bean), 가르반조콩(garbanzo bean) 등을 피해야 한다. 메치오닌은 시스틴으로 전환되기 때문이다.
- 시스틴이 많은 음식인 요구르트, 오리고기, 오트밀, 치즈, 돼지고기, 칠면조, 닭고기, 달걀 노른자, 소시지, 쇠고기, 우유 등을 피한다.
- 물을 하루 2리터 정도 마신다.

10 구연산마그네슘(Magnesium citrate) **43 구연산칼슘**(Calcium citrate)

구연산마그네슘과 구연산칼슘은 소변을 알칼리성으로 만들어 준다. 이 두 가지가 같이 들어 있는 칼슘과 구연산(citric acid)을 물에 타서 함께 복용하면 더욱 효과적이다. 구연산도 소변을 알칼리화한다.

● 관련 자연치료제

10 구연산마그네슘	19 비타민 B_6	21 비타민 C
24 빌베리	36 엽산	41 구연산포타슘
42 구연산칼슘	44 케르세틴	46 크랜베리
50 포도씨 추출물	구연산	염화암모니움

▲ 2권에서 위 번호를 찾아가면 각 자연치료제에 대한 자세한 내용을 볼 수 있습니다.

23 아토피성 피부염 Atopic Dermatitis

아토피성 피부염은 유전성이 높아 환자의 3분의 2가 유전에 의해 생기며, 100명에 2~7명꼴로 흔한 병이다. 환자의 80%가 혈액 내 면역글로블린(IgE) 항체가 높게 나타나는 것으로 보아 알레르기성 질환이라는 것을 알 수 있다. 코 알레르기(알레르기성 비염), 천식이 같이 나타나는 경우도 있다.

증상

아토피성 피부염은 주로 생후 1개월에서 1년 사이에 많이 생기지만 어른도 예외가 아니다. 대개 손목, 머리, 얼굴, 목 뒤, 팔꿈치 안쪽 주름, 정강이 주름 부위에 잘 나타나는데, 피부가 건조하고 가렵고 벌겋게 염증이 생기거나 진물이 난다. 피부가 두꺼워지기도 하고 껍질이 떨어져 박테리아에 감염되기도 쉽다.

원인

- 모유를 먹는 아이는 아토피성 피부염이나 알레르기에 걸릴 확률이 현저히 낮다. 만약 모유를 먹였는데도 아토피에 걸렸다면, 엄마에게

원인이 있을 수 있다. 엄마가 알레르기 음식을 먹어 그 항체가 모유를 통해 아기에게 전달된 것이다. ☞음식 알레르기 p.307

- 성인 아토피성 피부염 환자는 몸에 오메가-6오일이 과다하고 오메가-3오일이 부족하여 여러 가지 알레르기와 염증을 잘 일으킨다. 오메가-6는 염증을 일으키고 오메가-3는 염증을 억제하므로, 이 두 가지 필수지방산의 비율이 항상 적절해야 한다. 하지만 많은 사람들이 육식(아라키돈산; 오메가-6오일)을 지나치게 많이 먹고, 생선, 아마씨, 견과류(오메가-3오일) 등을 적게 먹어 그 비례가 깨지게 된다. ☞건강식이 만병통치 p.38 ☞오메가오일이 뭐기에 p.544
- 소장, 대장에 나쁜 균과 곰팡이(candida albican)가 많은 사람은 변비가 있고 대장 상태가 좋지 않아 각종 알레르기와 아토피성 피부염(습진)에 잘 걸린다. 음식 알레르기가 장벽과 점막에 손상을 주어 음식 조각과 장내 독소가 장벽을 통과해 혈액에 들어오면, 면역이 과민반응을 일으켜 알레르기를 일으키기 때문이다. 아토피성 피부염 환자는 이러한 곰팡이에 대한 항체(IgE)가 많으며, 이 항체가 많을수록 아토피성 피부염이 성하게 된다. 따라서 근본적인 치료를 하려면 소장, 대장부터 깨끗이 해야 한다. 대장을 정화하는 방법은 ☞칸디다증 p.455
- 나이가 들면 항염작용을 하는 호르몬이 부족해지고, 대장에 나쁜 균과 곰팡이가 많아져 장벽이 새게 되므로 알레르기가 더욱 잘 생긴다. 어떤 음식에 대해 젊었을 때는 아무리 먹어도 괜찮았는데, 어느 순간부터 가렵거나 피부염이 생긴다고 하는 이유가 여기에 있다.
- 모직이나 화학섬유로 된 옷, 로션, 연고, 비누, 세제, 고무장갑 등도

피부 알레르기를 일으키며, 아주 습하거나, 춥거나, 더운 날씨에 더욱 심하다. 또한 커피와 당뇨도 피부병을 악화시킨다.

▶ 옷은 부드러운 순면 옷을 입고 고무장갑도 안이 면으로 된 것을 써야 한다. 세제, 비누, 로션 등도 화학물질이 없는 순한 것을 사용해야 한다.

자연치료법

음식

BAD	● 육류, 우유, 달걀, 땅콩, 생선, 대두 제품(soybean, 두유, 두부), 밀가루, 귤 종류, 초콜릿 ※ 특히 우유, 달걀, 땅콩(피넛버터)은 어린이 아토피성 피부염 발생 원인의 81%를 차지한다. 아이가 자란 후에도 가공식품과 자기 몸에 맞지 않는 알레르기 음식은 먹지 말아야 한다.
GOOD	● 과일, 야채, 콩, 견과류(특히 호두), 씨앗 종류, 오메가-3오일이 많은 생선(연어, 대구, 고등어, 정어리, 가자미 등)을 하루 100g씩 일주일에 최소 3번 이상 먹는다. ● 양파와 마늘에는 염증을 억제하는 물질이 들어 있다. 특히 양파에는 케르세틴이 풍부하므로 (양파에 알레르기를 일으키지 않는다면) 자주 먹는 것이 좋다. ※ 농산물은 가능하면 유기농으로 먹는다.

수유를 하는 엄마는 알레르기를 잘 일으키는 우유, 달걀, 땅콩, 생선, 대두 제품, 밀가루, 귤 종류, 초콜릿 등을 먹지 말아야 한다. 이유식은 물론 아이들 음식에도 알레르기를 일으키는 음식은 주지 않아야 한다. 대개 알레르기 음식만 금지해도 증상이 좋아지고 병이 낫는 경우가 많다.

▶ 10일 동안 알레르기를 일으키는 음식을 모두 끊은 다음 새로운 음식

을 3일에 하나씩 추가하여 3일간 먹어 보면 알레르기 반응을 정확히 조사할 수 있다. 이 방법으로 자기 몸에 알레르기를 일으키는 음식을 찾아내어 그것을 먹지 않아야 한다.

☞내 몸에 맞는 음식 찾는 법 p.47 ☞음식 알레르기 p.307

자연치료제

44 케르세틴(Quercetin)

강력한 항산화제이자 자연적인 항히스타민제다. 히스타민의 생성과 분비를 억제하며, 항염작용이 있어 알레르기에 우선적으로 쓰인다.

26 소장균, 대장균(Probiotics)

소장균, 대장균은 장벽에 증식하여 알레르기 음식이나 알레르기 물질, 대장의 독소가 장벽에 붙거나 장벽을 통과하지 못하게 하여 알레르기를 방지한다. 꾸준히 복용하여 장벽에 증식하게 해야 한다.

34 아연(Zinc)

아연은 오메가-6오일을 감마리놀렌산(GLA)으로 전환시키는 데 필요하며, 감마리놀렌산(GLA)은 염증을 억제하는 호르몬 PGE_1을 생성하는 데 필요하다. 아연이 부족하면 아토피성 피부염뿐 아니라 여드름, 건선, 류머티즘 관절염, 대장염 등을 악화시킨다. 어른(68kg 기준)은 하루 45~60mg을 먹다가 경과가 좋아지면 30mg씩 먹는다. 어린이(35kg 기준)는 어른 용량의 ½을 복용한다. 한편 아연은 구리(copper)와 함께 먹어야 하는데, 아연과 구리의 적당한 비율은 10:1에서 30:1 사이이다.

23 비타민 E(Vitamin E)

강력한 항산화제로 세포막을 보호하여 아토피성 피부염에 효과적이다. 하루 400IU.

1 달맞이꽃종자유(달맞이꽃오일; Evening primrose oil)

감마리놀렌산(GLA)이 많아 알레르기를 가라앉히는 작용이 우수하고 염증을 가라앉히는 효과가 있다. 피부염에 오메가-3오일과 함께 콤비로 쓰이며 매우 효과적이다.

50 포도씨 추출물(Grape seed extract) 8 깅코(Ginkgo)

강력한 항산화제로서 알레르기를 억제하는 작용을 한다.

37 오메가-3오일(Omega-3 oil)

오메가-3오일의 EPA는 염증을 가라앉히는 작용이 우수하지만, 필요한 양을 생선으로 섭취하는 것은 쉽지 않은 일이다. 제품으로 만들어진 오메가-3오일을 먹는 것이 훨씬 효과적이고 경제적이다.

21 비타민 C(Vitamin C)

히스타민의 분비를 억제하고 독소를 해독하는 작용이 있다. 1g씩 하루 2~3번.

● 관련 자연치료제

1 달맞이꽃종자유	8 깅코	21 비타민 C
23 비타민 E	26 소장균, 대장균	34 아연
37 오메가-3오일	44 케르세틴	50 포도씨 추출물

▲ 2권에서 위 번호를 찾아가면 각 자연치료제에 대한 자세한 내용을 볼 수 있습니다.

알레르기 1

24 음식 알레르기 Food Allergy

알레르기를 일으키는 단백질, 전분, 살충제, 인공색소, 인공감미료, 방부제 등 식품첨가물이 장에서 흡수되어 혈액에 들어오면, 면역은 이것을 외적의 침입으로 알고 면역항체를 생산하여 공격함으로써 알레르기가 일어난다.

현대 의학에서는 음식 알레르기가 가장 덜 알려진 현대 질병이라고 단정하고 있으며, 다음과 같은 질병의 근본 원인이라고 보고 있다.

류머티즘 관절염, 아동 류머티즘 관절염, 관절 뻣뻣함, 근육통, 관절통, 퇴행성 관절염, 요통, 간질, 편두통, 집중부족증, 초조, 불안, 천식, 만성 기관지염, 비염, 축농증, 중이염, 피부병, 습진, 두드러기, 피부병, 운동 후 두드러기, 만성피로증후군, 십이지장궤양, 염증성대장염, 체중 증가, 비만, 부종, 신장염, 신부전증 등.

증상

눈 밑이 검게 되거나 퉁퉁 붓는다. 특히 알레르기 음식을 먹고 난 다음 날 아침에는 눈 밑이 붓는다. 고정 알레르기의 경우 만성적으로 부종이 있고 편도선이 붓거나 감염이 잘되며, 자주 속이 더부룩하고 소화가 안 된다. 그 밖에도 다음과 같은 증상들이 있다.

음식 알레르기 증상

소화기 증상	혀와 입안의 궤양(canker sore), 지방변증(celiac disease), 만성 설사, 십이지장궤양, 위염, 과민성대장, 흡수불량, 궤양성대장염
비뇨기 증상	야뇨, 만성 방광염, 신장 질환
면역저하 증상	만성 감염, 감기, 잦은 중이염
정신신경 증상	불안 초조, 우울증, 활동 과다, 집중 부족, 식곤증, 불면증, 신경질, 성격 변화, 간질
근육관절 증상	활액낭염, 관절통, 요통
호흡기 증상	천식, 만성 기관지염
심장 증상	부정맥
피부 증상	여드름, 습진, 두드러기, 가려움증, 피부 발진
기타 증상	부종, 피로, 두통, 혈당 강하, 코 가려움증, 귀 가려움증, 맑은 콧물, 목구멍 가려움증, 편두통, 부비강염(축농증)

음식 알레르기 종류

오늘날 현대의학으로 진단되지 않은 많은 증상들이 음식 알레르기가 원인이 되어 생기며, 선진국 인구의 60% 이상이 음식 알레르기를 가지고 있다.

음식 알레르기에는 사이클 알레르기와 고정 알레르기가 있다. 음식 알레르기의 80~90%가 사이클 알레르기로서 같은 음식을 자주 먹어서 생

반응 시간에 따른 알레르기 종류

음식물 섭취 후 2시간 안에 반응을 일으키는 알레르기

면역항체(IgE)가 알레르기를 일으키는 음식 성분을 포착하여 마스트세포(mast cell) 호염기성백혈구(basophil)에 붙으면 히스타민이 분비되어 부어오르고 염증이 생긴다. 그 부위가 어디냐에 따라 코에 오면 콧물이 나거나 코가 막히고 기관지에 오면 천식이 생긴다. 또 피부에 오면 두드러기와 습진이 생기고, 관절에 오면 관절염이 생긴다. 그리고 장점막에 생기면 흡수가 불량해져 배가 더부룩하고 변이 나빠지거나 설사를 한다. 또 뇌에 생기면 두통이나 머리가 띵해지고 졸리며 식곤증이 온다. 식후 이런 증상들이 생기면 무엇을 먹었는지를 곰곰이 생각하여 알레르기 음식을 찾아내야 한다.

천천히 72시간 내에 반응을 일으키는 알레르기

면역항체(IgG, IgM)가 알레르기를 일으키는 음식이나 식품첨가물을 포착하여 장벽세포에 붙으면 면역이 이들을 파괴하는 과정에서 장벽이 상하게 되고, 음식물이 장벽을 통해 혈액으로 들어온다(항원). 그러면 면역항체(IgG)가 이들 알레르기 음식이나 첨가물(항원)을 체포하여 항원항체결합체를 형성해 간으로 데리고 가고, 간을 지키고 있는 백혈구에 의해 소멸된다. 하지만 항원항체결합체가 너무 많으면 간에서 다 소멸시키지 못하므로 전신을 떠돌며 아무 부위에서나 알레르기를 일으키게 된다. 조직에 침적되어 염증을 일으키면 근육통, 관절염도 생긴다.

▶ 이렇게 전신을 도는 항원항체결합체들은 백혈구의 탐식작용(백혈구가 이 물질을 삼켜 용해하여 없애는 작용)과 단백질 분해효소인 브로멜레인으로 청소를 해야 한다. ☞2권 브로멜레인 p.80

※ 병원에서 알레르기 검사를 하려면 ELISA IgE와 IgG4 테스트가 가장 좋은 방법이다.

기는 알레르기이다. 이 경우 4개월가량 그 음식을 끊었다 먹으면 증상이 없을 수 있으나, 자주 먹으면 또 재발한다. 고정 알레르기는 기간에 상관없이 어떤 음식을 먹기만 하면 생기며 평생 지속된다.

원인

- 먼저 유전적 요인이 있다. 부모가 알레르기가 있을 경우 자식이 알레르기가 생길 확률은 양쪽 부모일 때 67%, 부모 중 한쪽만 있을 때 33%이다. 알레르기가 잘 생기는 사람은 그렇지 않은 사람보다 면역세포인 T림프세포가 50%가량 더 많아 항체 생산이 많아지기 때문에 알레르기 반응이 잘 일어난다.
- 같은 종류의 음식만 자주 먹거나 밀가루, 우유, 치즈, 땅콩 등 알레르기를 잘 일으키는 음식을 즐겨 먹으면 알레르기가 생긴다.

  ▶ 이것을 피하려면 매일 다른 음식을 먹어야 하며 최소한 같은 음식을 4일 동안 먹지 말아야 한다. 예를 들어 월요일에 어떤 음식을 먹었다면 금요일까지는 같은 음식을 먹지 말아야 한다. 이렇게 하면 10일 후부터는 현저하게 알레르기 증상이 가라앉는다.

- 식품첨가물, 방부제, 인공색소, 인공조미료, 대기공해, 살충제, 유전자 조작 농작물(genetically modified; GMO) 등도 원인으로 작용한다.
- 모유를 먹이지 않고 우유나 이유식 등을 먹이는 것도 원인이 된다. 유아의 장벽은 아직 완전하지 않아 장벽이 새기 쉬워서 알레르기를 잘 일으킨다. 유아는 최소 9~12개월은 모유를 먹어야 하는데, 그전에 우유나 음식을 주기 시작하면 알레르기를 유발하게 되고 알레르기 체질이 되기 쉽다.
- 스트레스를 오래 받으면 장벽을 비롯하여 기관지와 코 등 모든 점막을 지키고 있는 면역항체(IgA)가 감소한다. 그러면 소화 안 된 음식이

나 알레르기를 일으키는 물질이 몸속으로 들어와 알레르기를 일으키게 된다.

- 장점막을 지키고 있는 면역단백구는 소화가 덜 된 육류 단백질과 밀가루의 글루텐(gluten)을 공격할 때 염증을 일으키는 물질을 분비한다. 이때 장점막을 상하게 하여 장내 독소가 혈액으로 더 잘 들어오게 된다. 글루텐에 알레르기가 있는 사람은 밀(wheat), 호밀(rye), 보리(barley), 귀리(oat) 같은 음식도 피해야 한다.

  ▶ 쌀과 옥수수에는 글루텐이 없다. 그러나 옥수수는 간혹 알레르기를 일으키고 쌀은 알레르기를 전혀 일으키지 않아 누구한테나 무난하다. 글루텐에 알레르기가 있는지는 혈액검사의 alpha-1-gliadin 항체 검사를 해 보면 알 수 있다.

- 위산과 소화효소가 부족하면 소화가 안 된 음식의 단백질이 흡수되어 알레르기를 일으키고, 면역을 약화시켜 감염에도 잘 걸리게 된다. 잘 씹지 않거나 소화가 안 되어 이상하게 생긴 음식 단백질이 장벽을 통과하여 혈액으로 들어오면 면역이 이것을 적으로 오인하여 알레르기 반응을 일으키는 것이다. 소화가 잘되지 않는 가장 큰 이유는, 나이와 스트레스로 인해 위산 분비가 감소하기 때문이다. 또한 췌장의 소화효소 분비가 감소해도 소화가 안 되고 더부룩하며 가스가 차고, 소화가 안 된 음식이 변으로 나온다. 이럴 때는 위산과 소화효소를 복용하여 음식을 완전히 소화시켜야 한다.

☞ 나는 위산 부족인가, 위산 과다인가 p.509

자연치료법

음식

모든 질병 치료는 음식 알레르기를 없애는 것이 우선이다. 알레르기가 있으면 면역이 크게 떨어지기 때문이다. 비단 알레르기 치료뿐 아니라 어떤 질병이든 이겨내고 싶다면 음식 알레르기를 찾아내 식생활을 바꾸는 것부터 시작해야 한다.

BAD	● 밀가루, 우유, 치즈, 대두 제품(soybean; 두부, 두유), 유제품, 옥수수, 땅콩 등 알레르기를 잘 일으키는 음식 ▶ 즉시 알레르기 반응이 나타나는 것 (※ 순서대로) : 달걀, 생선, 게, 새우, 조개, 랍스터 같은 갑각류, 육류, 땅콩 등 견과류 ▶ 천천히 알레르기 반응이 나타나는 것 (※ 순서대로) : 우유, 초콜릿, 밀가루, 귤 종류, 인공색소 ● 이 밖에 어떤 음식이든 알레르기를 일으킬 수 있다. 알레르기가 심한 음식이 있으면 그 과에 속하는 다른 음식들도 모두 피해야 한다.
GOOD	● 알레르기를 일으키는 음식을 찾아내 먹지 않는다. ● 가공되지 않은 음식을 먹되 유기농이면 더 좋다. ● 과일, 야채, 콩, 견과류(특히 호두), 씨앗 종류 ● 오메가-3오일이 많은 생선(연어, 대구, 고등어, 정어리, 가자미 등) ※ 채식주의자나 생선에 알레르기가 있는 사람은 아마씨(flaxseed)나 호두를 대신 먹어도 좋지만 생선 오메가-3오일이 더 좋다.

● 우유에는 알레르기를 잘 일으키는 단백질이 들어 있어 생후 4~6개월 장벽이 아직 완전하지 않을 때 우유단백질이 몸속으로 들어오면 면역반응을 일으켜 알레르기가 생긴다. 또 우유에는 유당(lactose)이 많아 장에 칸디다곰팡이를 성하게 하고 알레르기를 잘 일으킨다. 특히 젖소에게 전염병 예방과 치료 목적으로 먹인 항생제가 우유에서

도 검출되어 안정성에 대한 우려가 끊이지 않고 있으며, 실제 과도한 유제품 섭취는 대장암의 원인이 되기도 한다.

● 아스피린 같은 항염진통제와 가공식품에 들어 있는 수많은 첨가물들은 두드러기의 원인이 된다. 케이크 믹스, 푸딩, 아이스크림, 껌, 콜라 같은 음료 등에 들어가는 살리실산염(salicylate)은 아스피린과 같은 성분이므로 피해야 한다. 만성 두드러기 환자 64명에게 2주 동안 식품첨가물이 전혀 없는 음식을 먹였더니 73%가 눈에 띄게 두드러

■ 식품첨가물은 일일이 라벨을 확인해 피하는 방법밖에 없다. 보통은 4~5가지 정도의 첨가물(other ingredients)이 적혀 있는데, 그 수가 많을수록, 또 낯설거나 긴 이름이 많을수록 몸에 나쁜 경우가 많다.

알레르기가 있는 음식 알아보는 방법

아래와 같은 방법으로 음식물 테스트를 실시하여 나쁜 반응이 나타나면 그 음식은 자기에게 맞지 않는 것이다.

1. 알레르기를 거의 일으키지 않는 쌀밥과 채식만 7~10일간 먹다가 3일에 하나씩 새로운 음식을 추가하여 3일간 먹어 본다. 이때 새로운 음식은 양념을 하지 않은 채 먹어야 한다.
   - ▶ 만약 반응이 잘 나타나지 않으면 양념을 하지 않은 음식을 공복에 먹는다.
   - ▶ 밥이나 반찬 이외의 야채나 과일, 견과류 등을 테스트해 보려면 적당한 양을 공복에 먹어 보고, 이것을 3~4번 반복하며 반응을 관찰한다.
2. 한 번 테스트해서 나쁜 반응이 나온 음식은 2주 안에 한 번 더 테스트를 하여 재확인을 해야 한다. 우리 몸은 보통 2주가 지나면 알레르기로부터 회복되므로 다시 테스트할 때 알레르기 반응이 안 나올 수 있기 때문이다.
3. 알레르기를 일으키는 음식을 찾으면 최소한 1년 동안은 먹지 말아야 한다. 연구에 의하면 1년 동안 먹지 않으면 면역은 더 이상 이 음식에 대하여 알레르기 반응을 일으키지 않는다. 단, 고정 알레르기는 평생 지속된다.

자세한 내용은 ☞내 몸에 맞는 음식 찾는 법 p.47

나는 인공조미료 MSG(Monosodium Glutamate)나 식품첨가물이 들어간 음식을 기가 막히게 알아맞힌다. 그런 음식을 먹고 나면 바로 졸음이 쏟아지기 때문이다.

어느 날, 슈퍼에서 먹음직스러운 호떡이 눈에 들어왔다. 포장지 라벨을 보고 방부제나 인공색소가 없다는 것을 확인한 후 안심하고 계산을 했다. 저녁을 먹은 후 호떡 2개를 맛있게 먹었는데, 그 후 나도 모르게 잠에 곯아떨어져 한밤중에야 눈을 떴다. 이상한 생각이 들어 호떡 포장지에 적힌 내용을 다시 살펴보았다. 자세히 보니 'agar agar'라는 것이 들어 있었다. 자료를 찾아보니 'agar agar'는 해조류에서 추출한 것으로 음료수, 아이스크림, 빵 종류, 젤리 등에 광범위하게 넣는 유화제이며 간혹 알레르기를 일으킬 수 있다고 했다. 아마도 알레르기 반응으로 졸음이 쏟아진 것 같았다. 그날 밤은 여러 번 자다 깼고 깊이 잠들기가 힘들었다.

좋은 성적을 내던 운동선수가 갑자기 컨디션이 저조하여 부진한 성적을 냈다면, 시합 전날 기운을 낸다고 몸에 안 맞는 음식을 과하게 먹었거나, 화학조미료 등이 과다하게 들어간 음식을 먹지 않았는지 체크해 볼 필요가 있다. 평소 훈련을 열심히 하는 것 못지않게 자기에게 좋은 음식을 가려 먹는 것에도 신경을 쓴다면 항상 좋은 컨디션을 유지하는 데 큰 밑거름이 될 것이다.

기 증상이 감소하였다. 이처럼 식품첨가물만 먹지 않아도 알레르기를 크게 줄일 수 있다. ■

☞알레르기 주범, 식품첨가물 골라내기 p.541

자연치료제

알레르기 치료의 첫 단계는 변비 치료다. 즉, 변비가 있는 사람은 변비부터 없애야 한다. 대장에는 좋은 균이 많아야 하는데 나쁜 균이 많아지면 변비가 되고 장점막이 상하여 장벽이 샌다. 이 구멍을 통해 음식물의 독소나 알레르기 물질이 들어와 알레르기를 일으킨다. 따라서 변비가 생기지 않도록 대장을 깨끗이 하고 좋은 균인 소장균, 대장균을 충분히 살게 하여 장점막을 튼튼하게 해 주는 것이 근본적인 치료방법이다.

☞소장균, 대장균 부족증 p.274 ☞칸디다증 p.455

26 소장균, 대장균(Probiotics)

소장균, 대장균은 장벽에 붙어 증식하여 알레르기 음식이나 대장 독소가 장벽에 붙지 못하게 하고, 또 장벽을 통과할 수 없게 하여 알레르기를 방지해 준다. 소장균, 대장균을 꾸준히 복용하여 장점막을 보호하고 과일, 야채의 섬유질을 많이 먹어 장점막세포를 건실하게 해야 한다.

16 브로멜레인(Bromelain)

혈액 내 섬유소와 불필요한 불순물들을 분해하여 염증을 가라앉힌다. 알레르기와 염증을 일으키는 항원항체결합체를 분해하여 코 알레르기,

두드러기, 음식 알레르기에 쓰이고 관절염을 비롯한 모든 염증에 쓰인다. 식간(완전)공복에 500mg씩 하루 2~3번 복용한다.

44 케르세틴(Quercetin)

강력한 항산화제이며 자연적인 항히스타민제이다. 히스타민의 생성과 분비를 억제하며 항염증작용이 있어 알레르기 치료에 우선적으로 쓰인다. 식간(완전)공복 때 복용하는 것이 가장 좋다. 즉, 식후 3시간 밥 먹기 최소 1시간 전에 200~800mg씩 복용한다.

> ▶ 양파와 마늘에는 염증을 억제하는 물질이 있으며, 특히 양파에는 케르세틴이 풍부하다. 양파와 마늘에 알레르기가 없다면 자주, 많이 먹는 것이 좋다.

5 글루타민(L-Glutamine)

성장인자인 IGF-1이 들어 있어 위장점막을 재생시켜 준다. 위염, 위궤양에 효과적이고 소장, 대장의 손상된 점막을 재생시켜 대장의 독소와 알레르기 물질이 몸속으로 흡수되는 것을 막아 준다.

모두케어(Moducare)

내추럴킬러세포를 증강시켜 항암작용을 한다. 또 림프세포인 T보조세포(T-helper cell)의 면역불균형으로 인한 과민한 면역을 조절하여 항체 반응의 균형을 바로 잡아 줌으로써 알레르기, 천식, 두드러기, 피부 가려움증에 쓰이고 자가면역증인 류머티즘 관절염에도 쓰인다.

기타

그 밖에 육식을 금하고 달맞이꽃종자유(evening primrose oil)와 오메가-3오일을 복용한다.

음식 알레르기의 자연치료법은 두드러기 알레르기, 꽃가루 알레르기 등에도 모두 적용된다. 알레르기의 원인이 똑같기 때문이다.

● 관련 자연치료제

1 달맞이꽃종자유	5 글루타민	16 브로멜레인
26 소장균, 대장균	37 오메가-3오일	44 케르세틴
모듀케어		

▲ 2권에서 위 번호를 찾아가면 각 자연치료제에 대한 자세한 내용을 볼 수 있습니다.

plus+

우유 먹고 설사하는 것도 음식 알레르기?

“나는 우유만 먹으면 설사를 해.”

“나는 왜 밀가루 음식만 먹으면 소화가 안 되지?”

주변에서 이렇게 말하는 사람들을 종종 볼 수 있다. 증상이 음식 알레르기와 거의 비슷하여 음식 알레르기로 오인되기도 하나, 이것은 ‘음식효소부족증(Food intolerance)’이라는 것이다.

증상

대개 식후 30분 후에 증상이 나타나지만 48시간 후에 발현되기도 하여 진단이 어려운 경우도 있다.

소화기 증상: 구강궤양, 소화불량, 복통, 가스 차고 복부 팽만함, 매슥거림, 설사, 변비, 과민성대장

정신신경 증상: 두통, 편두통, 어지럼증, 짜증, 극도의 피곤함, 집중부족, 멍함(cotton wool in the head), 심한 졸음

피부 증상: 홍조, 발진, 두드러기, 가려움증, 피부병, 여드름 같은 발진

호흡기 증상: 콧물, 코 막힘, 인후자극, 천식, 마른기침

심장 증상: 저혈압, 부정맥

부인과 증상: 월경통

종류

음식효소부족증(Food intolerance)은 어떤 음식 성분을 소화시키는 효소가 부족해서 생기는 증상으로, 다음과 같이 3가지 종류로 나눌 수 있다.

유당효소부족증(Lactose intolerance)

우유 안의 유당(락토스lactose)을 소화시키는 락테이즈(lactase) 효소가 부족하여 복부팽만, 설사를 일으킨다. 유제품을 먹지 않거나, 유제품을 먹을 때 락테이즈(lactase) 효소를 같이 복용하면 문제가 없어진다.

소아지방변증(Celiac disease, gluten intolerance)

밀가루, 호밀, 보리, 귀리 등에 함유된 글루텐(gluten)을 소화시키지 못하여 설사, 복부팽만, 영양실조, 발육부진을 일으킨다. 선천적인 질병이라 치료방법이 없고 글루텐이 있는 음식을 먹지 말아야 한다.

plus+

히스타민효소부족증(Histamine intolerance; HIT)

이름 그대로 히스타민을 분해하는 효소가 부족하여 생기는 증상으로, 가장 흔하게 나타나며 여러 가지 문제를 일으킨다. 나이가 들고 장이 깨끗하지 못하면 소장에 있는 히스타민 분해효소(diamine oxidase; DAO)가 줄어들어 히스타민이 많은 음식을 먹으면 히스타민을 다 분해하지 못한다. 이것이 몸속으로 흡수되어 전신에서 히스타민에 의한 증상들이 나타난다.

음식 알레르기와 다른 점

'히스타민효소부족증'은 음식 알레르기로 인해 나타나는 증상 ☞음식 알레르기 증상 p.307 과 거의 비슷하여 오진하기 쉬우나 둘의 원인은 근본적으로 다르다. 음식 알레르기는 어떤 음식의 단백질에 대해 면역반응이 일어나 항체(IgE, IgG)가 생성되고 마스트세포(mast cell)에 의해 히스타민이 분비되어 여러 가지 증상들이 나타나며 경우에 따라 치명적일 수도 있다. 반면 음식효소부족증은 면역반응이 일어나지 않으며, 상대적으로 증상이 덜 심하고 치명적이지도 않다. 혈액검사에서도 항체(IgE, IgG)가 발견되지 않으므로 항체가 발견되는 음식 알레르기와는 분명하게 구별된다.

자연치료법

음식

히스타민이 없거나 적은 음식을 먹어야 한다. 참고로 음식의 히스타민은 얼리거나 끓이거나 굽거나 전자렌지에 넣어 열을 가해도 없어지지 않는다. 그리고 파스트라미(pastrami), 살라미(salami), 오래 발효시킨 치즈, 훈제 생선, 레드와인, 샴페인, 양배추절임(sauerkraut), 소금에 절인 생선, 젓갈 종류 등 오래 숙성시킨 것일수록 히스타민 함량이 많아진다.

같은 음식에서도 차이가 많아 육류나 생선이 신선할 때는 히스타민이 거의 없으나, 신선하지 않거나 오래 가공하거나 소금에 절이거나 훈제를 하면 히스타민이 많아진다.

특히 생선은 상하기 쉬워 잠시 상온에 두거나 절임을 하거나 훈제를 하면 히스타민 함량이 많아진다.■ 또한 참치(tuna), 마히마히(mahi–mahi), 보니토(bonito), 고등어, 정어리 같이 원래 히스타민이 많은 생선은 히스타민이 더 많아진다.

■ 육류나 생선의 히스티딘(histidine)은 섭씨 16도(화씨 60도)가 넘으면 히스타민으로 바뀌므로 주의해야 한다. 특히 생선은 냉장하는 것보다 냉동하는 것이 좋다.

- 그 밖에 히스타민이 많지는 않으나 히스타민을 방출시키는 것(histamine liberator)으로는 초콜릿, 코코아, 딸기, 귤 종류, 파인애플, 파파야, 망고, 메밀, 갑각류 해산물, 오래된 땅콩, 호두, 캐슈너트 같

plus+

은 견과류, 해바라기씨, 머스타드(mustard) 등이 있다. 그리고 조미료(MSG: monosodium glutamate), 방부제(benzoate), 인공색소, 아황산염(sulfite) 같은 첨가물들도 히스타민을 방출시킨다.

히스타민이 많은 음식

생선류	참치, 마히마히(mahi–mahi), 다랭이(bonito), 고등어, 정어리, 큰 멸치(anchovy), 새우, 게, 조개, 굴 등 모든 갑각류, 청어, 메기, 연어, 소금절임 종류, 젓갈 종류, 건어물, 훈제(smoked) 생선, 생선 통조림 ※ 생선은 아주 신선한 것이 아니면 아예 냉동 생선을 구입하는 것이 낫다.
육류	파스트라미(pastrami), 훈제 소시지, 살라미(salami), 베이컨, 햄, 훈제고기 ※ 육류 역시 아주 신선하지 않으면 차라리 냉동 육류를 구입하는 것이 낫다.
치즈	코티지(cottage) 치즈는 히스타민이 없으며 틸지터(tilsiter) 치즈, 버터 치즈, 고다(Gouda) 치즈는 히스타민이 매우 적다. 그러나 오래 숙성시킨 에멘탈(Emmentaler: 구멍이 송송 나 있는 스위스산 치즈), 베르그케제(Bergkase), 파르메산(parmesan), 블루 치즈 등은 히스타민 함량이 높다.
알코올	레드와인, 화이트와인, 샴페인 등의 알코올은 히스타민 분해효소(diamine oxidase; DAO)를 사용하여 분해가 되므로 히스타민 분해 능력을 감소시킨다. 따라서 알코올과 위의 음식들을 안주로 같이 먹을 경우 나쁜 작용이 더욱 가중된다.
채소	사워크라우트(sauerkraut: 양배추를 싱겁게 절여 발효시킨 독일식 김치), 시금치, 토마토, 가지, 아보카도, 버섯, 채소 통조림, 샐러드
과일	바나나, 키위, 자몽, 자두
식초·간장	레드와인 식초, 발사믹(balsamic) 식초, 간장
빵	빵과 케이크의 이스트(yeast), 빵을 부풀게 하는 성분(raising agent), 베이킹파우더(baking powder)
처방약	진통제, 천식약, 가래약, 혈압약, 항생제 등도 히스타민 분해효소(DAO)의 작용을 억제한다.

※ 각 항목별 음식은 히스타민이 많은 것부터 차례대로 정렬했음.

자연치료제

히스타민 분해효소

히스타민이 많이 들어 있는 음식을 피하는 것이 가장 좋은 방법이지만, 그런 음식을 가려서 먹는 것이 쉽지는 않은 일이다. 그럴 때는 히스타민을 분해하는 효소(diamine oxidase: DAO)를 식사 15분 전이나 늦어도 식후 15분 안에 복용하면 된다. 이 효소가 음식 안의 히스타민을 분해하여 히스타민으로 인한 여러 증상들을 막아 준다.

▶ 레드와인을 마시고 머리가 아픈 사람이 종종 있다. 레드와인이 화이트와인보다 히스타민이 많으나 레드와인이라고 다 히스타민이 많은 것은 아니다. 라벨에 히스타민 함량이 표기되어 있지 않아 분명히 알 수는 없지만 어떤 레드와인을 마신 후 머리가 아프다면 그 와인이 히스타민이 많은 와인이다. 이런 경우에도 히스타민 분해효소를 미리 복용하면 두통이 생기지 않는다.

소장균, 대장균

장내 나쁜 균이 많아도 히스타민이 많아질 수 있다. 클로스트리디아(Clostridia)라는 나쁜 균은 많은 양의 히스타민을 생산하여 히스타민으로 인한 증상들을 더욱 악화시키고 변비와 복통, 두통을 일으킨다. 변비를 없애고 좋은 소장균, 대장균을 복용하여 장의 환경을 항상 깨끗이 유지하는 것이 치료의 기본이다. 변비 치료는 ☞소장균, 대장균 부족증 p.274 ☞칸디다증 p.455

알레르기 2

25 두드러기 알레르기 Hives, Urticaria

만성 두드러기 환자는 정상인보다 20배나 더 아스피린에 민감하다.
아스피린, 타이레놀 등 항염진통제들은 두드러기를 일으킬 뿐만 아니라
장점막을 상하게 한다.

증상

무엇에 가볍게 눌리거나 부딪쳤을 때, 팔찌, 목걸이, 시계 줄, 수건 등에 접촉하였을 때, 그리고 옷, 특히 속옷이 꼭 끼는 부분에 두드러기가 잘 생긴다. 여자에게 두 배나 많고 살이 찐 사람은 더 쉽게 나타난다. 운동, 햇볕, 더위, 스트레스 등으로 땀이 나면서 모공이나 모공 사이에도 생긴다. 주로 어깨와 팔 윗부분에 나고 눈가가 붓고 따갑기도 한다. 또 찬 것에 닿았거나 찬물, 찬 공기를 쐬어도 두드러기가 생기고 천식 증상이 일어나는 경우가 있다.

원인

- 아스피린, 수면제, 페니실린 등 약물에서 오는 두드러기가 제일 많다. 젖소에게 먹인 페니실린이 우유에서 검출되어 논란이 있었는데, 실제 한 연구에서 245명의 만성 두드러기 환자 중 42명이 페니실린에 두드러기 반응을 보였으며, 이 중 22명이 유제품을 끊고 나서 두드러기가 없어졌다.
- 만성 두드러기 환자는 정상인보다 20배나 더 아스피린에 민감하다. 아스피린, 타이레놀 등 항염진통제들은 두드러기를 일으킬 뿐만 아니라 장점막을 상하게 한다. 이 때문에 장에서 알레르기 물질의 흡수가 증가되어 알레르기 체질을 만든다.
- 만성 두드러기 환자 중 칸디다곰팡이(candida albican)에 감염된 사람도 많은데, 대개 처방약(Nystatin)으로 치료가 된다. 49명의 칸디다 환자에게 3주간 처방약(Nystatin)을 복용시켰더니 9명이 치료되었다. 한편, 이스트(yeast)곰팡이가 있는 음식을 전혀 먹지 않은 것만으로 18명의 증상이 사라졌다. 처방약보다 이스트 음식을 멀리하는 것이 더 효과적이라는 결과이다.

  ▶ 칸디다곰팡이는 이스트가 들어 있는 음식을 식량으로 하여 더 활발하게 증식하므로 이런 음식을 금해야 한다.

  ▶ 이스트가 들어 있는 음식: 빵, 소시지, 와인, 맥주, 사이다, 포도, 건포도, 발효식초, 간장, 토마토케첩, 오이절임(pickles) 등.
- 236명을 대상으로 한 조사에서 스트레스가 두드러기를 가장 많이 유

발하는 것으로 나타났다. 스트레스는 위산 분비를 저해하여 소화를 방해한다. 또 스트레스호르몬인 코티솔이 혈액에 많아지면 장점막에서 나쁜 균이나 알레르기 물질이 몸으로 흡수되지 못하도록 지키는 면역항체(IgA)의 생산이 감소하여 알레르기, 두드러기가 심해진다.

- 애완동물의 털, 특히 고양이털이 히스타민을 분비하게 하여 두드러기 알레르기를 일으킨다.
- 음식효소부족증으로 인하여 두드러기가 생길 수도 있다.

☞음식효소부족증 p.318

자연치료법

- 대장을 깨끗이 하고 장점막을 재생해 주어야 한다. 그리고 면역밸런스를 맞추고 혈액 내 과다한 항체를 없애 주는 총체적인 치료가 필요하다.
- 자신에게 알레르기를 일으키는 음식을 찾아내 먹지 않는 것이 치료에 있어 가장 중요하다.
- 알레르기는 뿌리가 깊어 쉽게 치료되지 않는다. 하지만 앞의 '음식 알레르기'에서 서술한 자연치료법을 그대로 따르면 알레르기 고통에서 벗어날 수 있다.

두드러기 알레르기의 자연치료법은 음식 알레르기를 참고하면 된다. ☞음식 알레르기 자연치료법 p.312

알레르기 3

26 꽃가루 알레르기 Allergic Rhinitis

꽃가루가 날아다니는 봄철에만 알레르기가 생기는 사람이 있는 반면, 사시사철 알레르기가 있는 사람은 먼지, 먼지 진드기, 고양이털, 새털, 오리털 베개, 이불 등으로 인해 증상이 나타난다.

증상

눈이 가렵고 재채기를 한다. 맑은 콧물이 나오고 코가 막히기도 하며, 가래가 생기고 천식 증상이 나타나기도 한다.

원인

우리 몸의 면역은 외부에서 들어오는 꽃가루나 먼지, 먼지 진드기(mite), 고양이털 등을 적으로 보고 면역항체를 생산하여 공격함으로써 알레르기를 일으킨다.

- 스트레스를 오래 받거나 면역이 약해지면 장벽과 기관지, 코 등 모든

점막을 지키고 있는 면역항체(IgA)가 감소하여 꽃가루 등 알레르기 물질이 점막을 통과해 들어오고 코 알레르기, 천식 등을 일으킨다.

- 2시간 안에 알레르기 반응이 나타나는 알레르기는 면역항체가 꽃가루나 먼지, 먼지 진드기, 고양이털 등을 체포하여 마스트세포(mast cell)와 호염기성백혈구(basophil)에 붙어 히스타민을 분비하기 때문에 부어오르거나 염증이 생긴다. 그 부위가 어디냐에 따라 코에 오면 콧물이 나거나 코가 막히고, 기관지에 오면 천식이 생긴다. 두드러기, 음식 알레르기, 코 알레르기, 천식이 모두 이런 원인에서 생긴다.
- 음식효소부족증으로 인하여 꽃가루 알레르기 증상이 생길 수 있다.

☞음식효소부족증 p.318

예방

- 꽃가루 계절에는 외출을 삼가며, 외출할 때는 반드시 마스크를 쓴다.
- 집에 들어오기 전에 옷을 벗어 털고, 가능하면 입었던 옷은 그날그날 세탁을 한다.
- 소파, 가구 등을 진공청소기로 구석구석 청소하고, 러그나 카펫은 깔지 않는다.
- 공기정화기를 써서 집안을 항상 청결하게 유지하고 고양이, 새 등 털이 많은 애완동물은 집 안에서 키우지 않는다.

자연치료법

- 대장을 깨끗이 하고 장점막을 재생해 주어야 한다. 그리고 면역의 밸런스를 맞추고 혈액 내 과다한 항체를 없애 주는 총체적인 치료가 필요하다.
- 자신에게 알레르기를 일으키는 음식을 찾아내 먹지 않는 것이 치료에 있어 가장 중요하다.
- 알레르기는 뿌리가 깊어 간단히 치료되지 않는다. 하지만 앞의 '음식 알레르기'에서 서술한 음식 등 자연치료법을 그대로 따르면 알레르기의 고통에서 벗어날 수 있다.

꽃가루 알레르기의 자연치료법은 음식 알레르기를 참고하면 된다.

☞음식 알레르기 자연치료법 p.312

27 알츠하이머/치매 Alzheimer/Dementia

알츠하이머는 뇌세포의 대량 손실을 의미한다. 보통 36~45세에 시작되어 65~70세에 증상이 나타나기 시작한다. 65세 이상에서는 10%가 초기 · 중기 정도의 치매를 앓고, 5%는 심하게 나타난다. 80세 이상에서는 25%가 치매를 앓는다.

원인

알츠하이머병은 유전성이 있으며 아세틸콜린(acetylcholine)이라는 신경전달물질의 합성 감소, 공해로 인한 독소, 활성산소에 의한 뇌세포 손상, 오랜 시간 알루미늄의 체내 침적 등이 주요 원인이다. 특히 알츠하이머 환자의 손상된 뇌 부분에는 알루미늄이 많이 침적되어 있으며, 이것이 알츠하이머병을 더 가속시키는 것으로 연구되었다.

자연치료법

8 깅코(Ginkgo)

두뇌로 혈액순환을 증가시키고 두뇌 기능을 좋게 하는 작용을 한다. 특

몸에 알루미늄이 많아지는 이유는?

물, 음식, 제산제, 겨드랑이 땀 분비 차단제, 알루미늄 냄비나 그릇, 프라이팬, 알루미늄 포일 등의 사용 때문이다. 미국의 유명한 제산제–롤레이드(Rolaids), 매록스(Malox), 마이란타(Mylanta), 암포젤(Amphogel) 등–에도 알루미늄이 들어 있다. 동물실험에 의하면 물에 알루미늄을 소량 첨가하여 먹였더니, 단번에 동물의 뇌세포로 알루미늄이 들어갔다. 따라서 먹는 물은 반드시 정수된 것을 사용해야 한다(참고로 알루미늄 제거에는 역삼투압 정수기가 가장 효과적이다).

빵을 구울 때 넣는 베이킹 파우더(baking powder)에도 엉겨 붙지 않게 하기 위해 알루미늄을 넣는다. 소금도 마찬가지다. 천연소금은 공기 중의 수분을 흡수하여 딱딱해지기 때문에 이를 방지하기 위해 식탁용 소금(맛소금)에 알루미늄을 넣는다. 게다가 알루미늄의 쓴맛을 없애고 단맛을 내기 위해 우선당(dextrose)이라는 감미료를 사용하는데, 이것은 알레르기를 유발시키는 원인이 된다.

히 알츠하이머가 가장 잘 나타나는 두뇌 부위(hippocampus)의 수용체에 신경전달이 잘되게 하여 초기 알츠하이머를 현저하게 지연시키고, 기억력을 증진시키는 것으로 나타났다. 효과를 보려면 최소한 12주는 복용해야 하며, 상태를 계속 유지하려면 평생 복용해야 한다. 용량은 하루 240~320mg.

10 마그네슘(Magnesium)

마그네슘은 알루미늄의 흡수와 뇌로 들어가는 것을 억제한다. 마그네슘이 많은 채식 종류와 씨눈을 벗기지 않은 곡식, 견과류 종류를 먹으면서 마그네슘을 같이 복용하면 더욱 효과적이다.

55 황체호르몬크림(Progesterone cream)

현대 여성은 여성호르몬이 우세하고 난소 기능이 일찍 감퇴하여 배란이 잘 안 되고, 황체호르몬이 부족하여 일찍부터 기억력과 두뇌 기능이 감퇴된다. ☞ 여성호르몬 우세 증상 p.477 폐경기 무렵과 폐경 후 여성에게 황체호르몬크림을 바르게 하면 정신이 맑아지고 집중력이 좋아진다. 양로원의 여성 노인에게 황체호르몬크림을 바르게 했더니 기억력과 언어능력, 사람 대하는 태도가 놀랄 만큼 좋아진 것으로 나타났다.

20 비타민 B_{12}(Vitamin B_{12}) **36 엽산**(Folate)

비타민 B_{12}가 부족하면 신경 기능에 이상이 생겨 뇌 기능이 저하되고 알츠하이머병을 악화시킨다. 65세 이상의 42%가 B_{12}가 부족하고, 특히 알츠하이머 환자는 B_{12}가 매우 적은 것으로 나타났다. B_{12}를 복용한 후 기억력 저하 증상이 6개월 이내에 좋아졌다는 연구 결과도 나왔다. 여러 연구 결과를 종합해 볼 때 비타민 B_{12}와 엽산을 복용하면 6개월 이내의 초기 알츠하이머병은 증상이 크게 개선된다. 1,000mcg씩 하루 2번.

21 비타민 C(Vitamin C)

가장 중요한 수용성 항산화제의 하나로서 알츠하이머 억제에 중요한 역할을 한다. 500~1,000mg씩 하루 3번.

23 비타민 E(Vitamin E)

비타민 E 역시 중요한 항산화제로서 세포막에 중요한 역할을 한다. 하루 400~800IU.

▶ 노인들은 영양 결핍이 되기 쉽고 이것이 알츠하이머를 일으키는 중요한 요인이 되므로, 질 좋은 종합비타민을 꼭 복용해야 한다.

☞비타민이라고 다 똑같지 않다 p.70

37 오메가-3오일(Omega-3 oil)

세포막이 부실하여 영양소와 산소가 잘 들어가지 못하고 노폐물과 독소가 원활히 배설되지 않으면, 뇌세포를 포함한 세포들은 기능을 상실하여 일찍 노화되고 사망한다. 오메가-3오일은 필수지방산으로 세포막을 건실하게 하여 세포 내로 영양소와 산소가 잘 들어가게 하고, 세포 내 노폐물이 순조롭게 배출되도록 도와준다.

33 아세틸카르니틴(Acetyl-L-Carnitine)

세포 내 사립체로 영양소가 들어가게 하여 에너지를 생산하고 세포막을 건강하게 한다. 또 뇌세포 안에서 강력한 항산화제 역할과 세포전달물질 작용을 하여 초기 알츠하이머의 진전을 지연시키는 데 매우 효과가 있는 것으로 나타났다.

포스파타이딜세린(Phosphatidylserine)

오메가-3오일처럼 세포막을 건실하게 하여 영양소와 산소가 잘 들어가게 해 주고, 세포 내 노폐물을 잘 배출하게 하는 등 뇌세포막 건강에 매우 중요한 물질이다. 포스파타이딜세린은 엽산, 비타민 B_{12}, 오메가-3오일이 충분하면 뇌에서 만들어지지만, 이 중 하나라도 부족하면 잘 만들어지지 않는다. 연구 결과에 의하면 11명의 알츠하이머 환자에게 포스파타이딜세린을 복용시켜 좋은 효과를 얻었다. 하루 100mg씩 3번.

● 관련 자연치료제

8 깅코
10 마그네슘
20 비타민 B_{12}
21 비타민 C
23 비타민 E
33 아세틸카르니틴
37 오메가-3오일
36 엽산
55 황체호르몬크림
포스파타이딜세린

▲ 2권에서 위 번호를 찾아가면 각 자연치료제에 대한 자세한 내용을 볼 수 있습니다.

28 암 Cancer, Carcinoma

암은 한 사람이 지금까지 어떤 식사와 생활습관을 가지고 살아왔는지에 대한 총체적인 결과라고 할 수 있다. 따라서 암에 걸린 사람은 지금까지 살아온 것과 반대로 하면 치료가 가능하다.

원인

암은 혈액의 오탁, 산소 부족, 정신적 스트레스, 가공식품, 공해, 영양 결핍, 설탕 과다, 면역 약화, 항산화제 결핍 등에 의해 생긴다. 특히 암은 혈액이 오탁하고 산소가 부족하며 면역이 떨어진 사람에게 찾아온다. 나이가 들면 몸에서 항산화물질의 생산이 감소하고 혈액순환이 잘 되지 않아 암에 걸릴 위험이 높아진다. 그리고 면역이 약해지면 매일 생겨나는 암세포를 잡아낼 수 없다.

1931년 노벨의학상을 수상한 독일의 생리학자 오토 바르부르크(Otto Warburg)의 이론에 의하면, 암세포는 산소를 사용하지 않고 발효된 포도당을 사용하여 에너지를 만들고 증식한다. 이처럼 산소가 부족하고 탄산가스와 젖산(lactic acid)이 많아지면 혈액이 약한 알칼리(pH=7.35~7.5)로 유지되지 못하고 자주 산성화(pH=6.0)된다. 즉 암세포는 산성화된 체질에서 잘 자란다.

자연치료법

음식

BAD	● 백미, 흰 밀가루 등 혈당을 급히 올리는 탄수화물 ● 육류(특히 불에 구운 고기), 족발 등 동물의 뼈나 관절연골 ● 설탕, 맥아당, 포도당, 과당, 트랜스지방, 경화유, 튀긴 음식, 가공식품, 인공색소, 치즈, 우유 등 유제품
GOOD	● 과일, 야채 등 채식(특히 양배추과 식물) ● 오메가-3오일, 콩 종류, 식초, 녹차

암을 예방하거나 치료하기 위해서는 혈액순환이 잘되게 하여 산소를 충분히 공급해 주고, 면역력을 높이는 것이 매우 중요하다. 그러려면 육식을 줄이고 채식을 주로 섭취하여 콜레스테롤을 낮추고, 혈액을 맑게 하여 혈액순환이 잘되게 해야 한다. 그리고 면역이 떨어지지 않도록 체질에 맞지 않는 음식을 금지하고 알레르기 음식과 인공조미료, 방부제, 인공색소, 인공향료 등을 멀리해야 한다.

● 암 치료의 기본식단은 채식이며, 특히 양배추과 식물인 양배추, 브로콜리, 콜리플라워, 브뤼셀양배추, 치커리, 케일 등은 암 억제작용이 뛰어나다.

- 암 치료에서 가장 중요한 것은 면역을 올려 백혈구가 암세포를 죽이게 하는 것이다. 면역을 올리려면 과일, 야채를 많이 먹어 몸을 항산화해야 한다. 또 변비를 없애고 대장을 깨끗이 하여 대장의 독소와 박테리아, 곰팡이 등이 혈액으로 들어오지 못하게 해야 한다. 그러기 위해서는 알레르기 음식, 체질에 맞지 않는 음식을 모두 금해야 한다. 이런 것들이 대장에서 체내로 들어오면 이것을 잡느라 면역이 크게 소모되어 암세포를 잡지 못하기 때문이다.
- 암 치료에서 거듭 강조하는 것은 몸을 '항산화'하는 것이다. 우리 몸은 매일 산화되고 나이가 들면서 몸에서 생산하는 항산화제의 생산도 감소하여 몸이 더욱 산화되고 노화된다. 산화(oxidation)된 몸을 항산화(antioxidation)시키면 세포가 살아나고 몸이 살아나고 면역이 살아나, 만성 질환이 호전되고 암세포의 성장도 둔화된다. 항산화제는 과일, 야채에 많이 들어 있다. 우리 몸에서 생산되는 항산화제 중 가장 대표적인 것은 글루타티온(glutathione)이 있다.

항산화에 대한 자세한 내용은 ☞2권 아세틸시스테인(NAC) p.170

- 정상세포는 사립체(세포의 용광로)에서 산소를 태워 에너지를 생산하지만, 암세포는 사립체가 기능을 하지 못하여 산소를 사용하지 않고 포도당(혈당)을 발효시켜 에너지를 생산, 증식한다.

    ▶ 따라서 포도당을 만드는 탄수화물의 섭취를 40% 정도 줄여서 암세포를 굶겨야 한다.

특히 혈당(포도당)을 급히 올리는 백미, 흰 밀가루 같은 탄수화물을 피하고 혈당을 천천히 올리고 섬유질이 많은 콩 종류의 탄수화물을 먹

어야 한다. ☞혈당을 빨리 올리는 음식 p.194

- 설탕, 맥아당, 포도당, 과당 등 당분은 면역을 저하시키는 동시에 암세포의 식량이 되어 암세포를 증식시키므로 반드시 금해야 한다.
- 가공식품에는 여러 가지 식품첨가물이 들어 있어 알레르기를 일으키고 면역을 크게 소모시키므로 가까이해서는 안 된다.
- 육식의 지방도 먹으면 안 된다. 육식 지방의 아라키돈산(arachidonic acid)은 ☞p.549 프로스타글란딘 PGE_2를 생성, 혈액을 응고시키고 혈관을 수축시켜 혈액순환을 방해하기 때문이다.

  ▶ 암 치료에 기운을 내라고 고기를 권하는 사람이 있으나, 고기에는 포화지방이 많아 면역을 약화시키므로 좋지 않다. 정 필요할 경우 불에 굽지 않고 기름기 없는 고기로 조금만 먹는다.

- 암세포는 글라이신(glycine)이라는 아미노산을 이용하여 분열과 증식을 하므로 글라이신도 피해야 한다. 족발이나 동물의 뼈 관절연골에 많은 콜라겐에는 글라이신이 35%나 들어 있다.
- 레몬과 귤 종류인 리모닌(limonene)은 암 유전인자를 억제한다. 또 구연산은 사립체의 기능을 좋게 하며, 식초는 암세포의 자가사망(apoptosis)을 유도한다. 물을 마실 때마다 구연산을 조금씩 타서 마시고 식후 2숟가락씩 하루 2번 식초

▪ 2007년 1월 캐나다 Alberta대학의 동물실험 발표에 의하면, 식초는 사립체의 기능을 되살려 암세포의 자가사망을 유도하여 암이 줄어들게 하는 것으로 나타났다. 깜짝 놀랄 만한 결과지만 아직까지 사람 임상 결과가 나오지 않았으므로 좀 더 기다려 볼 일이다. 또한 식초는 과용하면 말초신경 감각이상이 생겨 손발에 감각이 없어지고 걸음을 잘못 걷는 등 부작용이 생기므로 과용하지 말아야 한다.

를 먹으면 좋다. ■ 발효식초나 증류식초 모두 좋으나 칸디다증이 있는 사람은 증류식초를 먹어야 한다.

☞칸디다증 p.455

- 발암물질인 경화유(hydrogenated oil), 트랜스지방, 튀긴 음식, 인공색소 등을 금지하고, 치즈 종류, 우유, 유제품도 대장암의 원인이 되므로 자제해야 한다.
- 단백질이 있어야 면역항체를 생산하고 증강할 수 있다. 고기 대신 DHA 달걀(오메가-3오일을 먹여 키운 닭의 달걀이나 유기농 달걀)과 식물성 단백질인 콩 종류, 스피룰리나를 먹는다.
- 올리브오일, 오메가-3오일, 아마씨는 매일 먹고, 생선은 불에 굽지 말고 조림을 하여 먹는 것이 좋다. 올리브오일은 열을 가하지 않은 엑스트라 버진(extra virgin)이 좋다. ☞오메가오일이 뭐기에 p.544
- 4년간 조사한 연구에 의하면 야채와 과일, 콩, 정제하지 않은 곡물, 생선, 견과류, 올리브오일과 육식(소량), 버터(소량), 알코올(적당량) 등

암과 녹차

1, 2, 3기 유방암에서 회복된 여성 472명을 7년간 조사한 연구에 따르면, 녹차를 하루 5잔 이상 마신 여성은 유방암 재발률이 16.7%, 4잔 이하로 마신 여성은 24.3%였다. 녹차는 유해활성산소를 없애고 항산화작용이 뛰어나며 항암제의 치료효과를 더욱 좋게 하는 것으로 나타났다. 또한 녹차의 EGCG 성분은 자궁경부의 비정상세포와 자궁경부암 증식을 억제하고 자가사망을 유도한다.

녹차는 혈관에 콜레스테롤 침적을 방지하고 암 발생을 억제하며, 하루 5~9잔을 마시면 암의 전이를 방해한다. 뿐만 아니라 체온을 상승시키는 작용이 있어 살을 빼는 데도 도움을 준다. 녹차의 카페인 때문에 불면이 되는 사람은 카페인을 뺀 녹차나 녹차캡슐을 복용한다.

지중해식 식단은 암 발생률을 60%나 감소시키는 것으로 나타났다. 게다가 이런 식사는 살도 빼 주고 콜레스테롤과 혈당도 내린다.

- 녹차는 암으로의 혈관신생(angiogenesis)을 억제하므로 도움이 된다. 하루에 5~9잔의 녹차를 마시면 암의 전이를 감소시킨다. 불면증이 있는 사람은 카페인을 뺀 것을 먹는다.

자연치료제

암은 심각한 병인 만큼 약만 가지고 치료되기는 어렵다. 심신의 바탕부터 건실하게 하고 마음을 편안하게 비우되, 전면전을 치러야 한다는 각오로 적극 임해야 한다.
비싸고 새로운 약이 더 좋을 것이라는 생각은 착각이다. 면역을 높이는 데 기본이 되는 자연치료제들로 기초를 튼튼하게 다지고, 그 위에 다른 치료제를 추가하는 것이 정석이다.

면역을 올려 주는 생약제들

종합비타민

비타민, 미네랄은 모든 병에 있어 기본 항목이다. 영양이 불충분하면 몸이 무겁고 면역이 약해 질병에 걸리기 쉽다. 질 좋은 종합비타민을 복용한다. ☞비타민이라고 다 똑같지 않다 p.70

42 칼슘(Calcium)

칼슘은 결장암, 대장암, 위암 등 모든 암을 예방하는 데 도움을 준다.

칼슘은 뼈 유지 외에 대장암 발병 위험을 45%나 줄이는 것으로 나타났다. 산성 음식을 먹어 혈액이 산성으로 되면, 부갑상선호르몬이 나와 뼈의 칼슘(알칼리성)을 혈액 속으로 보충하여 혈액을 알칼리성으로 유지시키는데, 이때 남은 칼슘이 세포 속으로 침투된다. 면역세포에 칼슘이 침투하면 세포의 안팎에 절대적으로 지켜져야 하는 칼슘 농도의 균형이 깨져 암세포를 퇴치하는 역할을 수행할 수 없게 된다. 따라서 알칼리성 음식을 먹으면서 칼슘을 섭취하면 면역세포가 정상적인 기능을 수행하여 암세포를 초기에 퇴치할 수 있다. 930명의 양성 대장종양(colorectal adenoma)에 걸렸던 환자에게 4년간 칼슘을 복용시킨 결과, 양성 대장종양에 걸릴 확률이 현저하게 줄어들었으며 폴립도 감소하였다.

37 오메가-3오일(Omega-3 oil)

오메가-3오일은 DHA와 EPA의 함량이 풍부하여 혈액의 응고를 억제하고 혈액순환을 좋게 하는 필수지방산이다. 전신의 세포벽을 건강하게 하여 세포로 영양소가 잘 들어가게 하고, 세포 내 독소를 밖으로 배출시켜 세포의 기능을 좋게 한다. 세포가 건강하면 당연히 몸도 건강해지게 마련이고 백혈구세포도 건강해져 면역력이 높아진다. 유방암과 전립선암, 대장암에 항암 효과가 있고, 암세포의 발생과 성장도 억제해 준다. 식사 도중이나 식후 1순가락씩 하루 2번 복용한다.

1차 추천 생약제

7 글루타티온(Glutathione)

가장 강력한 항산화제로서 간 기능을 좋게 하고 독소를 제거하며, 모든 암을 억제하는 작용이 뛰어나 일차적으로 추천한다.

32 아세틸시스테인(N-Acetyl-L-Cysteine; NAC)

아세틸시스테인은 항산화제 글루타티온을 생산하여 세포 내에서 비타민 C와 더불어 강력한 항산화작용을 하므로, 역시 '현대의 불로초'라 할 수 있다. 나이가 들면서 산화된 몸을 항산화시키면 염증이 억제되고 만성질환도 호전되며 암세포도 증식을 멈춘다.

25 셀레니움(Selenium)

셀레니움은 면역 증강에 중요한 역할을 한다. 림프세포와 거식세포, 내추럴킬러세포(natural killer cell) 등 백혈구의 작용을 한층 증가시켜 암세포와 병원균을 잡아내고 에이즈(AIDS), 간염 치료에도 중요한 역할을 한다. 셀레니움이 부족하면 전립선암, 폐암, 대장암, 위암, 피부암을 포함하여 여러 가지 암이나 심장마비, 심장병, 백내장에 걸리기 쉽고 검버섯이 생기며 빨리 늙는다. 하루 400~600mcg.

20 비타민 B_{12}(Vitamin B_{12})

비타민 B_{12}가 결핍되면 DNA 복제와 복원에 결함이 증가하고 유전인자의 조절기능이 감소하여 암세포가 증가하기 쉽다. 담배를 많이 피우고 기관지에 암세포 직전의 비정상세포가 있는 환자에게 매일 엽산 10,000mcg(10mg)와 비타민 B_{12} 500mcg을 4개월간 복용시켰더니, 비정상세포 수가 현저히 감소하였다. 하루 1,000mcg.

21 비타민 C(Vitamin C)

비타민 C의 가장 중요한 작용은 항산화작용이다. 세포의 유해산소를 청소해 주고 간에서 생산하는 항산화제 글루타티온(glutathione)의 농도를 유지하며, 발암물질을 해독하여 암 발생을 예방하는 데 도움을 준다. 하루 500~2,000mg, 고용량으로 하루 6,000~10,000mg을 복용하기도 한다.

> 비타민 C가 항암제의 치료 효과를 감소시킨다는 연구 결과가 나왔으므로, 항암제 치료를 받고 있는 암 환자는 종합비타민에 포함된 비타민 C 정도만 복용하길 권한다. 그러나 항암제 치료를 받지 않는 암 환자는 비타민 C를 추가 복용하는 것이 좋다. 비타민 C의 항산화작용이 암 환자의 전반적인 건강을 증진시키고 세포의 건강을 유지해 암 발생을 억제해 주기 때문이다.

22 비타민 D(Vitamin D)

비타민 D는 면역을 증강시켜 박테리아, 바이러스를 죽이는 거식세포의 기능을 증가시킨다. 또 암세포를 비롯하여 박테리아, 바이러스를 죽이는 내추럴킬러세포와 T림프세포 등 백혈구의 기능을 증강시켜 암세포와 종양으로의 혈관신생을 억제한다. 혈액 속에 비타민 D(25-OH)의 수치가 낮으면 유방암, 대장암, 전립선암, 폐암, 백혈병 등에 걸릴 확률이 30~50% 증가한다. 항암 용량은 하루 2,000~3,000IU.

23 비타민 E(Vitamin E)

여러 연구에서 비타민 E는 거의 모든 암 발생을 감소시키는 것으로 나타났다. 그리고 비타민 C와 셀레니움 등 다른 항산화제를 겸하면 더욱 효과적이다. 비타민 E는 면역기능을 증강시켜 T림프세포의 숫자가 증가하고 내추럴킬러세포와 다른 면역기능도 증가하여 암뿐 아니라 간염, 에이즈 등 다른 질병에도 도움을 준다. 면역을 올리는 데는 하루 300IU가 1,200IU보다 효과적이며, 2,400IU를 복용하면 오히려 면역이 감소하는 것으로 나타났다. 하루 200~400IU.

36 엽산(Folate)

엽산은 DNA, RNA와 단백질을 합성하며 DNA 복제와 보수, 게놈의 기능을 좋게 하므로 '현대판 불로초'라 할 만하다. 엽산은 뇌암, 위암, 식도암, 유방암, 폐암, 췌장암, 자궁경부암, 특히 직장대장암 등으로부터 몸을 보호해 준다.

8만 8,756명의 여성을 대상으로 조사한 결과, 400mcg 또는 그 이상의 엽산이 들어 있는 종합비타민을 15년 이상 먹은 그룹은, 먹지 않은 그룹보다 직장암에 걸릴 확률이 75%나 감소한 것으로 나타났다. 다른 연구에서는 엽산을 오래 복용해 온 만성 궤양성대장염 환자가 직장암에 걸릴 확률이 62% 감소했고, 이런 환자가 엽산을 먹지 않았을 경우 직장암에 걸릴 확률은 10~40배나 높았다. 최근 연구에서 대장의 양성 폴립 수술 후 매일 엽산 1,000mcg을 2년간 복용시킨 결과, 복용하지 않은 그룹보다 재발률이 반으로 감소하였다. 하루 800mcg.

34 아연(Zinc)

아연은 면역기능을 유지하는 데 매우 중요하다. 아연이 부족하면 면역기관인 흉선의 퇴화가 오고, T림프세포의 숫자와 기능 감소, 내추럴킬러세포의 기능 감퇴, 거식세포의 탐식작용 감퇴와 항체 생산이 감소되어 면역기능이 급격히 저하되는 것으로 나타났다. 종합비타민에도 포함되어 있는 것을 감안하면 하루 30mg이 적당하다.

53 프로폴리스(Propolis)

동물실험에서 프로폴리스는 항체 생산을 증가시키고 백혈구인 거식세포의 먹어 치우는 능력을 증가시켜 면역을 증강시켰다. 또한 프로폴리스 성분 중 CAPE라는 물질은 면역조절작용과 종양을 죽이는 인자(tumor necrosis factor)에 의한 항암작용이 있는 것으로 밝혀졌다. 프로폴리스는 카페인산(caffeic acid)의 함량이 매우 높아 대장암에 걸린 쥐 실험에서 대장암을 억제하는 것으로 나타났다. 캡슐로 된 프로폴리스가 액체보다 훨씬 강하고 경제적이므로, 암 환자나 질병 치료를 목적으로 복용할 때는 캡슐을 권한다. 항암 치료에는 800mg씩 하루 3~5번 식간공복에 복용한다.

43 칼슘글루카레이트(Calcium D-Glucarate)

과일과 야채에서 추출한 천연성분으로서 여러 가지 암을 효과적으로 억제한다. 예방용은 하루 400mg, 발암물질 독소 제거용은 하루 2,000~4,500mg.

30 아르지닌(L-Arginine)

면역을 증강시켜 흉선과 T림프세포를 늘린다. 동물실험에서 암에 걸리는 확률을 감소시키고 암 크기를 줄였으며, 전이를 현저하게 억제하였다. 인간 면역실험 지원자들에게 아르지닌을 하루 30g씩 3일간 복용시켰더니, 면역세포인 내추럴킬러세포(NK)와 림포카인활성킬러세포(lymphokine activated killer; LAK)의 활동이 NK는 91%, LAK는 58% 증가하여 면역 저하와 암, 에이즈 치료에 효과적일 것으로 나타났다. 1,500mg씩 하루 3번.

27 스피룰리나(Spirulina)

스피룰리나의 파이토사이아닌(phytocyanin)이라는 영양소는 동물실험 결과, 골수에서 적혈구와 백혈구 생산을 증가시켜 빈혈과 면역에 효과가 높은 것으로 나타났다. 또 항암작용과 방사선 중독을 개선하고 항바이러스작용을 하며 거식세포, T림프세포, B림프세포, 내추럴킬러세포 등 면역세포들의 작용을 2배로 높였다. 또 비장, 간, 골수, 림프선, 흉선 등

속 끓이면 암도 자란다?

대부분의 암 환자들은 오랜 세월 고민과 분노를 지니고 살아 온 경우가 많다. 이러한 스트레스는 소화를 방해하고 몸을 상하게 하며 면역을 크게 저하시킨다. 면역을 올리는 데 무엇보다도 중요한 것은 마음을 비우고 미워하는 마음을 버리고 속을 끓이지 않는 것이다. 그리고 반드시 암을 이길 수 있다는 확신과 함께 마음을 편안하게 갖는 것이 큰 도움이 된다. 마음을 편하게 하면 부교감신경이 작동하여 면역이 강하게 증강된다. 치료 목적에서 마음을 행복하게 해 주는 방법으로 애완동물 사육을 권하기도 한다.

의 면역기능도 증강시키는 것으로 나타났다. 1,500mg씩 하루 3번.

50 포도씨 추출물(Grape seed extract)

포도씨 추출물은 항산화작용이 강하다. 과산화지질의 산화로부터 보호해 주어 심장병을 예방하고 간을 보호해 주며 항암과 항염증작용을 한다. 특히 유방암, 폐암, 위암세포를 뚜렷이 억제하고, 위장점막세포의 성장을 촉진하고 거식세포(macrophage)의 성장과 활동을 촉진하여 면역을 증강시킨다. 동물실험 결과 에이즈에 감염된 동물의 면역을 올리고 백혈구 T림프세포와 B림프세포, 내추럴킬러세포의 기능을 현저하게 증강시켰다. 하루 300mg.

15 복합리놀산(Conjugated linoleic acid; CLA)

최근 동물실험에서 복합리놀산이 유방암, 대장암, 전립선암, 피부암, 폐암세포를 억제하는 것으로 나타났다. 또 발암물질을 직접 억제하고 조직을 보호하며 모든 단계의 암 진화와 암세포의 세포분열을 억제하여 암세포 사망을 촉진시킨다. 특히 유방암세포의 발아세포 수를 감소시킨다. 식전공복에 2,000mg씩 하루 2~3번.

56 흉선 추출물(Thymus extract)

흉선 추출물은 면역조절에 효과가 있어 알레르기, 류머티즘, 감기, 축농증, 항암, 에이즈 등에 쓰인다. 특히 T보조세포(T-helper cell)와 T억제세포(T-suppressor cell)의 비율을 조절하여 에이즈나 암 환자처럼 비율이 낮을 때는 올려 주고, 알레르기나 류머티즘처럼 비율이 높을 때는 낮춰 주는 면역정상화작용을 한다. 식후 500mg씩 하루 3번.

유방암, 자궁암, 난소암 추천 생약제

31 아마씨(Flaxseed)

아마씨의 리그난(lignan)은 월경전증후군(PMS), 월경 과다, 유방섬유종, 유방암, 자궁근종, 자궁내막증, 자궁경부이형증, 자궁암, 자궁경부암, 난소물혹, 난소암을 예방하고 억제하는 데 도움을 준다. 하루 4숟가락씩 먹으면 39일째부터 암이 작아지는 것으로 나타났다.

9 딤(diindolylmethane; DIM)

동물에게 유방암 발암물질을 주입했을 때 유방암에 걸리는 개체 수와 종양 개수를 현저하게 감소시켰다. 또 다른 동물실험에서는 자궁내막

유방암에 대해 못다 한 이야기

- 2007년 영국의 암 학회지에 실린 연구에 의하면, 자몽을 하루에 ¼개 먹으면 폐경 여성에게서 여성호르몬(endogenous estrogen)이 32% 증가하는 것으로 나타났으며, 유방암에 걸릴 확률도 증가하였다. 따라서 유방암이 있는 여성은 자몽을 먹지 말아야 한다.
- 비만한 폐경 여성은 정상체중 여성보다 유방암에 걸릴 확률이 60~100% 더 높았으며, 정상체중 여성이 유방암 생존율도 높은 것으로 나타났다.
- 직장에서 야간에 일을 하는 여성도 유방암에 걸릴 확률이 높다. 이것은 밤에 분비되는 수면호르몬 멜라토닌(Melatonin)이 줄어들기 때문으로, 암 치료 목적으로 멜라토닌을 하루 10~20mg 자기 전에 복용시키기도 한다.

암, 폐암, 설암, 대장암, 간암에도 억제작용을 나타냈다.

42 칼슘글루카레이트(Calcium D-Glucarate)

동물실험에서 여성호르몬 수치를 23% 감소시켜 유방암, 자궁암, 난소암 발생을 억제하는 것으로 밝혀졌다. 특히 암 가족력이 있는 여성은 야채, 과일을 많이 먹고 칼슘글루카레이트를 복용할 것을 권한다.

55 황체호르몬크림(Progesterone cream)

유방암은 배란이 되지 않아 황체호르몬이 거의 없고 여성호르몬이 우세해서 생긴다. 여성호르몬은 황체호르몬이 억제하지 않으면 마음대로 유방과 자궁, 난소를 증식시켜 암을 만들 수 있다. 따라서 황체호르몬이 부족하지 않도록 보충해 주는 것이 여성의 암 예방과 치료에 있어서도 매우 중요하다.

레스베라트롤(Resveratrol)

붉은 포도 껍질, 적포도주, 폴리고눔(polygonum) 약초에 들어 있는 매우 강력한 항산화제로 암 억제작용이 뛰어나다. 특히 체지방에서 안드로스틴다이온(androstendione: 남성호르몬의 일종)이 에스트로겐(estrogen: 여성호르몬)으로 전환되는 아로마테이스(aromatase: 남성호르몬을 여성호르몬으로 바꾸는 효소)를 억제하여 여성호르몬 생성을 방해하므로 여성호르몬 과다로 인한 자궁암, 유방암, 난소암, 자궁경부암 등을 예방, 개선하는 데 중요한 역할을 한다. 또 이러한 원리로 여성호르몬을 낮춰 주므로 비만에도 사용된다.

항암제, 방사선치료의 부작용을 완화해 주는 생약제

27 스피룰리나(Spirulina)

방사선 중독을 감소시키는 작용이 있어 항암 치료를 받는 환자에게 좋다. 한 연구 결과에 의하면 방사능에 중독된 아이들에게 하루 5g씩 스피룰리나를 먹였더니 극적으로 소생하였고 먹지 않은 아이들과 현저한 차이가 났다.

7 글루타티온(Glutathione)

항암제의 부작용을 강하게 해독시켜 준다.

19 비타민 B_6(Pyridoxal-5-Phosphate)

하루 50~200mg씩 복용하면 방사선치료로 인한 매슥거림에 효과적인 것으로 나타났다.

클로렐라(Chlorella)

방사선치료와 항암약물 등 여러 가지 약의 독성으로부터 몸을 보호해 주고 부작용을 감소시켜 주며, 암의 전이를 억제한다.

8 깅코(Ginkgo)

항산화작용이 강하여 방사선치료의 부작용을 감소시킨다.

44 케르세틴(Quercetin)

항암제의 독성으로부터 신장세포를 보호해 준다.

9 딤(diindolylmethane; DIM)

항암제의 독성으로부터 보호해 주고 여성호르몬을 분해하므로 여성호르몬 과잉으로 발생하는 유방암, 자궁암, 자궁경부암, 전립선암에 쓰인다. 특히 유방암 환자의 치료에 빠지지 않는다.

43 칼슘글루카레이트(Calcium D-Glucarate)

발암물질을 제거하는 효과를 가지고 있으며, 항암제 독성을 없애는 데도 쓰인다.

항암 버섯

마이다케(Maitake)

유방암 환자의 임상연구에 의하면 마이다케는 면역과 내추럴킬러세포(NK)를 증강시켰고 실험관 실험에서는 전립선암세포와 피부암세포의 자가사망을 유도하였으며, 암세포의 성장과 전이를 억제하였다. 또한 암세포로 새로운 혈관이 생기는 것을 억제하고 혈당을 내리는 성분도 있어 당뇨 환자에게도 도움이 되는 것으로 나타났다. 미국식약청(FDA)에서는 마이다케 추출물을 연구용 신약(Investigational New Drug)으로 허가하였다.

아가리쿠스(Agaricus)

아가리쿠스는 면역을 증강시키는 베타글루칸(beta glucan)을 다량 함유하고 있어 브라질(최대 생산국)과 일본에서 항암 치료제로 많이 쓰이고 있다. 특히 일본에서는 가장 유명한 항암버섯으로 알려져 50만 명가량의 암 환자들이 복용하고 있다.

아가리쿠스는 난소암 등 부인과 암, 직장암, 육종, 폐암, 백혈병, 골수종(myeloma), 간암, 위암, 전립선암, 피부암 등의 성장을 억제하고 암세포의 자가사망(apoptosis)을 유도한다. 또 내추럴킬러세포(natural killer cell; NK)의 작용을 증강시키고 인터페론과 인터류킨(interleukin)을 증가시켜 항암 작용을 하는 것으로 나타났다. 뿐만 아니라 암 덩어리로 새로운 혈관이 신생되는 것을 막아 암의 성장을 억제하며 항바이러스, 항박테리아, 항곰팡이 작용과 함께 콜레스테롤과 혈당을 낮추어 인슐린 반응도를 높이는 작용도 한다. 오전, 오후 식간공복에 1,600mg씩 복용한다.

차가버섯(Chaga)

차가버섯은 16세기경부터 동유럽에서 암 치료를 위한 민간요법에 사용되어 왔다. 약초 연구가인 데이빗 윈스톤(David Winston)은 차가버섯을 '가장 강력한 항암버섯'이라고 일컬었고, 1958년 핀란드와 소련에서 유방암, 간암, 자궁암, 위암에 놀랄 만한 효과를 발견하기도 하였다. 자작나무의 하얀 부분에서 기생하는 차가버섯은 다량의 베툴린과 면역을 증강시키는 성분들을 함유■하고 있는데, 1998년 폴란드의 연구에서 베툴린 성분이 암세포를 살상하는 것으로 밝혀졌다. 이것은 암세포가 정상세포보다 산성이 훨씬 강하며, 베툴린이 산성에만 작용하기 때문이다. 또 1997년 한 연구에서는 베툴린이 산성인 암세포에 들어가 암세포를 자가사망(apoptosis; programmed cell death)하게 하는 것으로 나타났다. 2005년 연구에서는 차가버섯의 다당류 성분이 활성산소로부터 림프면역세포를 보호하고 면역을 증강시켜 항암작용을 하는 것으로 나타났다. 차가버섯은 혈당과 혈압을 내리는 작용도 있다. 암을 억제하기 위해서는 오전, 오후 하루 2번씩 1,600mg을 식간공복에 복용한다.

■ 자작나무의 하얀 부분에 있는 베툴린(betulin; betulinic acid)이라는 항암성분은 활성산소의 산화를 막고 인터페론의 생산을 촉진하여 DNA를 재생하고, 저산소증을 억제하여 세포의 신진대사를 정상화하는 효과가 있어 본격적인 항암제로 연구되고 있다.

● 관련 자연치료제

7 글루타티온	8 깅코	9 딤
15 복합리놀산	19 비타민 B_6	20 비타민 B_{12}
21 비타민 C	22 비타민 D	23 비타민 E
25 셀레니움	27 스피룰리나	30 아르지닌
31 아마씨	32 아세틸시스테인	34 아연
36 엽산	37 오메가-3오일	42 칼슘
43 칼슘글루카레이트	44 케르세틴	50 포도씨 추출물
53 프로폴리스	55 황체호르몬크림	56 흉선 추출물
레스베라트롤	마이다케	아가리쿠스
종합비타민	차가버섯	클로렐라

▲ 2권에서 위 번호를 찾아가면 각 자연치료제에 대한 자세한 내용을 볼 수 있습니다.

29 여드름 Acne

여드름이 잘 생기는 사람의 피부세포는 인슐린에 민감하지 못하여 혈당을 제대로 사용하지 못한다. 그래서 여드름을 '피부 당뇨'라고 부르기도 한다.

원인

- 여드름은 남성호르몬 분비가 많아서라기보다, 남성호르몬 테스토스테론을 디하이드로테스토스테론(dihydrotestosterone; DHT)으로 전환시키는 5알파-리덕테이스(5-alpha- reductase) 효소가 많은 것이 더 큰 원인이다.
- 변비가 심하여 혈액 내에 변비 독소가 많은 경우에도 여드름이 생긴다.
- 항생제는 여드름 염증을 가라앉히지만 근본적인 치료를 하지 못하고 대장의 좋은 소장균, 대장균들을 죽여 나쁜 균들과 칸디다곰팡이가 성하게 만든다. 따라서 항생제를 장기 복용하면 장벽이 새게 되어 대장 독소가 혈관으로 흡수되어 여드름을 유발한다.

☞소장균, 대장균 부족증 p.274 ☞칸디다증 p.455

- 성인 여드름은 코티손, 조울증약 탄산리튬(Lithium carbonate), 화학약품이 첨가된 화장품, 포마드 등도 원인이 되며, 지나치게 얼굴을 자주 씻는 것도 영향을 미친다.
- 중년 여성의 여드름은 피임약 복용으로도 나타나고, 월경 때 더 심해지는 경우도 있다. 이것은 배란이 안 되어 일어나는 여성호르몬 불균형 때문이다.
- 단백질 45%, 탄수화물 35%, 지방 20% 비율로 식사를 하면 여드름을 증가시키는 5알파-리덕테이스(5-alpha-reductase)의 작용이 감소한다. 반대로 탄수화물 70%, 단백질 10%, 지방 20%로 먹으면 5알파-리덕테이스의 작용을 증가시켜 여드름이 더 심해진다.
- 여드름이 잘 생기는 사람의 피부세포는 인슐린에 민감하지 못하여 혈당을 제대로 사용하지 못한다. 그래서 여드름을 '피부 당뇨'라고 부르기도 한다.

예방

- 베개 커버를 화학약품이 없는 비누로 자주 세탁한다.
- 얼굴의 지방을 하루 2차례 닦아 주되 너무 자주 닦거나 세게 문지르지 않는다.
- 햇볕(자외선 UV)을 적당히 쬔다.
- 여드름 예방에 필요한 비타민 A, E, B_5, B_6, 셀레니움(selenium)이 들

어 있는 종합비타민을 먹는다.

자연치료법

음식

BAD	● 기름진 고기, 마가린, 쇼트닝, 인조기름(hydrogenated oil), 기름에 튀긴 음식, 우유, 초콜릿, 설탕 등 당분 ● 흰 밀가루, 백미 등 정제된 탄수화물 ● 요오드가 들어 있는 소금(iodized salt), 요오드가 많은 김, 미역, 다시마
GOOD	● 단백질 45%, 탄수화물 35%, 지방 20% ● 생선 단백질, 콩 단백질, 야채, 과일, 마늘

자연치료제

18 비타민 A(Vitamin A) **27 스피룰리나**(Spirulina)

피부의 지방 분비와 모공의 각질(keratin) 증식을 감소시킨다. 임신 가능성이 있는 여성은 하루 5,000IU 이상 복용하면 안 되고, 일반인도 하루 20,000IU 이상은 복용하지 말아야 한다. 비타민 A를 너무 많이 먹으면 기형아를 낳을 확률이 증가하므로, 가임여성이 비타민 A를 추가복용할 때는 피임을 잘해야 하며, 비타민 A의 복용을 중단한 후에도 한 달가량은 피임을 해야 한다. 종합비타민에는 비타민 A가 5,000IU 들어 있다. 용량을 더 추가하려면 비타민 A 대신 베타카로틴을 복용하는 것이 안전하며, 베타카로틴이 풍부한 스피룰리나(spirulina)를 복용하는 것도 좋은 방법이다.

20 비타민 B_{12}(Vitamin B_{12})

피지 분비를 현저히 감소시켜 여드름 치료에 도움을 준다.

23 비타민 E(Vitamin E)

하루 400IU의 비타민 E와 하루 200mcg의 셀레니움을 복용하면 염증을 방지하는 효과가 있다.

34 아연(Zinc)

면역을 올리고 염증을 가라앉히며 상처를 빨리 아물게 한다. 13~14세 남자아이들은 아연 수치가 낮으며, 아연이 부족하면 5알파-리덕테이스(5-alpha-reductase)의 작용이 증가하여 여드름이 성하게 된다. 아연은 글루코네이트(gluconate) 형태가 더 효과적이며 12주간 복용하면 거의 가라앉는다. 용량은 하루 45~60mg. 구리(copper) 2mg짜리 1캡슐과 같이 복용한다.

1 달맞이꽃종자유(Evening primrose oil) 37 오메가-3오일(Omega-3 oil)

염증을 가라앉히는 작용이 있어 모든 염증에 효과적이다.

55 황체호르몬크림(Progesterone cream)

20~40대 여성의 여드름은 남성호르몬 안드로겐(androgen)이 증가하여 생긴다. 난소 기능 부실로 매달 배란이 안 되어 황체호르몬이 감소하면 부신피질에서 안드로겐 생산이 증가되어 여드름이 생기는 것이다. 이럴

때 배란을 촉진시키는 체이스트트리베리(chaste tree berry)를 복용하여 배란을 하게 되면 황체호르몬이 생산되어 여드름이 없어진다. 만약 이 방법으로 배란이 안 될 경우에는 황체호르몬크림을 발라 황체호르몬을 보충해 주면 여드름을 없앨 수 있다. 드문 경우지만 다난포난소증후군(polycystic ovary syndrome; PCO)으로 살이 찌고 여드름과 수염이 날 수도 있다. 월경이 없는데도 가끔 불규칙한 자궁출혈이 있고 불임일 때는 산부인과 진단을 받아 보아야 한다. ☞2권 체이스트트리베리 p.216 ☞2권 황체호르몬크림 p.290

티트리오일(Tea tree oil)

피부의 박테리아를 살균하여 염증을 가라앉힌다. 효과는 소독약 과산화벤조일(benzoyl peroxide)만큼 좋으나, 소독약처럼 피부가 건조해지고 빨개지거나 허물이 벗겨지는 등의 부작용이 없다.

47 크로미움(Chromium)

인슐린 민감도를 높여 혈당 대사를 증진시킨다. 하루 200~400mcg.

● 관련 자연치료제

1 달맞이꽃종자유	18 비타민 A	20 비타민 B_{12}
23 비타민 E	27 스피룰리나	34 아연
37 오메가-3오일	47 크로미움	55 황체호르몬크림
티트리오일		

▲ 2권에서 위 번호를 찾아가면 각 자연치료제에 대한 자세한 내용을 볼 수 있습니다.

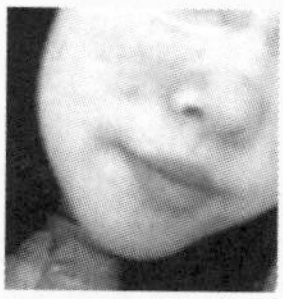

before

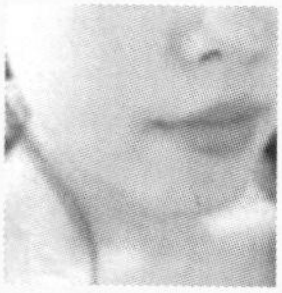

after

이렇게(맨 왼쪽 사진) 심했던 얼굴이었습니다. 오른쪽 사진은 많이 좋아진 모습이고요. 항생제 먹고 좋아졌다 나빠졌다를 계속 반복했어요.
한국은 여드름 때문에 피부과에 가면 대부분 '로아규탄'이라는 비타민 A 유도체 약을 처방해 줍니다. 하지만 저는 이 약에는 효과가 없었고, '독시사이클린'이라는 항생제를 먹었을 때 효과를 보았습니다. 병원 가서 매번 처방을 받는 것도 눈치가 보였는데, 우연히 이경원 박사님 사이트(www.drpurenatural.com)를 알게 되었습니다. 그래서 과감히 항생제 복용을 끊고 올여름부터 천연생약제를 복용했는데, 보시는 것처럼(오른쪽 사진) 진짜 많이 좋아졌습니다.
좀 더 정보를 드리자면, 제 여드름은 사춘기 때 난 게 아니라, 스무 살 이후, 그러니까 대학교에 입학하고 나서 불규칙한 수면시간과 식생활습관 등으로 생긴 여드름이었습니다. 지금은 아무 약도 먹지 않은 지 1개월이 지나가는데도 피부상태가 좋습니다. 가끔 피곤할 때 뾰루지가 한두 개 올라오긴 하지만 그냥 단순한 뾰루지 수준입니다. 오른쪽 사진을 자세히 보면, 여드름 났던 부분은 아직도 다른 쪽 피부와 약간 색깔이 다른데, 저건 몇 개월이 지나야 완전히 치유된다고 하네요. 여드름 흉터로 인한 색소침착은 시간이 걸리는 것 같아요. 하지만 이제 여드름이랑은 빠이빠이 했네요. ^__^
아! 이 사이트를 알게 된 건 저에게 정말 행운입니다. 참고로 제가 복용한 것은 변비약 버버린(Berberine), 포도씨 추출물(Grapfruit seed extract), 소장균·대장균, 아연(Zinc), 구리(Copper), 설파덤(Sulfa Derm) 연고입니다.

송OO(20대)/서울 거주

30 요통 Back Pain

만성 요통은 나이가 들면서 발병률이 더 높아진다. 몸에서 척추연골(디스크)의 원료인 콜라겐 합성이 감소하여 디스크가 얇아지고 척추를 잡고 있는 주변 인대와 근육의 탄력성, 체중을 잡는 힘이 감소하여 하중을 더 받기 때문이다.

원인

- 과로와 스트레스가 심하면 코티솔호르몬이 분비되어 척추연골의 원료인 콜라겐 합성이 감소한다.
- 영양실조가 여러 해 동안 계속되면 (콜라겐의 원료인) 단백질이 부족하여 콜라겐이 합성되지 않는다. 그 결과 디스크가 얇아져 척추뼈를 가는 듯한 극심한 통증이 온다.
- 과체중이 되면 디스크를 더 세게 눌러 요통이 심해지고, 디스크가 옆으로 삐져나오면 좌골신경을 눌러 다리까지 좌골신경통이 오게 된다.
- 골다공증이 되어 척추뼈가 조금이라도 경사지면 디스크가 삐져 나올 위험이 더 높다.

자연치료법

만성 요통은 아래 자연치료제로 좋은 효과를 보는 사람들이 많다. 운동에 앞서 연골생성물질을 보충하는 것이 가장 중요하며, 그런 다음 적절한 운동을 병행할 것을 권한다.

42 칼슘(Calcium)

몇 년 전만 해도 허리가 굽은 노인들이 많았다. 칼슘이 부족하여 골다공증으로 척추뼈가 주저앉은 것이다. 칼슘 복용은 필수다.

5 글루코사민(Glucosamine)

연골을 재생시켜 주는 작용이 있으며 연골세포가 개그(glycosaminoglycans; GAGs)를 생산하게 촉진하고 연골에 유황(sulfur)을 유입시킨다. 개그란 수분을 흡수하여 연골을 탄력 있는 쿠션 같이 만들어 주는 단백질이다. 연골에는 항상 콜라겐(collagen)과 개그를 충분히 보충해 줘야 한다.

요통이 있으면 거꾸로 매달려라?

인간은 직립을 하기 때문에 척추에서 체중을 받아 요통이 생긴다. 그래서 요통에는 거꾸로 매달려 척추를 늘려 주는 운동기구가 매우 효과적이다. 체중을 거꾸로 매달면 척추에 압력이 없어지고 몸통을 위로 치켜들면 척추 주위의 근육들이 운동이 되어, 단단하게 척추를 잡아 주고 체중을 받쳐 주게 된다. 또 엉덩이를 비롯하여 다리 뒤쪽 근육도 운동이 되므로 몸매를 가꾸는 데에도 효과적이다. 단, 혈압이 높은 사람, 중이염이나 안구 질환이 있는 사람은 거꾸로 매달리는 운동은 금물이다.

21 비타민 C(Vitamin C)

비타민 E와 협동작용을 하여 연골을 보호한다. 또 연골을 탄력 있게 해 주는 개그를 강화시키고 아미노산 라이신(L-Lysine)과 함께 콜라겐을 합성하여 연골을 생성시킨다.

콜라겐

피부 탄력뿐만 아니라 혈관 탄력을 좋게 하여 중풍 예방 등 혈관 관리에 필수적이다. 또한 연골의 원료이므로 연골이 얇아져 요통이 있거나 관절염이 생길 때 가장 먼저 쓰인다.

▶ 콜라겐은 'Bio Cell Chicken Collagen II'가 들어 있어야 효과가 좋으므로 라벨을 잘 확인하여 선택한다.

MSM

글루코사민(glucosamine)과 콘드로이틴을 생산해 주는 천연유황으로 세포와 인대, 연골 등 결합조직에 영양을 공급해 준다. 또 항염증작용이 있으며 통증을 감소시킨다.

● 관련 자연치료제

5 글루코사민	21 비타민 C	42 칼슘
콜라겐	MSM	

▲ 2권에서 위 번호를 찾아가면 각 자연치료제에 대한 자세한 내용을 볼 수 있습니다.

31 월경 과다 Menorrhagia

정상적인 월경량은 약 60cc이지만, 80cc 이상이거나 7일 이상 월경을 계속하면 '월경 과다(月經過多)'로 분류한다.

원인

여성 난소에서는 여성호르몬(estrogen)과 황체호르몬(progesterone)을 생산한다. 자궁내막이 매달 떨어져 나오는 것이 월경인데, 여성호르몬은 자궁내막을 증식시켜 월경량을 늘리고, 황체호르몬은 자궁내막의 증식을 억제하여 월경량이 과도해지는 것을 막는다. 그러나 난소 기능의 감퇴로 배란이 되지 않는 달에는 황체가 만들어지지 않아 황체호르몬이 생산되지 않는다. 이 때문에 자궁내막이 계속 증식하여 월경량이 많아진다. 다시 말해 배란을 거르면 월경이 불규칙해지고 양도 많아진다. 월경 과다는 월경전증후군(PMS)이나 폐경 무렵 배란을 하지 않아 여성호르몬이 우세할 때와 원리가 같으므로, 이런 내용들을 함께 읽어 보기 바란다.

☞ 폐경기 p.474

- 월경 과다는 주로 자궁근종, 자궁내막증, 갑상선기능저하증 등 여성호르몬 우세가 원인이 되어 나타난다. 또한 자궁내막의 기능 저하가 원인이 되는 경우도 있는데, 이때 자궁내막에 필요한 영양소만 섭취해도 월경 과다가 예방, 치료되기도 한다.
- 월경 과다는 만성 철분결핍증으로 생기며, 철분이 부족하면 자궁내막의 신진대사가 낮아져 출혈이 많아진다.
- 갑상선기능저하증에 걸리면 생리 기간이 길어지고 월경량이 많아지며, 월경주기가 짧아진다. 갑상선기능저하증 역시 배란이 매달 되지 않아 여성호르몬이 우세할 때 발생할 수 있다. ☞갑상선기능저하증 p.126
- 체지방세포에서도 여성호르몬을 생산하기 때문에 비만 여성일수록 월경 과다가 많이 나타난다.
- 여성호르몬 처방약인 프레마린(Premarin)을 복용하면서 황체호르몬 프로베라(Provera)를 보충해 주지 않는 여성도 여성호르몬이 많아져 월경 과다가 될 수 있다. ☞2권 황체호르몬크림 p.290

자연치료법

음식

BAD	● 육류: 월경 과다가 있는 여성의 자궁내막에는 아라키돈산(AA)이 과다하게 농축되어 있어 프로스타글란딘(PGE_2)의 생성이 많아지므로, 월경량이 많아지고 월경통이 생긴다. 육류지방에는 아라키돈산이 많으므로 육식을 금하는 게 좋다. ☞아라키돈산(AA) p.549

GOOD	● 연어, 대구, 고등어, 청어, 가자미 등 오메가-3오일이 많은 생선 ● 브로콜리, 상추, 양배추, 시금치는 비타민 K가 많아 혈액을 응고시키는 작용을 하므로 월경량을 줄이는 데 도움을 준다.

자연치료제

18 비타민 A(Vitamin A) 27 스피룰리나(Spirulina)

비타민 A는 자궁내막을 비롯하여 모든 상피세포 건강에 필요하다. 단, 임신 가능성이 있는 여성은 하루 5,000IU 이상 복용하면 안 된다. 종합비타민에는 비타민 A가 5,000IU 들어 있다. 비타민 A가 추가로 필요한 경우에는 베타카로틴(beta carotene)을 복용하는 것이 좋으며, 베타카로틴은 스피룰리나에 많이 들어 있다.

21 비타민 C(Vitamin C)

비타민 C는 콜라겐 조직을 건실하게 해 주어 모세혈관의 탄력을 좋게 한다. 모세혈관의 탄력이 없으면 혈관이 깨지기 쉬워 월경 과다가 되기 쉽다. 비타민 C는 철분 흡수를 크게 증가시켜 빈혈에도 도움이 된다. 500mg씩 하루 3~6번.

50 포도씨 추출물(Grape seed extract)

포도씨 추출물도 모세혈관을 탄력 있게 해 준다.

31 아마씨(Flaxseed)

아마씨에 들어 있는 리그난(lignan)은 여성호르몬이 과다할 때 여성호르몬을 감소시킨다. 이로써 여성호르몬 우세로 생기는 월경 과다, 월경전증후군(PMS), 유방암, 자궁암, 자궁경부암을 예방, 개선하는 데 효과가 뛰어나다.

40 체이스트트리베리(Chaste tree berry)

정상적으로 배란이 되어야 황체호르몬을 생산하여 여성호르몬 우세를 막을 수 있으므로, 황체형성호르몬(LH) 분비가 적어 배란이 안 될 때 효과적이다. 대체로 복용한 지 2달 안에 효과가 나타나지만, 4~6개월 정도 걸리는 사람도 있다. 용량은 하루 80~240mg.

55 황체호르몬크림(Progesterone cream)

몸에 부족한 황체호르몬을 보충해 주어 불규칙한 월경, 월경전증후군, 월경 과다, 각종 폐경기 증상에 매우 효과적이다.

● 관련 자연치료제

18 비타민 A	21 비타민 C	27 스피룰리나
31 아마씨	40 체이스트트리베리	50 포도씨 추출물
55 황체호르몬크림		

▲ 2권에서 위 번호를 찾아가면 각 자연치료제에 대한 자세한 내용을 볼 수 있습니다.

32 월경전증후군 Premenstrual Syndrome; PMS

월경을 하는 여성의 30~40%는 월경전증후군(PMS)이 있으며
주로 30~40대에 나타난다. 대개는 가볍게 지나가나 10% 정도는 외출을 못 할 정도로 심하다.

매달 배란이 잘되면 월경이 순조롭고 불편한 증상이 거의 없다. 하지만 배란이 되지 않으면 두통, 여드름, 우울증 등 월경전증후군(PMS)이 나타난다. 이럴 때(월경 시작 1주 전) 병원에서 황체호르몬 수치를 검사해 보면 매우 낮게 나온다. 이러한 무배란이 자주, 오래 지속되면 자궁근종이 생기고 자궁내막증, 난소물혹, 더 나아가 유방암, 자궁암, 난소암으로까지 발전할 수 있다. 월경전증후군(PMS)은 폐경기 증상과 원리가 비슷하므로 '폐경기' ☞p.474 를 같이 읽어 보기 바란다.

증상

여성은 35세가 지나면서 월경은 하되 배란을 거르는 달이 생기기 시작하는데, 주로 다음과 같은 증상을 통해 알 수 있다.

- 유방이 팽팽하게 아프고 두통과 하복통, 허리통이 있다.
- 배가 팽팽해지고 변비가 생기고 매슥거리고 식욕이 변한다.
- 발목, 손, 얼굴 등이 붓고 소변량이 줄고 체중이 증가한다.
- 여드름이 생기거나 피부 질환이 더 심해진다.
- 이 기간에 저혈당이 되어 단것을 좋아하기도 한다.
- 신경질, 우울증 등 감정 변화가 심하고 불면증이 올 수 있다.
- 월경량이 많아지고 월경에 검붉은 덩어리가 섞여 나오기도 한다.
- 심한 피로를 느끼며 자꾸 자고 싶고 어지럽기도 하다.
- 집중이 잘 안 되고 행동이 둔하며 사고를 일으키기 쉽다.
- PMS 기간 동안 화끈 달아오르는 증상이 나타나기도 한다.
- 월경 7~10일 전부터 월경전증후군(PMS) 증상이 나타나며 개인에 따라 몇 시간에서 10일까지 계속되는 경우도 있으나, 월경 후 수 시간 안에 모든 증상이 사라진다.
- 월경이 시작되면서 PMS가 월경통(dysmenorrhea)으로 바뀌는 여성도 많다. 월경통은 주로 사춘기에 많이 나타나다가 성장하면서 줄어드는 경향이 있지만, PMS는 이와 반대로 20대부터 시작되어 나이가 들면서 더 심해진다. ☞월경통 p.376

원인

일반적으로 스트레스, 질병, 과도한 운동, 정신적 충격 등이 심할 때는 배란이 잘 안 된다. 또 여성이 30대가 되면 배란 기능이 감소하기 시작하여 30대 중반부터는 배란이 되지 않는 달이 점점 잦아진다. 월경전증후군(PMS)은 월경 과다와 마찬가지로 배란이 되지 않아 여성호르몬(estrogen)이 많고 황체호르몬(progesterone)이 적을 때 나타난다.

☞여성호르몬 우세 p.477

- 여성호르몬은 많고 황체호르몬이 적으면 세로토닌(serotonin), 멜라토닌(melatonin)의 생산 감소로 우울증, 불면증이 오게 된다. 항우울제 프로작(Prozac)을 먹는 사람의 대부분은 25~50세 사이 여성으로서 PMS가 생기는 나이와 일치한다. 또 황체호르몬이 적으면 엔도르핀 수치가 감소하여 우울증, 신경질이 잦아진다. 월경전증후군(PMS)이 있는 여성은 엔도르핀 수치가 낮다.
- 과잉 여성호르몬은 간에서 분해되어 담즙을 통해 대장으로 배출된다. 하지만 여성호르몬이 많으면 담즙 배출이 잘 안 되고, 간 기능이 좋지 않은 사람도 담즙 분비가 순조롭지 않아 여성호르몬 배출이 원활하지 않다. 과음, 피임약, 임신, 길버트증후군■, 담석, 약의 독성 등도 담즙 분비를 방해한다.
- 여성호르몬이 많으면 간 기능을 떨어뜨려 갑상선호르몬 T_4가 T_3로 잘 전환되지 않아 갑상선기능저하증처럼 피곤함을 느끼게 된다. 실제로 PMS가 있는 대다

■ 길버트증후군 (Gilbert's syndrome)
유전적으로 간에서 빌리루빈(담즙색소) 대사를 제대로 하지 못하는 증후군으로, 혈중 빌리루빈 수치가 정상 수치보다 높고, 심한 경우에는 가벼운 황달기가 생길 수 있다. 길버트증후군은 인구의 약 2% 정도로 흔한 편이며, 대체로 별다른 증상 없이 건강하여 치료를 필요로 하지는 않는다.

수 여성들이 여성호르몬 우세로 갑상선 기능이 저하되어 있다.

- 여성호르몬이 우세하면 알도스테론(aldosterone: 부신피질에서 분비되는 대표적인 스테로이드 호르몬)의 분비를 증가시킨다. 월경전증후군(PMS)이 있는 여성은 월경 2~8일 전 알도스테론 수치가 증가하여 소금 흡수가 많아지기 때문에 부종이 생긴다.
- 비타민 B_6(pyridoxine)가 부족하면 대뇌 세레토닌(seretonin)이 감소하여 우울증, 신경질이 생긴다.
- 피임약은 여성호르몬을 높여 PMS를 심화시킨다.
- 커피를 한 잔 이상 마시는 여성은 PMS 증상이 더 심하다.

자연치료법

음식

BAD	● 붉은 육류, 기름기 많은 음식 ● 탄수화물, 당분이 많은 음식, 우유 등 유제품, 마가린과 가공식품의 인조기름(trans fatty acid) ● 카페인, 알코올
GOOD	● 채식: 과일, 녹색채소, 정제하지 않은 곡식, 콩 등 섬유질 ● 연어, 대구, 고등어, 청어, 가자미 등 오메가-3오일이 많은 생선

- 염증과 통증을 유발하는 육류와 유제품을 피하고 마가린과 가공식품의 인조기름(trans fatty acid)을 금해야 한다. 여성 17명이 지방을 줄이고 섬유질이 많은 채식으로 식단을 전환한 지 8~10주 만에 여성호르몬이 36% 감소했다.

- 월경전증후군(PMS)이 있는 여성은 PMS가 없는 여성과 비교해 볼 때, 가공된 탄수화물을 62%, 가공된 설탕류를 275%나 더 먹었다. 또 유제품 79%, 소금 78%를 더 섭취한 반면, 망간은 53%, 아연은 52% 적게 먹는 것으로 나타났다.
- 설탕이 많이 들어 있는 초콜릿은 여성호르몬 분해를 방해하여 월경전증후군(PMS)을 가장 많이 일으킨다. 제품 라벨에 자당(sucrose), 포도당, 맥아당, 유당, 과당, 콘시럽 등으로 표기되어 있는 것은 모두 설탕이므로 피해야 한다.
- 커피, 차, 초콜릿과 소다음료 등 카페인이 들어 있는 음료를 금하고, 알코올도 멀리해야 한다. 알코올은 일주일에 3번 이상 마시지 말고, 한 번에 맥주 한 컵 반, 와인 한 잔, 양주 (작은 잔으로) 한 잔 이상 마시면 안 된다.
- 여성호르몬은 난소에서 생산되지만 피임약, 여성호르몬약(Premarin), 고기와 유제품 속에 함유된 환경여성호르몬, 음식에 들어 있는 살충제 등 환경여성호르몬(xenoestrogen) 등의 영향으로도 높아진다. 살충제가 함유된 육류, 치즈, 우유, 달걀 등을 피하고 유기농으로 키운 야채, 과일을 먹어야 한다. ☞좋은 음식, 나쁜 음식 p.484
- 섬유질이 많은 채식을 주로 하는 여성은 혈중 여성호르몬이 50%나 낮다. 육식을 좋아하는 여성에 비해 여성호르몬을 흡수하여 대변으로 배출하는 양이 2~3배나 많기 때문이다. 그 결과 채식 여성은 PMS, 유방암, 심장병, 폐경기 증상이 훨씬 적게 나타난다.
- 붉은 살코기는 장에서 여성호르몬의 흡수를 촉진시키므로 피해야

한다. 대신 연어, 대구, 고등어, 청어, 가자미 등을 자주 먹어 오메가-3오일을 충분히 보충해 주는 것이 좋다. 닭고기는 껍질을 제거하고 조금만 먹는다.

자연치료제

41 칼륨(Kalium; 포타슘Potassium)

평소 칼륨(포타슘)이 많은 채소를 먹지 않고 소금을 많이 섭취하면 신장의 수분조절 기능이 제대로 이루어지지 않아 부종이 생긴다. PMS로 인한 소금 흡수 증가로 부종이 생겼을 때에도 칼륨(포타슘)을 충분히 보충해 주어야 한다.

▶ 칼륨(포타슘)은 과일, 녹색채소, 정제하지 않은 곡식, 콩 등에 많이 들어 있다. 반면 모든 가공식품에는 소금이 많이 들어 있으므로 먹지 않는 것이 좋다. ☞칼륨이 많은 음식, 소금이 많은 음식 p.148

17 블랙코호쉬(Black cohosh)

여성호르몬 생약제로 월경증후군(PMS)은 물론 자궁근종 등 여러 가지 여성호르몬 우세 증상에 탁월한 효과가 있다.

10 마그네슘(Magnesium)

PMS가 있는 여성은 세포 내에 마그네슘이 만성적으로 부족하여 감정변화가 심하고 신경질적이며 여러 가지 통증이 있다. 이런 증상에 마그네슘을 복용하면 효과가 좋다. 구연산을 결합시킨 구연산마그네슘(magnesium citrate)이 흡수가 잘되며, 비타민 B_6와 함께 복용하면 훨씬 효과적이다. 용량은 몸무게 1kg당 12mg이 적당하다. 예를 들어 체중이 50kg이면 (12mg을 곱하여) 600mg을 먹는다.

19 비타민 B_6(Vitamin B_6)

월경전증후군(PMS)에 효과가 좋으며 'pyridoxal-5-phosphate' 형태가 더 효과적이다. 하루에 50mg 이상은 복용하지 말고, 몇 번에 나누어 복용하는 것이 좋다.

23 비타민 E(Vitamin E)

PMS 증상을 현저하게 완화시켜 주고 에너지도 높여 주는 것으로 나타났다. 용량은 하루 400IU.

31 아마씨(Flaxseed)

아마씨의 리그난(lignan)이 PMS를 감소시킨다. 섬유질이 많아 배변을 시원하게 볼 수 있게 해 주며, 대장의 여성호르몬을 흡수하여 대변으로 배출한다.

42 칼슘(Calcium)

흔히 PMS가 있는 여성은 골밀도가 감소하기도 한다. 칼슘을 복용하면 골밀도가 증가하고 기분이 좋아지며 부종이 감소하는 것으로 나타났다. 용량은 하루 1,000~1,300mg이 적당하다.

34 아연(Zinc)

PMS가 있는 여성은 대개 아연 함량이 낮다. 아연은 호르몬 분비를 조절하고 성호르몬 작용에 필요한 성분이다. 아연이 충분하면 프로락틴(유즙분비호르몬) 분비가 억제되지만, 아연이 부족하면 프로락틴 분비가 증가하여 PMS 때 유방이 팽창하는 불편함을 준다. 또한 아연은 월경 전에 여드름이 나는 것을 효과적으로 억제해 준다.

PMS가 있거나 PMS 때 유방통이 있는 사람은 하루 30~45mg, 건강 유지를 위해서는 하루 15mg을 복용하는 것이 적당하다. 흡수가 잘되는 징크 피콜리네이트(zinc picolinate) 형태가 좋으며, 위장장애가 있는 사람은 식사와 같이 복용한다. 보통 좋은 종합비타민에는 아연이 10~15mg 들어 있으므로 라벨을 참고하여 용량을 조절한다.

> 하루 30mg씩 1개월 이상 복용할 때는 하루 2mg씩의 구리와 함께 복용하여 미네랄 밸런스를 맞춰야 한다.

40 체이스트트리베리(Chaste tree berry)

프로락틴(유즙분비호르몬) 과다로 인한 무월경에도 효과가 있으며 3개월 정도 꾸준히 복용해야 한다. 단, 피임약과 같이 먹으면 피임약 약효를 방해할 수 있다.

55 황체호르몬크림(Progesterone cream)

엔도르핀을 증가시켜 신경질, 우울증을 줄여 주고 자궁, 유방 등 각종 여성 질환에 효과가 뛰어나다.

● 관련 자연치료제

10 마그네슘	17 블랙코호쉬	19 비타민 B_6
23 비타민 E	31 아마씨	34 아연
40 체이스트트리베리	41 칼륨	42 칼슘
55 황체호르몬크림		

▲ 2권에서 위 번호를 찾아가면 각 자연치료제에 대한 자세한 내용을 볼 수 있습니다.

33 월경통 Dysmenorrhea, Menorrhalgia

일반적인 월경통은 하복부의 심한 경련성 통증을 말하며, 사춘기 때 가장 심하고 출산 후 크게 줄어든다. 하지만 자궁내막증, 자궁경부협착증 등 질병으로 인한 월경통은 증상이 다양하고 심하며, 수술적인 치료를 받아야 하는 경우도 많다.

일반적인 월경통(Primary dysmenorrhea)

하복부의 심한 경련성 통증을 말하며 처음 월경주기가 시작되는 사춘기 때부터 통증을 호소한다. 38.3%의 환자가 초경 후 첫 1년 동안 월경통을 경험한다. 월경통은 사춘기에 잦다가 성장하면서 자궁이 완전히 성숙하면 크게 감소하고, 출산 후에는 거의 사라진다. 하지만 임신과 출산만으로 월경통이 줄어들지는 않는다. 자연분만을 한 여성은 월경통이 감소하지만 자궁 외 임신이나 인공유산, 자연유산을 한 여성들은 감소되지 않는다.

증상

종종 진땀이 나고 심박동이 빨라지며 두통, 오심, 구토, 설사, 진전(떨림), 변비가 생긴다. 소변을 자주 보기도 하고 하복부에 찌르는 듯 쥐어짜는 산통이나 둔통이 허리나 다리로 뻗칠 수 있다. 월경 12시간 전부터 시작되어 월경 24시간 후에 절정을 이루었다가 보통 2~3일 정도 지나면 가라앉는다. 어떤 때는 덩어리진 피가 나올 때도 있고 월경전증후군(PMS) 증상처럼 신경질, 우울증, 초조, 불안감, 복부 팽창 등의 증상이 나타나기도 한다.

원인

- 자궁 미발육이 원인이다. 또 자궁경부가 너무 좁거나, 자궁 위치가 조금이라도 벗어났거나, 운동 부족, 월경에 대한 불안과 걱정도 원인이 된다.
- 월경통이 있는 여성의 어머니나 여자 형제들도 월경통이 있는 것으로 보고되어 있다.
- 자궁내막에서 분비되는 프로스타글란딘(PGE2, PGF2alpha)의 증가로 자궁의 과잉 수축이 극심한 경련으로 인한 월경통을 수반한다.

  ▶ 자궁근육 수축을 감소시켜 통증을 덜어 주는 아스피린, 타이레놀, 애드빌 등의 진통제는 위장점막을 상하게 할 뿐 아니라 여러 가지 부작용을 일으키므로 복용하지 않는 것이 좋다.

자연치료법

음식

BAD	● 육식, 유제품, 백미, 흰 밀가루 등 ● 육식과 유제품의 아라키돈산(AA)은 자궁과 혈관을 수축시키는 프로스타글란딘(PGE_2, PGF_2alpha)을 증가시켜 월경통을 더 심화시킨다.
GOOD	● 야채, 과일, 현미, 통밀, 콩, 씨앗 종류, 견과류 ● 오메가-3오일이 많은 생선(연어, 대구, 고등어, 청어, 가자미 등)

자연치료제

10 마그네슘

마그네슘은 근육을 이완시키는 작용이 있어 자궁근육을 풀어 주기 때문에 월경통에도 효과가 뛰어나다. 월경 15일 전부터 360mg의 마그네슘을 하루 3번 복용하게 했더니 월경통과 신경질 등이 감소했다는 연구결과 등이 이를 뒷받침해 준다.

37 오메가-3오일 1 달맞이꽃종자유, 보라지오일

이러한 오일들은 염증과 혈액 응고를 감소시키고 혈관 수축을 풀어 주는 프로스타글란딘(PGE_3, PGE_1)을 증가시켜 월경통을 감소시킨다.

☞오메가오일이 뭐기에 p.544

17 블랙코호쉬(Black cohosh)

자궁의 평활근을 이완시키는 작용이 있어 월경통을 감소시킨다. 일반적인 용량은 하루에 80mg이지만 증상이 심하면 250~500mg을 복용한다.

▶ 크램프 바크(cramp bark)도 전통적으로 월경통에 사용되어 온 약초이다. 대개 월경통 생약제에는 이런 약초들이 함께 들어 있다.

기타

충분한 휴식과 수면, 규칙적인 운동도 도움이 된다. 또 배에 따뜻한 것을 대고 생강, 계피차를 뜨겁게 만들어 마시면 자궁근육의 수축을 풀어주어 통증을 줄여 준다.

질병으로 인한 월경통(Secondary dysmenorrhea)

골반 내 질병들이 원인이 된다. 20세 미만에도 있을 수 있지만 대부분 20세 이상 여성에게서 많이 나타난다. 가장 많은 것이 자궁내막증으로, 월경통이 지나치게 심하면 의심해 봐야 한다.

자궁내막증(Endometriosis)

대개 30대 중반부터 생기며 자궁내막 조각이 나팔관을 통해 복강으로 역류하여 자궁외벽을 비롯해 난소, 대장, 방광, 배꼽 등에 붙어 월경 때마다 극심한 통증이 온다. 멀리는 폐와 눈, 코에 붙는 경우도 있다. 월경 때마다 골반으로 확산되는 통증이 칼로 베는 듯 심하고 종종 성교 시 불쾌감을 느끼거나 불임의 원인이 되기도 한다. 배변통이나 설사가 있을 수 있고 요관이나 변이 막히는 경우도 있다. 월경량이 아주 많거나 월경이 오래갈 수 있다. 아스피린, 타이레놀, 애드빌 같은 진통제나 피임약을 써도 효과가 없다.
자궁내막증은 여성호르몬이 증식시키는데, 황체호르몬이 이 증식을 억제한다. 과잉 여성호르몬을 감소시켜 주는 식물성 여성호르몬 블랙코호쉬(black cohosh)나 리그난(lignan)을 복용하면서 황체호르몬크림을 발라 주면 효과적이다. ☞자궁내막증 p.410

골반 내 염증(Pelvic inflammation)

임질이나 클라미디아(chlamydia) 같은 성병, 다른 감염에 의한 골반 내 염증과 농양이 치유되는 과정에서 골반 내 유착이 생겨 통증을 유발한다. 평소에도 통증이 있을 수 있고 월경 때 자연스레 생기는 충혈, 울혈, 수종에 의해 유착이 심해져 통증을 유발하기도 한다. 맹장염이나 자궁 내 피임장치(IUD) 사용으로 인한 감염에서도 이러한 유착이 생길 수 있다. 유착을 분리시키는 수술을 받아야 한다.

자궁경부협착증(Cervical stenosis)

자궁경부 부분이 심하게 좁으면 월경이 나오는 것을 방해하여 자궁 내 압력을 높이기 때문에 통증이 오게 되고, 월경이 역행하여 나팔관을 통해 복강으로 나갈 수도 있다. 따라서 심한 자궁경부협착증은 결국 복강 내 자궁내막증이 될 수 있다. 원인은 선천적일 수도 있고 자궁경부를 지지거나(electrocautery, cryocautery) 자궁경부를 도려내서(conization) 생길 수도 있다. 또 감염에 의한 염증에서 생기거나, 이것들로 인한 상처의 흉터가 아물면서 자궁경부 통로가 좁아져 생길 수도 있다. 특기할 만한 증상은 월경량이 매우 적으면서 통증이 심하다는 점이다. 병원에서 기구(dilation and curettage; D&C)로 자궁경부를 확장시켜 줘야 하는데, 치료 후에 다시 좁아지는 경우가 많다. 임신과 출산을 하면 재발되기까지의 기간이 좀 더 길어진다.

기타

간혹 자궁경부 안쪽(internal os)에 작은 자궁근종(leiomyoma)이나 폴립이 생겨 월경 때 밸브처럼 자궁 출구를 막는 경우가 있다. 또 이것이 월경 때 자주 울혈되거나 수종이 생겨 증상을 악화시킨다. 근본적인 치료를 위해서는 수술로 이 부위를 제거해야 하고, 재발을 막기 위해서는 자궁내막증 등의 자연치료법을 따른다. ☞자궁근종, 자궁내막증, 난소낭종 자연치료법 p.408

● 관련 자연치료제

2 달맞이꽃종자유, 보라지오일
10 마그네슘
17 블랙코호쉬
37 오메가-3오일
55 황제호르몬크림

▲ 2권에서 위 번호를 찾아가면 각 자연치료제에 대한 자세한 내용을 볼 수 있습니다.

34 위·십이지장궤양/위염

Gastritis/Ulcer

위 · 십이지장궤양은 위산으로부터 장기를 보호해 주는 점막이 손상을 입어 생긴다. 정상적으로는 72시간마다 새로운 점막세포가 재생되는데, 이러한 기능이 방해를 받으면 궤양이 생기게 된다. 위궤양은 주로 위장 하반부에 생기고, 십이지장궤양은 십이지장 상반부에 많이 생긴다.

증상

- 식사 전에 속이 타는 듯 에이는 듯 아프고, 음식을 먹고 나서 45~60분 또는 몇 시간 후부터 아프다. 자다가도 아파서 잠을 깨는 일이 있다. 통증은 30분에서 3시간까지 지속될 수 있고 위 상부나 등이 아프다.
- 음식을 먹거나 우유를 마시거나 제산제를 먹으면 통증 자체는 많이 가라앉는다.
- 사람에 따라 소화가 잘 안 되는 사람도 있고 배가 고픈 사람도 있다.
- 궤양은 엑스레이(X-ray) 검사나 내시경 검사에서 발견된다.■ 대변 검사에 적혈

■ 십이지장궤양은 위궤양보다 4~5배나 더 자주 걸리지만 암이 되지는 않는다. 반면 위궤양은 위암으로 악화될 수 있다.

구가 검출되고 출혈이 오래되면 빈혈이 될 수 있다. 큰 출혈이 있거나 천공이 생기면 즉시 응급수술을 받아야 한다.

원인

일반적으로 알려진 것처럼 위산 과다가 위궤양의 원인이 되는 경우는 사실상 드물다. 위궤양 환자는 위산 분비가 정상이거나 오히려 적다. 반대로 십이지장궤양 환자의 약 절반은 위산을 분비하는 세포가 2배나 많아 위산 분비가 과다하게 이루어진다. 그렇지만 점막세포가 궤양에 걸리지 않도록 보호하기 때문에 문제가 되지 않는다. 하지만 헬리코박터균이나 아스피린 종류의 항염진통제, 알코올, 스트레스, 음식 알레르기 등으로 장애를 받으면 궤양으로 발전하게 된다.

▶ 헬리코박터에 감염되는 원인으로는 위산 부족이 있다. 위산은 음식을 녹이는 작용 이외에도 음식으로 들어오는 박테리아를 죽이는 작용을 하는데, 위산이 부족하면 헬리코박터 증식을 억제하지 못한다. 나이가 들면 점점 위산 분비가 감소하여 60세가 넘으면 반 이상이 위산 부족 상태가 된다. 펩시드(Pepcid), 타가멧(Tagamet), 잔탁(Zantac)의 복용도 위산을 부족하게 하여 헬리코박터균을 번식하게 하는 원인이 된다. 헬리코박터균을 검사하는 방법은 혈액이나 타액으로 항체를 검사하는 방식으로 매우 간단하며 내시경 검사와 병행할 수도 있다.

헬리코박터균이 반드시 궤양을 일으키는 것은 아니지만 위염, 식도염, 위산 과다로 인한 소화불량, 위암의 원인이 되는 것으로 알려져 있다.

십이지장궤양이 있는 사람의 90~100%, 위궤양이 있는 사람의 70%가 헬리코박터균에 감염되어 있고, 50세 이상 미국인 50%가 헬리코박터에 감염되어 있다.

헬리코박터균은 유해활성산소 같은 산화물질을 생산하여 위벽을 손상시켜 위궤양이 생기게 한다. 하지만 위벽에 항산화제인 비타민 C, E가 충분한 사람은 위궤양에 잘 걸리지 않는다. 다시 말해 헬리코박터균이 있다고 누구나 다 위궤양에 걸리는 것은 아니며 비타민 C, E가 부족한 사람이 위궤양에 걸린다.

- 아스피린 등 항염진통제 종류는 위장, 소장점막을 보호해 주는 작용을 차단하여 위·십이지장궤양에 걸릴 확률을 크게 높인다.

  ▶ 베이비 아스피린은 용량이 적어서 안전하다고 생각하는 사람들이 있는데 잘못된 상식이다. 75mg짜리 베이비 아스피린은 150mg 아스피린보다 궤양으로 인한 출혈 확률이 30% 적고, 400mg보다는 40% 적을 뿐이다.

- 흡연은 위산 분비를 증가시켜 궤양을 더욱 악화시키고 담즙을 거꾸로 올라오게 하여 위·십이지장의 점막을 심하게 손상시킨다. 아스피린 종류를 복용하면서 흡연을 겸하면 궤양에 걸릴 확률이 더욱 높아진다.
- 오랜 정신적 스트레스도 궤양을 크게 악화시킨다. 일반적으로 혈액형이 O형인 사람이 다른 혈액형보다 위산 분비가 많아 위궤양에 잘 걸린다는 보고도 있다.

● 알레르기를 일으키는 음식은 위장벽을 자극하고 위산 분비를 증가시켜 위염, 위궤양을 일으킬 수 있다.

자연치료법

음식

BAD	● 우유, 커피, 알코올, 오렌지 · 레몬주스, 설탕, 매운 음식 ● 육식, 백미, 흰 밀가루, 단것, 가공식품 ※ 궤양이 있는 환자의 98%는 음식 알레르기가 있으며, 특히 우유는 알레르기를 잘 일으켜 궤양을 일으킬 수 있으므로 피해야 한다.
GOOD	● 야채, 과일, 현미, 통밀, 콩, 씨앗 종류, 견과류 ● 오메가-3오일이 많은 생선(연어, 대구, 고등어, 청어, 가자미 등) ※ 섬유질이 많은 야채, 과일은 항산화제가 많아 궤양을 보호해 주며, 위장에서 음식이 내려가는 시간을 연장시켜 십이지장궤양 재발을 50%나 감소시킨다.

● 양배추에는 장점막세포의 성장과 기능에 좋은 글루타민(glutamine)이 많이 들어 있다. 하루에 1리터씩 생양배추 주스를 짜서 바로 마시면 가벼운 위궤양은 10일 내에 나을 수 있다.

● 음식은 조금씩 다섯 끼를 먹는다. 음식을 적게 먹으면 위산 분비가 많지 않아 궤양을 악화시키지 않는다.

● 자신에게 알레르기를 일으키는 음식을 찾아내 금지해야 한다.

☞내 몸에 맞는 음식 찾는 법 p.47

● 식사 후 카모마일(chamomile) 차를 마시면 소화를 돕고 궤양에도 도움이 된다.

자연치료제

21 비타민 C(Vitamin C) **23 비타민 E**(Vitamin E)

비타민 C는 점막을 건실하게 하여 궤양 회복을 촉진한다. 비타민 E는 강한 항산화제로서 유해산소로부터 점막세포를 보호한다.

34 아연(Zinc)

장점막의 점액을 증가시켜 장벽을 궤양으로부터 보호해 준다. 또 유해산소로부터의 피해를 막아 주고 비타민 A와 협동작용으로 상처와 염증을 가라앉히며 조직을 재생시킨다. 용량은 하루 20~30mg.

플라보노이드(Flavonoid)

히스타민 분비를 감소시켜 위산 분비를 줄여 주고, 헬리코박터균을 억제하는 작용이 있어 궤양을 자연스럽게 방어한다. 플라보노이드가 많은 것으로 포도씨 추출물(grape seed extract), 케르세틴(quercetin), 빌베리(bilberry) 등이 있다.

5 글루타민(L-Glutamine)

장점막세포의 성장과 기능에 꼭 필요한 아미노산으로 위장, 장점막을 재생하고 보호하는 데 매우 중요한 역할을 한다. 양배추가 궤양에 효과가 좋은 것도 글루타민이 많기 때문이다. 캡슐로 된 것이 있어 복용이 편리하며 하루에 1,600mg씩 복용하면 4주 안에 완쾌되기도 한다.

비스무트(Bismuth)

제산제 역할을 하며 위염, 장염에 쓰여 왔고 헬리코박터균을 억제하는 작용도 있다.

57 DGL(Deglycyrrhizinated licorice: 감초 성분)

감초(licorice)에서 혈압을 올리고 부종을 유발하는 성분을 제거하여 만든 생약제이다. 위궤양과 십이지장궤양에 효과가 매우 좋고 박테리아를 억제하며 항염, 항산화작용을 한다. 또한 궤양으로부터 보호해 주는 요소들을 촉진시키고 헬리코박터균을 억제한다.

▶ 위장점막을 재생시켜 주는 물질을 타액에서 분비시키므로 알약이나 캡슐로 된 DGL을 타액과 잘 섞이도록 씹어 먹는 것이 좋다.

26 소장균, 대장균(Probiotics)

소장균들은 헬리코박터균을 억제하는 작용이 있어 헬리코박터균을 감소시키고, 이 균으로 인한 위염도 개선시킨다. 헬리코박터균을 없애기 위해 항생제(처방약)를 복용할 때 소장균을 같이 먹으면 훨씬 더 살생효과를 높이며, 항생제의 부작용도 감소시킬 수 있다. 이때 복용하는 소장균은 위산에 잘 견디게 특수 제작된 소장균이 아닌 일반 소장균이어야 한다. 그래야 위장에서 잘 풀어지며 작용할 수 있다.

☞ 나에게 맞는 소장균, 대장균 복용 방법 p.282

▶ 소장균은 공복에 충분한 양의 물과 함께 복용해야 한다. 그래야 위산을 희석시켜 소장균이 위산에 녹지 않고 활동할 수 있다. 항생제를

복용할 때는 최소 2시간 간격을 두고 소장균을 항생제와 따로 복용해야 한다.

● 관련 자연치료제

5 글루타민	21 비타민 C	23 비타민 E
26 소장균, 대장균	34 아연	57 DGL
비스무트	플라보노이드	

▲ 2권에서 위 번호를 찾아가면 각 자연치료제에 대한 자세한 내용을 볼 수 있습니다.

35 유방섬유종 Fibrocystic Breast

유방섬유종은 양성 종양으로 암은 아니다. 유방암이 되는 요인 중 하나로 간주되기도 하지만 유방암이 될 확률은 높지 않다.

증상

유방섬유종은 월경을 하는 여성의 20~40%가 가지고 있다. 유방 안에 여러 개의 덩어리가 생겨서 생리주기에 따라 커졌다 작아졌다 하는데, 주로 월경 전에 커지고 아프다. 한편 유방암은 가족력이 있거나 월경을 일찍 시작한 경우, 또는 임신을 늦게 하였거나 아예 임신 경험이 없는 여성이 걸릴 확률이 높다. 어떤 종류의 덩어리가 됐든 유방암 검사를 통해 암인지 아닌지를 확인해 보아야 한다. ■

■ 유방 엑스레이(X-ray) 검사인 유방조영상(마모그램Mammogram)은 정확도가 떨어져 안심하기 어렵다. 유방암이 있어도 못 잡아내는 경우가 10~20%에 이른다. 유방조영상 검사에서 암이 없다고 나와 안심하고 있다가 암이 커지거나 다른 부위로 전이되는 경우도 있으니 방심하지 말고, 평소 자가진단을 병행하면서 유방의 변화를 세밀하게 살펴야 한다. 곧 초기 유방암을 정확하게 찾아내는 MRI가 개발될 전망이다.

원인

- 여성호르몬(estrogen) 분비가 많거나 피임약, 여성호르몬 처방약 프레마린(premarin) 같은 여성호르몬을 복용하여 몸에 여성호르몬이 많아지면 유즙을 분비시키는 프로락틴(prolactin)호르몬 분비가 증가하여 유방섬유종이 생긴다.
- 외부에서 들어오는 환경여성호르몬(xenoestrogens)■은 사람에게 여성호르몬과 유사한 작용을 하여 유방섬유종을 크게 만들고 월경전증후군(PMS), 자궁근종, 폐경기 증상 등 여성호르몬 우세로 인한 각종 질병을 일으킨다. ☞ 폐경기 p.474
- 육식의 포화지방산은 여성호르몬 분비를 크게 높인다. 그래서 육식을 좋아하는 여성이 50%나 더 유방섬유종이 생긴다. 반면 채식의 섬유질은 여성호르몬을 흡수하여 대변으로 배출시키고 장내에 좋은 소장균, 대장균의 식량이 되어 증식을 돕는다. 그 결과 채식을 하는 여성은 육식을 하는 여성보다 2~3배나 많은 여성호르몬을 대변으로 배출하며, 혈중 여성호르몬도 50%나 낮다.
- 장내 좋은 균들은 여성호르몬을 거의 재활용하지 않으나, 나쁜 균들은 여성호르몬을 재활용하여 다시 흡수하므로 몸에 여성호르몬이

■ 환경여성호르몬은 살충제와 제초제 등에 들어 있다. 특히 가축 성장을 촉진시키고 몸무게를 늘리기 위해 축산 농가에서 많이 사용한다. 따라서 살충제와 제초제를 뿌린 농산물, 이러한 사료를 먹고 사육된 쇠고기, 돼지고기, 닭고기에도 환경여성호르몬이 들어 있다. 또 성장 촉진제를 먹인 육류와 플라스틱 제품, 주방세제, 세탁세제, 비누, 샴푸, 린스, 화장품, 통조림 등 가공식품 대부분에 들어 있다.

많아진다. 그 결과 매일 변을 보는 여성에 비해 변비가 있는 여성에게 유방섬유종이 4.5배나 더 생긴다.

▶ 자주 배가 더부룩하고 가스가 차거나, 변이 나쁘고 냄새가 나면 장에 나쁜 균이 많다는 신호이므로 변비부터 고쳐야 한다.

- 카페인이 들어 있는 커피나 차, 콜라와 초콜릿 등 단것을 많이 먹으면 여성호르몬 대사가 원활하지 않아 체내에 여성호르몬이 많아지고, 유방섬유종이나 월경전증후군(PMS)이 생기기 쉽다.
- 여성호르몬은 간에서 분해되어 담즙을 통해 대장으로 배설된다. 따라서 간 기능이 좋지 않으면 담즙 배설이 원활하지 않다. 그러므로 간의 해독기능을 저해하는 육류, 가공식품, 단 음식을 피해야 하며, 환경여성호르몬이 들어간 음식과 제품도 멀리해야 한다.

☞간염 자연치료법 p.121 ☞우리 몸 최대 해독기관 간을 살려라 p.516

자연치료법

음식

BAD	● 육류, 가공식품, 단 음식
GOOD	● 간의 해독기능과 여성호르몬 제거작용을 좋게 하는 음식: 야채, 과일, 현미, 통밀, 콩, 씨앗 종류, 견과류, 오메가-3오일이 많은 생선(연어, 대구, 고등어, 청어, 가자미 등)

자연치료제

17 블랙코호쉬(Black cohosh) **31 아마씨**(Flaxseed)

블랙코호쉬와 아마씨의 리그난(lignan) 성분에는 식물성 여성호르몬이 함유되어 있다. 이것은 인간의 여성호르몬과 구조는 거의 같으나 강도는 2% 남짓으로 매우 약하다. 식물성 여성호르몬이 유방과 자궁에 분포되어 있는 본래 여성호르몬 자리에 붙게 되면, 인간 여성호르몬은 붙을 자리를 잃어버려 간에서 분해, 배설된다. 이와 같은 방법으로 여성호르몬 우세(과다)를 막아 줌으로써 유방섬유종, 유방암, 자궁근종, 자궁내막증, 자궁암, 난소암 등을 예방하고 개선한다.

20 비타민 B_{12}(Vitamin B_{12})

여성호르몬은 간에서 분해, 배설되므로 간 기능이 좋지 않은 사람은 간 기능을 좋게 하는 생약제를 복용해야 한다. 비타민 B가 결핍되면 간에서 여성호르몬을 담즙으로 제거하지 못하여 여성호르몬이 많아진다.

요오드(Iodine)

요오드가 부족하면 유방세포가 여성호르몬에 더 민감해져 유방섬유종이 생긴다. 동물실험에서도 요오드 결핍 시 유방섬유종과 비슷한 증상을 보였다. 한국인은 김, 미역, 다시마 등 요오드가 함유된 음식을 자주 섭취하여 요오드 부족이 되는 경우가 드문 편이다.

34 아연(Zinc)

아연이 부족하면 유즙분비호르몬인 프로락틴(prolactin)의 분비가 증가하여 유방섬유종이 더 심해진다. 그리고 유방통, 월경전증후군(PMS)이 있는 사람도 대개 아연이 부족하다. 프로락틴을 감소시키려면 하루 30~45mg의 아연이 필요한데, 종합비타민에 보통 10~15mg이 들어 있으므로 25~30mg 정도만 추가하면 된다.

55 황체호르몬크림(Progesterone cream)

여성호르몬이 과다하고 황체호르몬(progesterone)이 적으면, 즉 여성호르몬 우세가 되면 유방섬유종을 비롯하여 유방암, 자궁근종, 자궁내막증, 자궁암, 월경전증후군(PMS), 폐경기 증상 등이 일어난다. 황체호르몬크림을 콩알만큼씩 하루 2번, 배란일부터 월경 전날까지 유방에 발라 준다. 비타민 E 400IU와 달맞이꽃종자유를 함께 먹으면 더욱 효과적이다.

질 좋은 종합비타민은 병이 있든 없든, 어떤 병이든 간에 항상 기본으로 복용해야 한다.

● 관련 자연치료제

17 블랙코호쉬	29 비타민 B_{12}	31 아마씨
34 아연	55 황체호르몬크림	요오드

▲ 2권에서 위 번호를 찾아가면 각 자연치료제에 대한 자세한 내용을 볼 수 있습니다.

36 유산 Miscarriage

조기유산, 자연유산 비율이 점점 높아지고 있어 아이를 기다리는 많은 가정에 큰 근심거리가 되고 있다.

원인

유산에는 여러 가지 이유가 있다. 주로 임신 초기 황체에서 황체호르몬 분비가 충분하지 못하여 유산이 되는 경우가 많고, 환경여성호르몬(xenoestrogen)도 나쁜 영향을 준다. 또 혈액에 엽산이 적고 혈액순환을 나쁘게 하는 호모시스테인(homocysteine)이 많은 여성일수록 조기 자연유산이 많은 것으로 나타났다.

자연치료법

55 황체호르몬크림(Progesterone cream)

황체호르몬은 태아가 자궁에 잘 착상하게 하여 떨어지지 않게 하는 작용을 한다.

▶ 바르는 방법: 배란 직후 월경 시작일로부터 약 14일 임신이 되었을 경우 황체호르몬크림을 2달간 매일 바르면 유산을 방지하는 데 큰 도움이 된다. 임신 2달 후부터는 태반에서 황체호르몬을 생산하므로 3개월째부터 황체호르몬크림 양을 서서히 줄이다가 끊는다. 만약 임신이 되지 않았다면 황체호르몬크림을 중단하고 다음 번 배란 후 다시 바르기 시작한다.

36 엽산(Folate)

혈액에 엽산이 적고, 혈액순환을 저해하는 호모시스테인(homocysteine)이 많은 여성일수록 조기 자연유산 확률이 높은 것으로 나타났다. 더 많은 연구가 진행되어야 확실한 결과를 알 수 있겠지만, 조기유산을 피하기 위하여 임산부에게 엽산 복용을 권하고 있다. 임산부용 비타민도 복용을 권한다.

유산의 자세한 원인과 예방법 등을 제대로 알려면 '유산'만 살펴보는 것보다 여성호르몬, 황체호르몬, 환경여성호르몬 등에 의한 여성 질환을 전체적으로 이해하는 것이 좋다. 관련 내용들을 모두 읽어 보기 바란다. ☞ 폐경기 p.474 ☞ 2권 황체호르몬크림 p.290

● 관련 자연치료제

36 엽산 　 55 황체호르몬크림

▲ 2권에서 위 번호를 찾아가면 각 자연치료제에 대한 자세한 내용을 볼 수 있습니다.

37 잇몸병/치주염 Gingivitis/Periodontitis

잇몸병은 오랫동안 영양 불균형, 과로 등으로 몸이 약해지고 면역력이 떨어져 박테리아로부터 잇몸 손상을 막지 못하여 생긴다. '잇몸은 전신 건강을 대변해 준다'는 말도 있듯이 잇몸에 이상이 생기면 '이제는 몸을 관리할 때가 되었다'는 신호로 받아들여야 한다.

증상

잇몸병은 매우 흔하여 30대 중반에는 46%, 50대에는 54%가 치주염을 앓는다. 흔히들 '풍치'라고 부르는 치주염에 걸리면 치아 주위의 뼈에 염증이 생기거나 뼈가 침식되어 이가 흔들거린다. 여성보다 남성이 많이 걸린다.

원인

- 과로가 심하면 몸에 스트레스가 되어 코티솔이라는 호르몬이 많이 분비된다. 이로 인해 면역이 약해져 잇몸이 상한다.
- 당뇨로 혈당이 높아져도 면역이 약해져 잇몸이 상하고 이가 빠지게

된다. 앉은 자리에서 75g의 당분(설탕, 꿀, 과일주스 등)을 먹어 혈당이 높아지면 1~5시간 동안 면역(중성백혈구)작용이 50%나 감소된다. 모든 가공식품에는 설탕이 많이 들어 있어 백혈구 기능을 만성적으로 감퇴시키므로 잇몸병은 물론 모든 질병에 취약해진다.

- 잇몸병 환자의 잇몸에 IgE 항체가 증가하는 것으로 보아 음식 알레르기도 원인이 된다는 것을 알 수 있다. 알레르기를 일으키는 음식을 찾아내 먹지 말아야 한다. ☞내 몸에 맞는 음식 찾는 법 p.47 ☞음식 알레르기 p.307
- 콜라겐은 잇몸 조직을 이루는 주된 성분이다. 콜라겐을 합성하는 데 필요한 단백질(l-Lysine), 아연(zinc), 구리(copper), 비타민 C, B_6, A 등이 부족하면 잇몸의 탄력이 없어지고 박테리아에 쉽게 감염된다. 그 결과 염증이 생기고 잇몸이 위축되고 줄어들어 치아가 드러나게 된다.
- 치아를 감싸고 있는 턱뼈가 골다공증으로 약해져도 치아 주위 뼈가 상하고, 그 사이에 박테리아가 번성하여 치주염을 일으킨다. 칼슘이 부족하면 치아 역시 약해져 충치가 잘 생기고, 잇몸이 후퇴된 부위에 치아가 깊이 파여 들어가 찬물을 마실 때마다 이가 시리게 된다.

  ▶ 이가 흔들리고 깨지는 것, 사탕 등을 먹다가 이가 떨어져 나오는 것도 칼슘이 부족하여 생긴 '치아다공증'이라 할 수 있다. 이가 약해지는 것은 이미 골다공증이 진행되고 있다는 신호이다.

- 치아에 봉을 박는 아말감(amalgam)은 수은 함량이 높아 몸의 항산화제를 소모시키고, 특히 잇몸을 상하게 하므로 다른 재질을 사용해야 한다.
- 담배 연기에는 화학물질과 유해산소가 가득하여 잇몸세포를 상하게

하고, 비타민 C를 대량으로 소모시킨다.

자연치료법

음식

BAD	● 육류, 백미, 흰 밀가루, 단 음식, 모든 가공식품 ● 알레르기를 일으키는 음식
GOOD	● 야채, 과일, 현미, 통밀, 콩, 씨앗 종류, 견과류 ● 오메가-3오일이 많은 생선(연어, 대구, 고등어, 청어, 가자미 등)

잇몸병은 영양결핍과 과로, 스트레스가 오랫동안 전신건강을 해친 것이 병으로 나타나는 것이므로 평소 무리한 생활을 삼가야 한다. 잇몸 관리를 잘하여 거의 치료가 되다가도 과로를 하거나 정신적 스트레스가 많고 과음을 하면 금방 잇몸병이 도진다. 평소에 비타민 C, 엽산이 많은 야채, 과일을 즐겨 먹는 습관을 기르는 것이 잇몸병뿐 아니라 모든 질병 치료에 좋다.

자연치료제

잇몸병은 오랜 세월에 걸쳐 진행되어 온 것으로 고치기 어려운 병 중 하나이다. 단시간에 고쳐지길 기대하지 말고 꾸준히 수개월간 관리를 잘해야 한다. 치아 뿌리 쪽이나 잇몸 속에 염증이 있더라도 항생제를 쓰는 것은 최후의 수단이다. 아래와 같은 자연치료제를 먼저 써 볼 것을 권한다.

18 비타민 A(Vitamin A)

콜라겐 합성에 필요하며 상처를 낫게 하고 면역을 증강시켜 잇몸 치료에 필요하다. 용량은 5,000IU. 보통 종합비타민에 5,000IU의 비타민 A가 들어 있으므로 따로 복용할 필요는 없다. 참고로 비타민 A가 10,000IU 이상 들어 있는 종합비타민은 권하지 않는다.

13 베타카로틴(Beta-carotene)

베타카로틴은 몸에서 비타민 A로 전환되어 비타민 A와 똑같은 역할을 한다. 비타민 A보다 훨씬 안전하므로 비타민 A 대신 베타카로틴을 복용할 것을 권한다. 하루 25,000IU씩 6개월간 복용한다.

34 아연(Zinc)

잇몸병이 심한 사람일수록 아연이 부족하다. 아연은 콜라겐을 합성하고 항산화작용을 한다. 또 플러그를 억제하고 면역을 증강시키며 상처를 빨리 아물게 한다. 흡수가 잘되는 징크 피콜리네이트(zinc picolinate) 형태로 하루 30mg.

21 비타민 C(Vitamin C)

비타민 C가 부족하면 괴혈병이 생겨 잇몸 출혈이 심해진다. 비타민 C는 잇몸 콜라겐 조직 건강과 면역 증강에 매우 중요하며, 항염·항산화 작용도 뛰어나다.

23 비타민 E(Vitamin E) 25 셀레니움(Selenium)

비타민 E는 셀레니움과 협동하여 강한 항산화작용으로 잇몸의 유해산소 손상을 감소시켜 주고 아말감의 독성을 막아 준다. 비타민 E는 하루 400~800IU, 셀레니움은 400mcg이 적당하다.

36 엽산(Folate)

우리 몸에서 생산하는 중요한 항산화제 글루타티온(glutathione)은 엽산이 있어야 생성된다. 특히 임산부나 피임약을 복용하는 여성은 잇몸에 엽산이 결핍되어 잇몸병이 생기기 쉽다. 엽산은 잇몸 염증을 현저하게 감소시킨다. 하루 2,000mcg.

44 케르세틴(Quercetin)

케르세틴은 염증을 가라앉히고 콜라겐 조직을 건강하게 하는 데 매우 효과적인 플라보노이드(flavonoid)이다. 항산화작용으로 유해산소 손상을 방지해 주어 잇몸 염증뿐 아니라 모든 염증 치료에 쓰인다. 500~1,000mg씩 하루 3번. 플라보노이드 종류인 빌베리(bilberry), 포도씨 추출물(grape seed extract)도 잇몸염, 치주염에 효과적이다.

45 코엔자임큐텐(Coenzyme Q10; 코큐텐 CoQ10)

잇몸병이 있는 사람은 잇몸에 코큐텐이 눈에 띄게 결핍되어 있다. 코큐텐은 에너지를 생산하는 작용 이외에 잇몸 염증 부위에 산소 공급을 증가시켜 염증 치료에 효과적이다. 또 항산화작용이 강하여 일본에서는

100세까지 튼튼 잇몸 관리법

- 양치질을 아무리 꼼꼼하게 해도 이 사이에 끼어 있는 음식물을 다 제거할 수 없다. 양치질 후에 치실과 치간칫솔을 사용하여 잇새 찌꺼기를 깨끗이 없애야 한다.
- 잇몸이 상하지 않게 부드러운 칫솔을 쓰고 식후에는 양치질을 하거나 첨가물이 없는 자일리톨 껌으로 충치를 예방한다. 자일리톨 껌에도 합성착향료(artificial flavor), 피막제(shellac) 같은 화학첨가물이 들어 있는 것들이 있으므로, 라벨을 확인하여 첨가물이 없는 것을 골라야 한다.
- 구강 세정 용액(mouthwash)은 첨가물이 들어 있어 권하지 않으며, 소금물이 가장 효과적이다. 자기 전에는 반드시 소금물로 입안을 헹군다.
- 하루에 여러 차례 프로폴리스 캡슐 1개씩을 열어 가루를 입에 물고 있으면 좋다. 잘 때도 입에 물고 자면 나쁜 박테리아의 증식을 막을 수 있다.
- 치아와 잇몸뼈 사이에 깊은 포켓이 생겨 근질거리고 아프지만 손이 닿지 않고 무엇으로도 청소를 할 수 없는 곳이 있다. 이런 곳에는 액체 프로폴리스를 주사기에 넣어 포켓 속에 짜 넣어 주면 시원하고 염증이 가라앉는다. 왁스가 있는 것은 치아에 달라붙어 딱딱하게 되므로 왁스가 없는 것(wax free)을 사용해야 한다. ☞2권 프로폴리스 p.280

잇몸병에 가장 많이 쓰인다. 하루 150~300mg.

기타

골세포를 증가시키는 골다공증칼슘을 먹어 치아 주위 뼈를 재생시키고, 면역 증강에 좋은 코큐텐, 엽산, 비타민 C와 함께 포도씨 추출물을 보충해 준다. 이와 더불어 화학제품이 들어 있지 않은 잇몸용 치약을 꾸준히 사용하면 잇몸과 턱뼈가 단단해지고 좋아지는 것을 느끼게 된다.

● 관련 자연치료제

13 베타카로틴	18 비타민 A	21 비타민 C
23 비타민 E	25 셀레니움	34 아연
36 엽산	44 케르세틴	45 코엔자임큐텐

▲ 2권에서 위 번호를 찾아가면 각 자연치료제에 대한 자세한 내용을 볼 수 있습니다.

38 자궁경부이형증 Cervical Dysplasia

자궁경부이형증은 자궁경부에 비정상적으로 세포가 증식하는 질병으로서 방치하면 자궁경부암으로 발전할 수 있다. 자궁경부암은 나이에 상관없이 발병하나, 15~34세 여성에게 두 번째로 흔한 암이다. 따라서 월경을 시작하면 매년 자궁경부 검사를 하는 것이 안전하다.

자궁경부이형증의 증상은 특별한 것이 없다. 자궁경부 검사(팹스미어Pap smear)를 통해 조기에 발견하면 쉽게 치료하여 완치할 수 있고, 자연치료법으로도 대개 3~5개월이면 효과를 보게 된다. 1기에서 5기까지로 구분하며, 3기면 아주 심한 이형증이고 4기부터는 암으로 구분한다.

원인

- 자궁경부이형증은 크게 음부 허피스 바이러스와 유두종 바이러스(human papilloma virus; HPV) 감염에 의해 생기며 둘 다 성병으로 간주된다. 유두종 바이러스 16은 자궁경부암의 90%, 자궁경부이형증의 50~70%를 차지한다. 자궁경부이형증은 이러한 바이러스 감염 이외에 영양소 결핍이 큰 원인으로 작용한다.

- 자궁경부암 환자의 67%는 영양소 결핍으로 생긴다. 특히 베타카로틴(beta-carotene)과 비타민 A, 엽산(folate), 비타민 B_6, 비타민 C, 셀레니움(selenium) 부족은 자궁경부이형증과 자궁경부암 발생과 밀접한 관계가 있다.
- 흡연 여성은 자궁경부이형증에 걸릴 확률이 2~3배 더 높으며, 어떤 연구에서는 17배나 높게 나타났다. 이는 흡연이 면역을 약화시키고 비타민 C를 부족하게 만들기 때문으로 추정된다.
- 피임약은 흡연으로 인한 해악을 더 증가시키고 비타민 C, B_2, B_6, B_{12}, 엽산, 아연(zinc) 수치를 감소시킨다. 피임약을 5년 이상 복용하면 엽산이 세포 안으로 흡수되는 것을 방해하여 세포 내에 엽산이 결핍되므로 자궁경부세포가 비정상이 된다. 이처럼 엽산 부족으로 자궁경부세포가 비정상이 되면 자궁경부 검사(팹스미어Pap smear)에 이상■이 있는 것으로 나타나는데, 이것이 자궁경부이형증이 아니라 엽산 결핍인 경우가 많다. 자궁경부세포 내에 엽산이 충분히 있으면 자궁경부이형증이 되지 않고 유두종 바이러스(HPV)에도 쉽게 감염되지 않는다.

■ 혈중 엽산 수치는 정상이나 자궁경부세포 내에는 엽산 수치가 낮게 나온다.

- 임신을 여러 번 하거나 20세 이전에 임신을 하는 경우에도 자궁경부이형증에 걸릴 확률이 높아지는데, 여성호르몬이 자궁경부를 증식시키기 때문이다. 폐경기에 여성호르몬 처방약(Premarin)을 먹는 여성도 자궁경부가 증식된다.
- 18세 이전부터 성교를 시작하면 자궁경부이형증에 걸릴 확률이

2.76배나 높고, 섹스 파트너가 여러 명일 경우에는 3.46배나 높은 것으로 나타났다. 한국에서는 이러한 경우가 비교적 적은 편이고, 대개는 필요한 영양소가 결핍되어 생긴다.

자연치료법

자궁경부이형증은 매우 서서히 진행되므로 서둘러 자궁 수술을 할 필요는 없다. 바이러스에 의한 감염이 아니라면 자연치료법을 먼저 시도해 볼 것을 권한다.

음식

BAD	● 육류, 백미, 흰 밀가루, 단 음식 ■, 유제품
GOOD	● 가능한 유기농 식단 ● 야채, 과일, 현미, 통밀, 콩, 씨앗 종류, 견과류, 오메가-3오일이 많은 생선(연어, 대구, 고등어, 청어, 정어리, 가자미 등) ● 고품질 종합비타민

■ 설탕(탄수화물 포함)을 많이 먹으면 여성호르몬 분해 대사가 순조롭지 않아 몸에 여성호르몬이 많아진다. 그 결과 월경전 증후군(PMS), 유방암, 유방섬유종, 자궁경부이형증, 자궁근종, 자궁내막증, 폐경기 증상, 정자 부족증 등이 생긴다. 더욱이 설탕은 암세포의 식량이 되어 암세포를 증식시킨다.

자연치료제

19 비타민 B_6(Vitamin B_6)

자궁경부암 환자의 ⅓은 비타민 B_6가 부족하다. 비타민 B_6는 여성호르몬 분해 대사에 꼭 필요하다. 여성호르몬 분해, 처리가 제대로 되지 않으면 세포 분열이 더 활발해져 세포가 비정상적으로 증식하게 된다. 25mg씩 하루 3번.

21 비타민 C(Vitamin C)

비타민 C가 결핍되면 자궁경부이형증에 걸릴 확률이 6.7배나 높아진다. 500~1,000mg씩 하루 3번.

25 셀레니움(Selenium)

글루타티온(glutathione)은 발암물질을 해독시키는 중요한 항산화제이며, 셀레니움은 글루타티온을 만드는 보조작용을 한다. 하루 용량은 200~400mcg. 글루타티온은 아세틸시스테인에서도 만들어진다.

☞2권 아세틸시스테인 p.170

31 아마씨(Flaxseed)

아마씨의 리그난(lignan)을 농축 추출한 식물성 여성호르몬은 여성호르몬이 우세할 때 여성호르몬을 감소시킨다. 자궁경부이형증은 물론 월경전 증후군(PMS), 폐경기 증상, 유방섬유종, 유방암, 자궁근종, 자궁암, 자궁경부암, 전립선 비대, 전립선암의 예방과 개선에 쓰인다.

36 엽산(Folate)

한 연구에서 엽산을 복용시킨 결과 자궁경부이형증 환자의 20%가 정상이 되었고, 다른 연구에서는 100%가 정상이 되었다. 3달간 하루 10mg씩 복용하고, 그 후부터 정상으로 될 때까지 하루 2.5mg씩 복용한다.

10mg이면 800mcg짜리 캡슐 12개에 해당되는 대용량으로, 4캡슐씩 하루 3번 복용해야 한다. 엽산은 독성이 없고 부작용도 없다.

55 황체호르몬크림(Progesterone cream)

여성호르몬이 자궁경부를 증식시키는 것도 자궁경부이형증의 원인이 된다. 여성호르몬을 억제시키는 황체호르몬크림을 바르고 필요한 영양소들을 보충해 주면 수개월 내에 정상으로 돌아오는 경우가 많다.

13 베타카로틴(Beta-carotene)

비타민 A의 전구물질로 우리 몸 안에서 비타민 A로 전환된다. 강한 항산화작용이 있으며, 베타카로틴이 결핍되면 자궁경부이형증이 3배나 더 심해지고 경부암에 걸릴 확률 또한 높아진다. 하루 권장 복용 용량은 25,000~50,000IU.

녹차의 EGCG 성분

자궁경부의 비정상세포와 자궁경부암 증식을 억제하고 암세포의 자가사망을 유도한다.

● 관련 자연치료제

13 베타카로틴	19 비타민 B_6	21 비타민 C
25 셀레니움	31 아마씨	36 엽산
55 황체호르몬크림	녹차의 EGCG 성분	

▲ 2권에서 위 번호를 찾아가면 각 자연치료제에 대한 자세한 내용을 볼 수 있습니다.

39 자궁근종/자궁내막증/난소낭종

myoma uteri, leiomyoma/endometriosis, ovarian cystic tumor

30대 이후 여성들에게 매우 흔하게 나타나는 질병들로, 여러 원인이 있지만, 주로 여성호르몬이 많고 황체호르몬이 부족할 때(여성호르몬 우세) 발생한다.

많은 여성들이 30대 중반 전후부터 난소의 기능이 쇠퇴하여 매달 정상적인 배란이 이루어지지 않는다. 배란이 되지 않은 달에는 황체가 생겨나지 않고, 황체가 없으면 황체호르몬도 생산되지 않는다. 설령 배란이 되어 황체가 생겼어도 난소 기능이 감퇴하여 황체호르몬을 1~2일밖에 생산하지 못하는 경우도 많다. 이렇게 되면 여성호르몬은 많은 데 비해 황체호르몬이 부족하여 '여성호르몬 우세'가 되고, 황체호르몬으로부터 제제를 받지 않은 여성호르몬은 활개를 치며 자궁과 난소를 자극하여 커지게 함으로써 각종 질병들을 일으킨다. 자궁근종, 자궁내막증, 난소낭종은 그 대표적인 질병들로서 자세한 내용을 이해하려면 아래 관련 내용들을 함께 읽어 보기 바란다.

☞폐경기 p.474 ☞2권 황체호르몬크림 p.290

자궁근종

30대 중반부터 배란이 매달 되지 않아 여성호르몬은 많고 황체호르몬이 적을 때(여성호르몬 우세) 생긴다. 많은 여성들이 가지고 있으며, 너무 크지만 않으면 그리 걱정하지 않아도 된다. 폐경과 함께 여성호르몬이 줄어들면 자궁근종도 작아져 굳이 수술을 하지 않아도 되기 때문이다.■

자연치료법

자궁근종에는 과잉 여성호르몬을 감소시키는 식물성 여성호르몬 블랙코호쉬(black cohosh)나 리그난(lignan)을 복용하면서 황체호르몬크림을 발라

■ 자궁 질환을 가지고 있는 여성들이 '더 이상 아이를 낳을 것도 아닌데 자궁이 뭐 필요하겠느냐'며 자궁을 떼어 버리겠다고 하는 경우가 많은데, 심각한 자궁암 등 부득이한 상태가 아니라면 가급적 자궁 수술은 하지 않는 것이 좋다. 자궁 수술을 하면 난소로 가는 큰 혈관을 잘라 혈액공급이 저하되므로 결국 2~3년 후에는 난소도 서서히 퇴화되어 여성호르몬, 황체호르몬, 남성호르몬이 감소하고 급격히 노화되기 때문이다. 또 수술 후 인조 여성호르몬을 평생 먹어야 하는 부작용을 생각해 보면 함부로 자궁절제 수술을 결정할 일이 아니다.

주면 매우 효과적이다.

자궁내막증

자궁내막증 역시 30대 중반부터 배란이 매달 되지 않아 여성호르몬이 많고 황체호르몬이 적을 때(여성호르몬 우세)부터 생긴다. 자궁내막의 조각

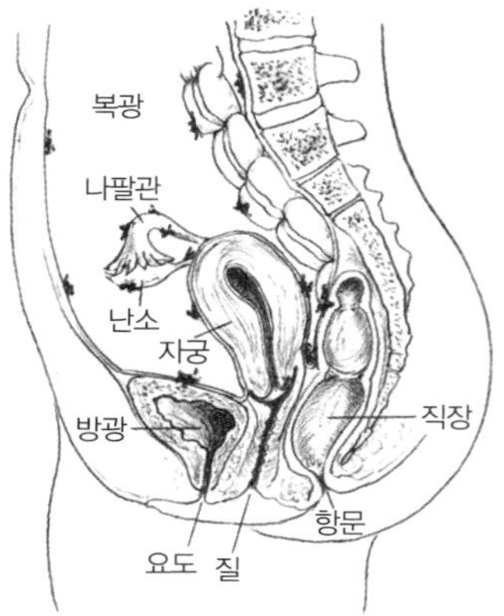

자궁내막(까만 점들)이 복강으로 나와 여기저기 분포된 모습.

이 나팔관을 통해 복강으로 나와 자궁 밖이며 대장이며 방광 등 아무 장소에나 붙어 월경 때마다 극심한 통증을 겪게 된다. 복강경으로 빨아내도 작은 자궁내막 조각들을 완전히 청소할 수 없어 재발한다.

☞질병으로 인한 월경통 p.379

자연치료법

여성호르몬은 자궁내막증을 증식시키지만 황체호르몬은 증식을 억제한다. 따라서 과잉 여성호르몬을 감소시키는 식물성 여성호르몬 블랙코호쉬(black cohosh)나 리그난(lignan)을 복용하면서 황체호르몬크림을 발라 주면 효과적이다.

▶ 바르는 방법: 월경 시작 6일째부터 다음 달 월경 직전까지 3주간 완두콩알 2개만큼씩 아침과 자기 전에 발라 준다. 이렇게 4~6개월 발라 주면 서서히 자궁내막증이 감소되며 폐경이 되면 자연스럽게 사라진다.

난소낭종(난소물혹)

30대 중반이 지나면서 원인을 알 수 없는 난소낭종이 생기는 경우가 있다. 난포에 액체가 생기는 난포낭종(난소물혹)이 가장 흔하고, 가끔 황체에 생기기도 한다.

난소낭종은 난소 기능이 저하되어 배란을 할 수 있는 상태가 아닌데도 뇌에서 배란을 하라고 황체자극호르몬(LH)을 난소에 보내 자꾸 자극을 가하고, 이로 인해 난소가 점점 커지고 난소막이 땅겨서 통증을 느끼기도 한다.

전혀 증상이 없거나 통증이 있을 수도 있고 한두 달 후 저절로 없어지기도 한다. 증상이 없어도 낭종이 커지면 아랫배가 불편하고 성교 시 통증을 느낀다. 또 난소가 뒤틀리면 심한 통증과 열이 나고 구토증이 생기며 수술을 해야 한다. 어떤 난소낭종은 골프공 크기로 커지기도 하고 레몬 크기만 해지기도 한다. 너무 크면 수술을 해야 하나 가능하면 낭종 부위만 떼고 전체 난소는 떼지 않는 것이 좋다.

자연치료법

배란 전에 황체호르몬크림을 발라 몸에 황체호르몬이 충분해지면 자연히 황체자극호르몬(LH)이 분비되지 않는다. 그리고 양쪽 난소에서는 서로 다른 쪽 난소에서 배란을 하여 황체호르몬이 몸에 많아진 것으로 착각하므로 난소가 커지지 않는다. 단, 드물지만 선천적인 유피낭(dermoid cyst)은 호르몬과 무관하기 때문에 황체호르몬크림으로는 효과를 볼 수 없다. 따라서 어떤 종류의 난소낭종인가를 먼저 검사해 봐야 한다.

▶ 바르는 방법: 월경 시작 10일부터 26일까지 황체호르몬크림을 발라 몸에 황체호르몬이 많아지게 한다. 그러면 황체자극호르몬(LH)이 분비되지 않고 난소도 자극을 받지 않아 한두 달 지나면 난소낭종이

줄어들기 시작하고 차차 감소하게 된다. 완두콩알 1개만큼씩 아침과 취침 전에 발라 준다.

40 자폐증 Autism

생화학적, 유전적 결함으로 인해 두뇌 형성에 결함이 생긴 것이다.
자폐증은 보통 어린아이 때 시작되며 30개월 이내에 자폐증 진단이 내려진다.
자폐증 어린이의 80%는 체중미달로 태어난 남자아이로, 체중미달이 심할수록 자폐증 확률도 높은 것으로 나타났다.

증상

여러 증상이 있으나 주로 인지발달 저하나 언어장애 등 발달장애를 보인다. 또 주위 사람을 제대로 인식하지 못하고, 머리를 계속 부딪치는 등 충동적인 (자해)행위를 한다. 앵무새같이 같은 말을 반복하기도 한다.

원인

유전적 요인이 근본 원인이지만 백신, 음식 알레르기, 바이러스 감염, 임신 중 음주, 납 중독, 기생충 감염, 칸디다곰팡이 감염, 출산 중 두뇌 손상 등도 요인이 될 수 있다.

● 자폐증 어린이는 대뇌에서 세로토닌(seretonin) 대사에 결함이 있다. 혈중에 트립토페인(tryptophan: 세로토닌을 만드는 아미노산)이 많은데도 대뇌에서는 세로토닌 합성이 감소한다. 비타민 B_6가 결핍되면 세로토닌의 합성이 감소하고 트립토페인이 대뇌막을 통과하지 못한다.

● 자폐 어린이에게 가장 큰 알레르기를 일으키는 음식은 글루텐(gluten: 밀wheat, 호밀rye, 보리barley, 귀리oat 등의 단백질)과 우유이다. 자폐 어린이는 글루텐과 우유의 펩타이드(peptide) 단백질을 소화하는 효소의 대사장애가 있어 펩타이드를 소화, 분해시키지 못하며 이것이 대뇌로 들어가 대뇌의 생화학 반응을 뚜렷하게 방해한다.

 ▶ 19명의 자폐 어린이에게 우유와 글루텐을 뺀 음식을 1년간 먹였더니 소변에서 이러한 단백질이 감소하였으며, 여러 가지 자폐증 증상이 개선되었고 머리를 계속 부딪치는 행동을 멈추었다.

● 대장의 칸디다곰팡이(candida albican)가 과잉 증식하여 자폐 증상을 악화시킨다는 몇 가지 증거가 확인되었다. 칸디다곰팡이의 독소는 장벽을 상하게 하여 몸속으로 들어와 대뇌 기능을 손상시키고 면역을 약화시킨다. 칸디다증의 증상으로는 정신 혼란, 활동 과다, 집중 부족, 졸음증, 신경 과민, 공격적 성격 등이 있다. ☞칸디다증 p.455

예방

임신 중

● 음주를 하지 않는다.

- 알레르기 음식을 먹지 않는다.
- 박테리아나 바이러스에 감염되면 즉시 치료를 받는다.
- 마시는 물에 납이나 중금속이 없어야 한다.

출산 후

- 백신도 자폐증의 한 원인이 될 수 있으므로, 백신의 장점과 단점을 꼼꼼히 살펴 어떤 백신을 아이에게 접종할지 결정한다.
- 아이가 심하게 목말라 하거나 땀을 지나치게 많이 흘리고 (특히 밤에) 열이 올라 얼굴이나 귀가 빨개지거나 저혈당, 설사, 복부 팽창, 알레르기성 비염, 눈 밑 다크서클이 생기는 등 음식 알레르기 증상을 보이면 어떤 것을 먹이고 있는지를 조사하여 알레르기 음식 섭취를 당장 중단해야 한다. 주로 밀가루, 유제품, 옥수수, 귤 종류, 설탕 등이 알레르기를 잘 일으키지만, 어떤 음식도 알레르기를 일으킬 수 있다. ☞내 몸에 맞는 음식 찾는 법 p.47 ☞음식 알레르기 p.307

자연치료법

현재로서는 자폐증을 효과적으로 치료하는 약이 없다. 하지만 자연치료법으로 필요한 영양소를 충분히 공급해 주는 한편, 음식 알레르기를 없애고 대장의 독소를 청소하여 뇌에서 독소를 없애 주면 치료에 많은 도움이 된다.

음식

BAD	● 우유와 글루텐 등 알레르기를 일으키는 음식
GOOD	● 간의 해독기능을 좋게 하는 음식을 먹여 몸에서 중금속을 없애야 한다.

● 간의 해독기능을 좋게 하는 음식: 유황(sulfur)이 많은 마늘, 콩, 양파, 달걀 노른자, 수용성 섬유질이 많은 배, 사과, 콩, 브로콜리, 양배추, 방울다다기양배추(brussels sprout), 엉겅퀴(artichoke), 비트, 민들레, 강황, 계피 등

자연치료제

트립토페인 단백질을 세로토닌으로 전환시키는 효소의 결함으로 인해 세로토닌이 부족한 경우라면 다음 비타민들이 도움이 된다.

비타민 C	: 하루 1,000mg
엽산(folate)	: 하루 500mcg
비타민 B_{12}	: 하루 500mcg
비타민 B_6	: 하루 5~20mg

26 소장균, 대장균(Probiotics)

칸디다곰팡이를 감소시키고 대장을 정화하여 몸의 독소를 감소시킨다. 용량은 ½~2캡슐, 또는 ⅛~1/12 찻숟가락 정도를 먹여 보아 변이 좋아지는 양을 찾는다.

28 실리마린(Silymarin)

밀크티슬(milk thistle)의 플라보노이드(flavonoid) 성분으로 간의 해독작용을 증가시키고 간을 보호하는 작용이 있다. 또 강력한 항산화제로 비타민 C, E보다 몇 배나 강한 항산화작용을 하며, 글루타티온(glutathione: 간의 해독작용을 하는 중요한 항산화제)의 감소를 방지한다. 글루타티온이 많을수록 간은 독소를 해독하는 기능이 높아진다. 용량은 식간공복에 70~210mg씩 하루 3번.

위의 용량은 2~6세 어린이에게 적합한 것이므로, 나이와 체중을 고려하여 조절한다.

32 아세틸시스테인(N-Acetyl-L-Cysteine; NAC)

글루타티온을 생산하여 간의 독소를 해독하는 기능을 높여 준다. 일반적인 성인 용량은 하루 900mg씩 2번이므로, 어린이는 어른 체중에 비례하여 양을 조절한다.

● 관련 자연치료제

26 소장균, 대장균　　28 실리마린　　32 아세틸시스테인

▲ 2권에서 위 번호를 찾아가면 각 자연치료제에 대한 자세한 내용을 볼 수 있습니다.

41 전립선비대증/전립선암

Benign Prostatic/Hyperplasia

전립선비대증은 30대 남성의 5~10%, 40~50대 남성은 절반 이상, 80세는 75%, 85세 이후는 90% 이상에게 나타난다. 전립선암 발생도 선진국을 중심으로 계속 증가하고 있다.

전립선은 정액(semen)을 생산하여 사정할 때 정충을 운반하는 역할을 한다. 또 정충보다 먼저 사출되어 산성인 질 안을 알칼리성으로 만들어 정충이 죽지 않게 한다. 뿐만 아니라 정충이 헤엄치기 쉽게 하여 자궁으로 들어갈 수 있게 해 주고, 요도를 윤활하게 하여 감염을 방지한다.

증상

- 전립선이 비대해지면서 전립선 가운데를 통과하는 요도를 압박하여 요도가 좁아지고 소변이 시원하게 나오지 않는다.
- 전립선 비대 초기에는 소변을 보고 난 후에도 잔뇨감이 남아 시원하지가 않고 실제로 방울방울 떨어지기도 한다. 더 진전되면 점차 소변 줄기가 가늘어지고 소변량이 적어진다. 또 소변을 급히, 자주 보

게 되고 한밤중에 자다가 소변을 보러 가는 일이 잦아진다.

- 소변이 방광에 오래 차 있기 때문에 급성 방광염이 되어 응급실을 찾게 되는 경우도 있다. 드물지만 발기부전이 되는 경우도 있고 소변을 볼 때 요도가 따갑기도 한다.

  ▶ 한편 전립선의 요도괄약근이 수축하여 전립선비대증처럼 소변이 시원하지 않을 때가 있는데, 이것은 일시적인 증상으로 전립선 비대와는 구별해야 한다.

진단

혈액검사로 전립선 수치(prostate-specific antigen; PSA)를 재거나 초음파 검사를 하는 방법이 있다. 또 의사가 손가락을 항문에 넣어 전립선을 만져 보는 방법이 있다. 비대해진 전립선은 탄력이 없고 정상보다 2~3배 커져 있으며, 보통은 아프지 않으나 전립선염일 때에는 통증이 있다.

전립선암일 경우에는 정상보다 훨씬 단단하고 형태도 동그랗지 않고 일정하지 않다. 정상 PSA 수치는 0~4ng/ml이며, 4~8ng/ml이면 전립선 비대나 전립선암일 가능성이 있다. 전립선암인 경우 환자의 80%가 PSA 수치가 높아진다. 하지만 PSA 수치가 높지 않아도 암이 되거나, 그 반대의 경우가 있으므로 항문에 손가락을 넣는 검사를 병행해야 한다.

▶ 남자는 50세가 넘고 특히 가족 중에 전립선암 병력이 있으면 해마다 전립선 검사를 해 봐야 한다.

원인

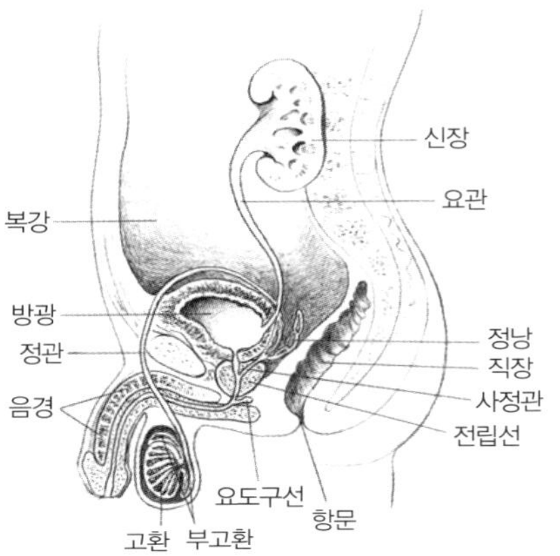

전립선

전립선과 자궁은 태생학적으로 같은 배아세포에서 형성되므로 같은 여성호르몬, 황체호르몬, 남성호르몬의 지배를 받는다. 따라서 전립선 비대는 여성의 자궁근종과 같다. 즉 여성이 여성호르몬으로 인해 자궁이 증식하는 것처럼 남성은 전립선이 증식하는 것이다.

전립선이 커지게 되는 과정을 보면, 전립선에서 5알파리덕테이즈(5-alphareductase)라는 효소 작용으로 남성호르몬 테스토스테론(testosterone)이 디하이드로테스토스테론(dihydrotestosterone; DHT)으로 전환된다. DHT는 전립선세포를 증식시켜 전립선이 커지게 한다.

- 전립선 비대의 원인은 여러 가지가 있지만, 가장 큰 원인은 나이가 들면서 호르몬 변화로 인한 남성호르몬 분해 대사와 제거 능력이 감소하기 때문이다. 나이가 들면 남성호르몬은 감소하고 여성호르몬(estrogen)과 유즙분비호르몬인 프로락틴(prolactin)은 많아진다. 더욱이 살이 찌면서 여성호르몬이 더 많아지는 호르몬 불균형이 생겨 젊은

남성보다 여성호르몬 대 남성호르몬 비율이 40%까지 높아지기도 한다.■ 여성호르몬이 많아지면 DHT의 분해 대사를 억제하여 DHT가 증가하게 되고, 유즙분비호르몬인 프로락틴이 많아지면 남성호르몬을 전립선에 증가시켜 DHT가 늘어나고 전립선을 증식시킨다.

■ 여성호르몬 증가는 특히 살이 찐 남성에게 잘 나타나는데, 이것은 지방세포에서 남성호르몬을 여성호르몬으로 전환시키기 때문이다.

- 남성은 나이가 들면서 여성호르몬이 서서히 증가하고 황체호르몬과 남성호르몬이 감소하여 여성호르몬 우세가 일어난다. 여성호르몬은 전립선을 증식시킨다. 중년 남성에게 여성호르몬이 많아지면 살이 찌고 여성처럼 가슴이 생기며 담낭 질환, 불면증, 전립선 비대 등 여성호르몬 우세로 인한 여러 증상이 나타나고 정력도 감소한다.
- 미국 국립암협회의 연구에 의하면 혈당이 높은 남성이 전립선암에 걸리는 확률이 높은 것으로 확인되었다. 또한 유방암협회에 따르면 인슐린 반응도가 낮은, 즉 인슐린이 높고 혈당이 높은 여성이 여성호르몬 우세가 되고 유방암에 걸리는 확률이 높았다. 같은 원리로 여성호르몬이 우세한 남성은 전립선암에 잘 걸리는 것으로 나타났다.
- 콜레스테롤은 산화하면 독소가 될 뿐 아니라 발암인자이기도 하다. 콜레스테롤은 전립선 비대와 암성전립선에 축적되어 전립선을 크게 만든다.

남자도 나이 들면 가슴이 생긴다?

남성에게도 여성호르몬이 있는데, 나이가 들면서 남성호르몬과 황체호르몬은 줄어들고 여성호르몬은 증가한다. 전립선 비대나 전립선암이 남성호르몬 때문이라고 하지만 실제로는 남성호르몬이 가장 왕성한 때(18~20세)에는 생기지 않고, 나이가 들어 남성호르몬이 줄어들면서 남성호르몬, 황체호르몬, 여성호르몬의 밸런스가 깨졌을 때 발생한다. 유방암, 자궁암을 일으키는 여성호르몬이 전립선암도 일으키는 것이지, 남성호르몬이 전립선암을 일으킬 확률은 거의 없다.

1950년대 시카고대학 연구에 의하면 남성호르몬을 주입한 생쥐에게 전립선암세포를 이식했더니 남성호르몬이 이것을 제어하였다. 이것은 남성호르몬이 전립선암세포의 성장을 억제한다는 좋은 증거이다.

남성호르몬은 고환에서 만들어지며, 나쁜 콜레스테롤과 중성지방을 낮춰 주고 좋은 콜레스테롤을 높여 준다. 또 성장호르몬을 높이고 혈압을 내리며 뼈와 근육을 발달시키고 몸이 탄탄하고 살찌지 않게 해 준다. 그러나 40대부터는 남성호르몬이 감소하여 고(高)콜레스테롤증, 고혈압 등 성인병에 걸리기 쉬워지며, 근육이 감소하고 중년살이 찌고 여성호르몬이 증가한다. 지방세포에서도 여성호르몬을 생산하는데, 이 여성호르몬 역시 살을 찌게 한다.

마찬가지로 여성에게도 남성호르몬이 있다. 여성의 유방이 발달하는 것은 여성호르몬이 남성호르몬보다 월등히 우세하기 때문이다. 남성도 여성호르몬이 있으나 청년기, 장년기에는 남성호르몬을 충분히 생산하기 때문에 유방이 생기는 것을 억제한다. 따라서 남성호르몬과 여성호르몬의 비율(T/E_2)이 매우 중요하다. 그리고 황체호르몬이 부족해 여성호르몬을 견제하지 못하면 여성호르몬이 혼자서 마음대로 유방, 자궁, 난소, 전립선을 증식시켜 여러 가지 심각한 질환과 암을 유발시키므로 황체호르몬과 여성호르몬의 비율(P/E_2)도 매우 중요하다.

☞2권 남성의 폐경기 p.296

● 남성이 여성호르몬 우세가 되는 이유는 여러 가지가 있다. 그중 대표적인 것이 혈당이 높고 인슐린 반응도가 낮은 것 ☞당뇨 p.185 과 스트레스 때문이다. 또 태아 때 모체로부터 환경여성호르몬(xenoestrogen)에 많이 노출된 것도 원인이 된다. ■

- 탄수화물을 많이 먹어도 전립선이 커진다. 탄수화물 70%, 단백질 10%, 지방 20%의 비율로 식사를 하면 5알파리덕테이즈 작용을 증가시켜 전립선이 더 커진다. 이것을 35:45:20 비율로 먹으면 5알파리덕테이즈 작용이 감소되어 전립선 증식이 억제된다.
- 전립선에는 아연, 오메가-3오일, 비타민 E가 가장 많이 집결해 있는데, 이러한 영양소가 부족하면 전립선이 비대해진다.
- 모든 알코올 종류는 아연 흡수를 감소시키고 아연을 배설시켜 전립선을 더 커지게 한다. 또 비타민 B_6 작용을 감소시켜 아연 결핍을 더 촉진시킨다. 특히 맥주의 호프는 프로락틴 분비를 증가시켜 전립선을 더 크게 만드는 데 일조한다.
- 담배 연기의 카드뮴(cadmium)이라는 유독물질은 아연(zinc) 작용을 억제하여 5알파리덕테이즈 작용을 증가시켜 전립선 비대를 촉진한다.

■ 살충제, 살충제와 제초제에 오염된 농산물, 이것을 먹고 사육된 축산물, 플라스틱 제품, 세제, 비누, 샴푸, 린스, 화장품, 가공식품 등에 함유된 환경여성호르몬은 여성호르몬을 증가시킨다. 환경여성호르몬은 태아의 난소와 고환이 형성될 때(18~23일) 크게 손상을 주며, 이러한 손상은 중년이 될 때까지 발견되지 않는다. 여성의 경우 태아 때 손상된 난소 기능 저하로 인해 30대부터 황체호르몬이 부족해지고 조기유산을 하게 되며 유방암, 자궁암 등에 잘 걸리게 된다. 또 남성은 30대 중반부터 정자 부족이 되고 전립선 비대, 전립선암에 쉽게 노출된다. 이스라엘에서는 환경호르몬인 살충제에 오염된 식품을 금지시켰더니 이러한 암 비율이 15% 이상 감소한 것으로 조사되었다.

자연치료법

음식

BAD	● 육류, 유제품, 설탕, 가공한 탄수화물(백미, 흰 밀가루), 마가린과 제과 종류 등 가공식품의 트랜스 오일(trans fatty acid) ● 불소가 들어 있는 제품 ● 환경여성호르몬이 들어 있는 오염된 식재료
GOOD	● 야채, 과일, 현미, 통밀, 콩 · 씨앗 종류, 견과류, 달걀 ● 오메가-3오일이 많은 생선(연어, 대구, 고등어, 청어, 가자미 등) ● 올리브오일, 마늘, 양파, 브로콜리, 콜리플라워, 양배추 ※ 야채, 과일은 잘 씻어 먹어야 하며 가능하면 유기농이 좋다.

● 섬유질이 풍부한 채식을 하면 육식을 하는 사람보다 2~3배나 많은 여성호르몬이 대변으로 배출되고 혈중 여성호르몬도 50%나 낮아진다. 또 지방을 줄이고 섬유질이 많은 채식으로 식단을 바꾸면 8~10주 만에 여성호르몬이 36% 감소하는 것으로 나타났다. 채식을 하는 사람은 여성호르몬이 낮기 때문에 부인과 질환들을 비롯하여 전립선비대증에 걸릴 확률도 훨씬 적다.

● 장내 나쁜 균들은 여성호르몬을 재활용하여 다시 흡수하므로 몸에 여성호르몬이 다시 많아지게 된다. 변비가 있는 사람은 장에 나쁜 균들이 많아 여성호르몬이 재흡수되므로, 변비부터 고쳐야 한다.

☞소장균, 대장균 부족증 p.274 ☞칸디다증 p.455

자연치료제

전립선 비대는 30대부터 오랜 세월 진행되어 온 것으로 금방 효과가 나타나지 않는다. 3~4개월 이상 꾸준히 복용해야 효과를 보는 경우가 많으므로, 1~2달 복용하고서 효과가 나타나지 않는다고 포기하지 말아야 한다.

34 아연(Zinc)

아연은 전립선 비대 예방과 치료에 주춧돌 역할을 한다. 아연은 5알파리덕테이즈(5-alpha-reductase) 작용을 억제하고 디하이드로테스토스테론(dihydrotestosterone; DHT)이 전립선 수용체에 결합하는 것을 억제하여 DHT를 전립선에서 제거한다. 또한 아연은 뇌하수체에서 유즙분비호르몬인 프로락틴(prolactin)의 분비를 억제하여 남성호르몬이 전립선에 증가하는 것을 감소시켜 전립선이 커지는 것을 막아 준다.

아연은 남성호르몬이 많을 때는 소장에서 흡수가 증가하나 여성호르몬이 많아지면 흡수가 억제된다. 그리고 아연은 췌장에서 분비하는 피콜산(picolinic acid)에 의해 흡수되는데, 피콜산은 아미노산인 트립토페인(tryptophan)에서 생산되며 이 과정에서 비타민 B_6가 필요하다.

▶ 트립토페인은 콩에 많으므로 가능하면 콩밥을 먹는 것이 여러모로 도움이 된다.

나이가 들면 췌장에서 피콜산 분비가 감소하므로 아연 흡수가 줄어들게 된다. 아연은 징크(zinc)와 피콜산(picolinic acid)을 결합시킨 징크 피콜리네이트(zinc picolinate)가 훨씬 흡수력이 좋다. 적당한 용량은 30~60mg. 아연은 구리(copper)와 함께 10:1~30:1 비율로 먹어야 한다.

55 황체호르몬크림(Progesterone cream)

전립선 비대나 전립선암 예방과 개선에는 황체호르몬 보충이 필요하다. 5알파리덕테이즈, 여성호르몬, 환경여성호르몬의 작용을 억제하여 전립선 비대를 억제하기 때문이다. 황체호르몬은 남성호르몬(테스토스테론)을 생산하여 여성호르몬을 직접 억제하며, 5알파리덕테이즈의 작용을 방해하여 테스토스테론이 DHT로 전환되는 것을 막아 전립선 비대를 방지한다. 아울러 남성호르몬(테스토스테론)이 감소하는 것을 방지함으로써 여성호르몬과의 적정한 비율을 도모한다. 이와 같은 원리로 대머리가 되는 것도 억제하고 성욕도 증가시킨다. 또 항암인자 p53의 작용을 촉진시켜 항암작용을 한다.

> ▶ 바르는 방법: 전립선 비대에는 고환에 직접 바르는 것이 가장 효과적이다. 팔과 허벅지 안쪽, 목, 상체 부위에 매일 부위를 바꿔 가며 바르되, 2~3개월가량 발라야 효과를 본다. 만약 졸음이 오거나 신경이 예민해지면 5일 정도 중단했다가 다시 바른다. 남성은 황체호르몬 등락이 없으므로 매일 발라도 된다.

쏘팔미토(Saw palmetto; Serenoa repens)

전립선비대증에 사용되는 가장 유명한 약초로, 미국 플로리다 해안에서 자생하는 키가 작은 야자나무 열매이다. 이 열매 추출물이 5알파리덕테이즈 작용을 억제하여 DHT를 감소시키고, 여성호르몬이 전립선에 붙는 것을 막아 주어 전립선비대증을 감소시킨다. 파이지움(pygeum africanum)과 네틀(stinging nettle; urtica dioica)도 전립선 비대에 유용하게 쓰이는 약초로서 쏘팔미토와 함께 콤비로 쓰인다. 아미노산 글라신(glycine), 글루타민산(glutamic acid), 알라닌(alanine) 역시 전립선비대증을 완화시킨다.

37 오메가-3오일

프로스타글란딘(prostagladin) E_3를 합성하여 전립선 비대를 억제한다. 전립선은 호르몬 변화와 염증에 매우 민감하다. 스웨덴의 동물실험에 의하면 생선 오메가-3오일은 염증을 가라앉히고 전립선암을 억제하였다. 그리고 사람이 일주일에 3~4번씩 생선을 먹으면 전립선암에 걸릴 확률이 50% 감소하고, 1~2번씩 먹으면 25% 감소하는 것으로 나타났다. 용량은 식사와 함께 1숟가락씩 하루 2번.

31 아마씨(Flaxseed)

아마씨에 들어 있는 리그난(lignan)은 남성호르몬 테스토스테론(testosterone)을 디하이드로테스토스테론(DHT)으로 전환시키는 5알파리덕테이즈라는 효소의 작용을 감소시켜 전립선이 비대해지는 것을 방지한다. 또 테스토스테론을 여성호르몬인 에스트로겐으로 전환시키는 아로마테이스(aromatase)라는 효소 작용을 차단하여 전립선 비대를 억제한다. 리그난은 식물성 여성호르몬으로 인간의 여성호르몬과 구조가 거의 같다. 그래서 전립선의 여성호르몬이 붙는 자리에 대신 붙어 여성호르몬이 전립선에 붙는 것을 방해함으로써 전립선 비대, 전립선암 예방과 치료를 도와준다. 또한 아마씨의 섬유질이 장에서 여성호르몬을 흡수, 배출시켜 여성 호르몬이 재흡수되는 것을 막아 준다.

꽃가루 추출물(Flower pollen extract)

꽃가루 추출물을 전립선약과 함께 쓰면 더욱 효과적이다. 꽃가루 추출물은 40년 이상 여러 나라에서 전립선비대증, 비세균성전립선염, 전립선암에 사용되어 온 매우 이상적인 천연 생약제로서, 꾸준히 복용하면 전립선 비대가 줄어들어 소변이 잘 나오게 된다. 또 꽃가루 알레르기 예방에도 효과가 있고 천연 영양소가 풍부하여 원기를 북돋아 준다. 그리고 혈액을 맑게 하고 콜레스테롤을 낮춰 주며 혈관벽에 지방이 끼는 것을 줄여 주고, 산화노폐물을 청소해 주며 간을 독소로부터 보호해 준다. 여러 연구에서 전립선비대증 환자에게 6개월간 복용시킨 결과 69% 환자가 큰 효과를 보았다. 즉, 소변 배출량이 증가하였고 초음파 검사에서 전립선 크기가 눈에 띄게 축소되었다.

14 베타시토스테롤(Beta-sitosterol)

베타시토스테롤은 시험관실험에서 전립선암세포 LNCaP를 죽이는 것으로 나타났으며 전립선염에도 항염작용을 하였다. 다른 연구에서는 전립선비대증 환자 519명에게 26주간 복용한 결과 소변 증상이 현저하게 개선되었다. 또한 콜레스테롤에 관한 연구에서 전체 콜레스테롤은 평균 10%, 나쁜 콜레스테롤(LDL)은 13% 낮추어 주는 것으로 나타나 일석이조의 효과를 보였다. 베타시토스테롤은 단독으로 쓰는 것보다 다른 전립선약에 추가하는 것이 더 효과적이다.

기타

이 밖에 비타민 C, 비타민 E, 셀레니움 같은 항산화제와 비타민 D를 추가한다. 연구에 의하면 비타민 D가 충분하면 전립선암을 예방하는 것으로 나타났다.

● 관련 자연치료제

14 베타시토스테롤	21 비타민 C	22 비타민 D
23 비타민 E	31 아마씨	34 아연
37 오메가-3오일	55 황체호르몬크림	꽃가루 추출물
쏘팔미토		

▲ 2권에서 위 번호를 찾아가면 각 자연치료제에 대한 자세한 내용을 볼 수 있습니다.

42 집중부족증 Attention Deficit Disorder; ADD

어린이의 5~10%가량이 집중부족증이 있으며, 남자아이가 여자아이보다 10배 정도 많다. 집중부족증에는 활동 과다가 동반한 경우와 아닌 경우 두 가지가 있다.

증상

활동 과다가 나타나는 어린이: 가만히 앉아 있지 못하고 손과 발을 계속 움직인다. 줄을 서서 기다리지 못하고 조용히 놀지도 못하며 행동이 과다하다. 정신적으로도 불안정하여 수업시간에 주의가 산만하고 집중하지 못하며 교실을 뛰어다니는 일이 많다. 말을 지나치게 많이 하거나, 한 가지 일을 끝내지 못한 채 다른 일을 시작하며, 결과를 생각하지 않아 위험한 짓도 서슴지 않는다. 학습능력과 말하는 것, 듣는 것에 장애가 있고 뇌파도 불규칙하다.

활동 과다가 아닌 어린이: 평범한 다른 아이들에 비해 2배나 자주 중이염에 걸리고, 청각이 중간 정도이거나 심하게 떨어진다. 언어능력이 부진하고 언어습득력과 전체적인 지능이 떨어져 학습하는 데 지장이 있다.

원인

집중부족증과 활동 과다를 겸한 경우

● 미국인은 1년에 평균 3.5~4.5kg의 식품첨가물■을 먹는 것으로 조사되었는데, 이것은 매일 10~12g의 식품첨가물을 먹고 있다는 얘기다. 알레르기 전문의인 벤저민 페인골드 박사(Dr. Benjamin Feingold)에 의하면 이러한 식품첨가물이 활동 과다의 주된 원인이다. 이런 이유로 호주와 캐나다에서는 식품첨가물 사용을 엄격하게 규제하고 있다.

☞알레르기 주범 식품첨가물 골라내기 p.541

■ 미국에서는 5,000가지가 넘는 식품첨가물이 사용된다. 식품첨가물 종류는 인공향료, 인공색소(azodyes, tartrazine FD&C yellow #5), 엉겨 붙지 않게 하는 첨가제(calcium silicate), 표백제(benzoyl peroxide), 항산화제(hydroxytoluene, sulfite, gallate, BHT, BHA), 방부제(benzoates, nitrites, sorbic acid, sulfite), 인공감미료(salicylates, aspartame), 유화제·안정제(polysorbates, veget-able gums) 등으로 쓰이지 않는 곳을 찾기 어려울 정도다.

● 식품첨가물과 함께 음식 알레르기도 원인으로 작용한다. 활동 과다 어린이 26명에게 식품첨가물과 알레르기 음식을 먹이지 않았더니 19명이 효과를 보였고, 185명을 대상으로 한 연구에서는 116명이 개선되었다.

● 식품첨가물이나 음식 알레르기를 배제해도 증상이 개선되지 않으면 다른 알레르기나 공해, 중금속, 장시간의 컴퓨터 게임과 TV 시청, 형광등 조명 등도 원인이 될 수 있다.

● 자당(sucrose; 설탕)을 많이 먹는 것도 원인이 된다. 최근 연구에 의하면 활동 과다 어린이 261명 중 74%가 저혈당증으로, 아드레날린호

르몬 분비가 증가되어 활동 과다가 되는 것으로 나타났다. 아드레날린호르몬은 흥분성 호르몬으로 어린이를 들뜨게 하여 활동 과다와 집중력 부족을 일으킨다. 설탕, 과자 종류 등은 혈당을 급속하게 올리고 인슐린이 과다하게 분비되어 혈당을 세포 속에 모두 집어 넣는다. 그래서 1~2시간 후에는 심한 저혈당이 되어 혈당을 급히 올리기 위해 아드레날린호르몬을 많이 분비하게 된다. 예일대학 의대에서 실시한 연구에 따르면 아이들은 설탕을 먹으면 어른보다 2배나 더 아드레날린호르몬이 분비되었다. 에릭 존스 박사(Dr.Eric Jones)는 활동 과다 어린이의 절반은 설탕, 콘시럽, 자당(sucrose)■ 등을 먹지 않는 것만으로도 증상이 개선된다고 발표했다.

■ 설탕 종류로는 과당(fructose), 맥아당(maltose), 꿀, 우선당(dextrose), 옥수수당밀(cornsyrup), 다우선당(polydextrose), 당밀(molasses), 단풍당밀(maplesyrup), 소르비톨(sorbitol), 맥아우선당(maltodextrin) 등이 있는데, 모든 가공식품, 과자, 사탕 등에 들어 있다. 과일주스에도 과당이 많으므로 피해야 하며, 우유 역시 유당(lactose)이 있으므로 먹지 않는 것이 좋다.

학습장애가 있으나 활동 과다는 아닌 경우

- 비타민과 미네랄 부족이 원인이 될 수 있다. 영양 부족은 소아기 두뇌발육을 저해하고 두뇌활동을 저하시키기 때문이다. 철분 부족도 학습능력을 저하시키고 집중력을 떨어뜨린다.
- 납, 수은, 카드뮴, 구리 등 중금속 중독도 학습장애에 영향을 준다. 살충제, 깡통의 납땜, 담배 연기, 치아 치료용 아말감, 중금속에 오염된 물고기, 화장품, 제산제의 알루미늄, 알루미늄 냄비와 프라이

팬, 알루미늄 포일, 공기 오염, 식수 오염 등이 원인이 된다.

자연치료법

음식

BAD	● 본인에게 알레르기를 일으키는 음식 ● 백미, 흰 밀가루 등 정제된 탄수화물, 설탕이 많은 식품, 가공식품 등 식품첨가물 제품, 통조림 음식
GOOD	● 유기농 과일과 야채, 통밀 · 현미 등 정제하지 않은 곡식, 콩 · 씨앗 종류, 견과류, 찬 바다생선(연어, 대구, 고등어, 청어, 가자미 등), 가공하지 않은 식품

- 식품첨가물이 많이 들어 있는 대표적인 식품으로는 시리얼, 케이크, 과자, 도넛, 파이, 사탕, 아이스크림 등 스낵 종류, 소시지, 베이컨, 햄 등 육류가공품, 사이다, 와인, 맥주, 다이어트 드링크, 초코우유 등이 있다. 이 밖에도 식품 곳곳에 들어가 있기 때문에 반드시 라벨을 확인하여 골라 먹여야 한다.
- 섬유질은 대장에서 독소와 결합하여 독소를 배출하는 작용을 하므로 충분히 섭취하는 것이 좋다.
- 유기농 식품을 구하기 어려우면 제철에 나는 과일, 야채를 구하여 천연세제나 자몽씨 농축액(GSE)으로 만든 야채세제로 잘 씻어 먹는다.

  ▶ 집에서 직접 채소, 과일을 재배하면서 살충제가 필요할 경우에는 비교적 안전하고 알레르기를 일으키지 않는 붕산(boric acid)을 사용하도록 한다.

- 식기는 유리나 도자기, 스테인리스를 써야 한다.
- 통조림 음식보다 신선한 식품을 먹는다.
- 유황(sulfur)이 많은 콩, 마늘, 양파, 달걀 노른자는 중금속을 배출하는 작용이 있어 유익하다.

자연치료제

질 좋은 아동용 종합비타민과 중금속 배출작용에 필요한 칼슘, 마그네슘, 비타민 B와 C, 클로렐라, 스피룰리나를 복용한다.

51 포스파타이딜세린(Phosphatidyl serine) **37 오메가-3오일**(Omega-3 oil)

활동 과다를 겸한 집중부족증 어린이에게 포스파타이딜세린과 오메가-3오일을 같이 먹이면 좋은 효과가 있다. 평균 나이 9세의 남자 어린이 45명과 여자 어린이 15명을 3개 그룹으로 나누어 그룹 1에는 카놀라(canola)오일, 그룹 2에는 오메가-3오일(하루에 DHA와 EPA 250mg), 그룹 3에는 포스파타이딜세린과 오메가-3오일(하루에 포스파타이딜세린 300mg, DHA와 EPA 250mg)을 80~100일(평균 91일)간 복용시켰더니, 그룹 3 어린이들의 증상이 가장 크게 개선되었다. 그룹 3에서는 18명 중 11명, 그룹 2에서는 21명 중 7명, 그룹 1에서는 21명 중 3명의 증상이 사라졌다.

1 달맞이꽃오일(Evening primrose oil) **37 오메가-3오일**

달맞이꽃오일은 활동 과다에 효능이 있다. 이것을 오메가-3오일과 같이 복용하게 했더니 현저하게 효과가 있었다.

28 실리마린(Silymarin)

항산화작용이 비타민 C, E보다 몇 배나 강하며, 우리 몸에서 생산하는 항산화제 중 가장 중요한 글루타티온(glutathione)을 생산한다. 글루타티온은 그 수치가 높을수록 중금속뿐 아니라 살충제, 매연, 담배 등의 독소를 더 많이 배출시킨다.

32 아세틸시스테인(N-Acetyl-L-Cysteine; NAC)

간에서 중금속을 배출시키는 작용이 매우 뛰어나다.

10 마그네슘(Magnesium) **42 칼슘**(Calcium)

마그네슘이 부족하면 신경이 예민해지고, 마그네슘이 충분하면 신경을 가라앉힌다. 칼슘 역시 부족하면 안정이 안 되고 들뜨게 된다.

어린이 용량은 몸무게에 비례하므로 어른 용량의 ¼~½ 정도만 먹으면 된다.

● **관련 자연치료제**

1 달맞이꽃오일	10 마그네슘	28 실리마린
32 아세틸시스테인	37 오메가-3오일	42 칼슘
51 포스파타이딜세린		

▲ 2권에서 위 번호를 찾아가면 각 자연치료제에 대한 자세한 내용을 볼 수 있습니다.

43 천식 Asthma

천식은 10세 미만에서 가장 많이 나타나며, 남자아이들이 여자보다 두 배가량 더 걸린다. 과거에는 대개 성인이 되면 없어졌으나, 최근에는 75% 가량이 20대가 되어도 지속된다.

천식은 알레르기 반응으로 인하여 기관지가 수축하고 폐점막이 부어 생기는 알레르기 질환이다. 숨이 차거나 가쁘고 기침이 나며 흰색이나 누런색 가래가 심하다. 특히 밤에 더욱 심해지고, 심할 경우 숨을 못 쉬고 얼굴이 퍼레지며 사망할 수도 있다.

원인

면역이 약해지면 장벽과 기관지와 코 등 모든 점막을 지키고 있는 면역항체(IgA)가 줄어들어 알레르기 물질이 점막을 통과해 들어와 천식이 일어난다. 외부에서 알레르기 물질이 들어오면 혈액에 항체(IgE)가 많아져 마스트세포(mast cell)와 호염기성백혈구(basophil)에서 히스타민과 류코트리엔(leukotriene)이 분비되어 염증을 일으킨다. 그 결과 가래가 생기고 기관

천식을 일으키는 여러 가지 원인

- 환경: 꽃가루, 먼지, 애완동물 털, 바퀴벌레, 집 안 곰팡이, 심하게 건조하거나 찬 공기, 지나친 운동, 감기, 기관지염, 연기, 향수, 수영장물의 소독약, 청소 세제, 페인트, 살충제, 휘발유, 프로판가스, 새 가구 냄새, 새 카펫 등.
- 식품: 이스트가 함유된 빵, 간장, 말린 과일, 치즈, 버섯 종류, 우유, 요구르트, 유제품, 달걀, 버터, 밀가루, 옥수수, 땅콩버터, 살충제를 뿌린 과일, 짠 음식 등.
- 약품: 아스피린 종류의 항염진통제, 아황산염(sulfite), 식품첨가물, 타트라진(tartrazine; FD&C 노란 색소 #5) 등.

지가 수축된다.

- 오염된 공기와 흡연, 화학물질, 유전자 조작 식품, 가공식품 첨가물 등의 증가로 1980년 이후 천식이 두 배로 증가하였다.
- 감기, 기관지염, 찬 공기, 운동, 격한 감정, 분노, 스트레스로 인한 기관지 수축도 원인으로 작용한다.
- 유아기에 젖을 너무 일찍 떼는 것도 원인이 된다. 유아는 적어도 6~12개월 동안 모유를 먹여야 하는데 6개월 전에 젖을 떼고 음식을 주기 시작하면, 음식 알레르기를 유발하고 알레르기 체질이 된다. 음식 알레르기는 장벽점막에 손상을 주어 소화가 안 된 음식 분자가 장벽을 통과하여 혈액을 따라 돌면서 알레르기를 일으키고, 또 이것

■ 천식이 있는 아이들은 위산이 부족하여 음식을 완전히 소화하지 못한다. 소화가 안 된 음식이 장벽을 통과해 들어오면 면역은 이것을 적으로 오인해 공격을 한다. 이때 많은 항체(IgE)를 생산하여 알레르기를 유발하는 것이다.

이 천식을 일으킨다. ■

- 백일해 백신도 천식을 유발시킬 수 있다. 영국에서 어린이 448명을 대상으로 한 조사에서 아무 백신도 맞지 않은 아이의 천식 발생률은 1%였으나, 백일해 백신을 맞은 아이는 11%로 나타났다. 하지만 백일해 백신을 맞은 아이와 맞지 않은 아이가 백일해에 걸린 수는 1:16명으로 나타나, 단순하게 어떤 것이 좋다고 말할 수 있는 문제는 아니다. 참고로 백일해는 보르데텔라 백일해균(Bordetella pertussis)에 의해 감염되며, 2~3개월 만에 나을 수 있다.

생활 습관으로 천식을 예방하는 방법

- 청소를 자주 하고 공기정화기를 사용한다.
- 외출에서 돌아올 때는 밖에서 옷을 털고 들어온다. 그리고 즉시 샤워를 하고 옷을 갈아입어 꽃가루, 미세먼지 등이 가구에 묻지 않게 한다.
- 순면 침대보를 사용하고 자주 세탁한다. 베개는 매년 바꾼다.
- 패브릭 가구보다는 가죽 가구, 카펫보다는 천연나무로 된 마루나 타일 등으로 미세먼지를 줄인다.
- 플라스틱 식기 대신 유리나 도자기, 스테인리스 제품을 사용한다.
- 가능하면 유기농 식품을 먹고 살충제가 남아 있는 고기, 달걀, 치즈, 우유를 피한다.
- 과일은 자몽씨로 만든 내추럴 살균제(GSE) 등 과일 전용세제에 담가 왁스, 살충제 등을 씻어 낸 후 먹는다.
- 비누, 샴푸, 치약, 염색약, 로션 등은 화학물질이 없는 것을 써야 한다. 어느 20대 여성은 내추럴 치약으로 바꾸고 천식이 없어졌으나, 이전 치약을 다시 사용하고 10분도 되지 않아 천식이 재발한 경우도 있었다. 치약에 들어 있는 수십 종의 화학물질이 원인이었다.

자연치료법

음식

BAD	● 알레르기를 일으키는 음식 ● 동물성 육류, 지방이 많은 음식, 기름에 튀긴 음식 ● 인공조미료, 식품첨가제가 들어 있는 가공식품
GOOD	● 야채와 과일을 위주로 한 채식 ● 양파, 마늘 ● 오메가-3오일이 많은 생선(연어, 대구, 고등어 등)

● 음식 알레르기를 없애고 자신에게 맞지 않는 음식을 찾아내 먹지 않는 것이 가장 먼저 해야 할 일이다. 음식 알레르기에는 즉시 알레르기 반응이 오는 것(※ 순서대로: 달걀, 생선, 게, 새우, 조개, 랍스터 같은 갑각류, 견과류, 땅콩)과 천천히 오는 것(※ 순서대로: 우유, 초콜릿, 밀가루, 귤 종류, 인공색소)이 있다. 심한 가족력이 있는 경우에도 2살 때까지 음식 알레르기를 피하고, 자기에게 알레르기를 일으키는 음식을 먹지 않으면 천식이 감소하거나 발생하지 않는 것으로 나타났다.

☞내 몸에 맞는 음식 찾는 법 p.47 ☞음식 알레르기 p.307

● 동물성 육류는 점액 분비를 증가시켜 가래가 생기게 한다. 뿐만 아니라 염증을 일으키는 프로스타글란딘(prostaglandin)과 류코트리엔(leukotriene)이 생성되어 알레르기 반응을 현저히 높임으로써 천식을 심화시킨다. 또한 지방이 많은 음식, 기름에 튀긴 음식도 면역을 약하게 하여 천식을 악화시킨다.

● 인공색소, 특히 타트라진(tartrazine; FD&C 노란 색소 #5)과 방부제 안식향

산염(benzoate), 이산화유황(sulfur dioxide), 아황산염(sulfite)도 나쁜 영향을 미친다. ☞알레르기 주범, 식품첨가물 골라내기 p.541

- 찬 공기와 찬 음료수, 수돗물에 들어 있는 불소(fluoride), 누트라스위트 같은 설탕 대용 감미료, 인공조미료(MSG), 아스피린, 각종 처방약들은 기관지를 축소시켜 천식을 악화시킨다.
- 한 연구에서 채식을 하면 천식 환자의 92% 중 71%는 4개월 이내에 증상이 눈에 띄게 좋아지거나 완치되었고 21%도 1년 안에 치료가 되었다. 이 연구 참가자들은 육류, 생선, 해물, 달걀, 유제품, 커피, 초콜릿, 설탕, 소금을 끊고 정수기물과 모든 야채를 먹었다. 단, 대두콩■과 완두콩은 제외했고 곡식 종류와 감자는 아주 조금만 먹었다. 과일은 사과와 귤 종류를 빼고 모든 딸기 종류와 자두, 배를 먹었다.
- 양파와 마늘은 염증을 일으키는 프로스타글란딘(prostaglandin)을 억제하여 천식을 예방한다. 특히 양파에는 케르세틴(quercetin) ☞2권 케르세틴 p.242 이라는 플라보노이드(flavonoid)가 들어 있어 염증을 가라앉힌다. 따라서 양파와 마늘은 매일매일 많이 먹을수록 좋다.
- 오메가-3오일이 많은 생선(연어, 대구, 고등어, 청어, 가자미 등)은 염증을 억제하므로 자주 먹는 것이 좋다. 생선을 직접 먹기 어려우면 오메

■ 대두콩(soy bean)은 땅콩이나 새우보다는 알레르기를 덜 일으키고, 아예 일으키지 않는 경우도 많지만 대뇌를 줄어들게 한다는 보고가 있어 권하지 않는다. 대두콩은 두부, 두유(soy milk), 이유식, 단백질 파우더, 간식 등 여러 가지 제품에 다양하게 들어가 있으므로 라벨을 확인하여 주의하는 것이 좋겠다.

가-3오일이 많이 함유된 대구간유를 먹는 것도 좋다.

- 몸에 수분이 부족하면 히스타민이 많이 생겨 증상이 악화된다. 하루에 물을 적어도 큰 컵으로 5~6컵은 마시되, 조금씩 여러 번에 나누어 마신다.

자연치료제

일반적으로 아래 생약제들을 1달가량 복용하면 천식이 감소하기 시작하고, 6개월에서 1년이면 대부분의 증상이 사라진다. 단, 심각한 천식은 급성 발작을 방지하기 위하여 병원 처방약을 겸해야 한다.

26 소장균, 대장균(Probiotics)

대장에 나쁜 균이 많아지고 변비가 있으면 장벽이 상하고 새게 되어 몸속으로 독소가 들어온다. 그로 인해 여러 가지 알레르기가 생겨 천식을 일으킨다. 따라서 소장균, 대장균을 복용하여 좋은 균들을 장벽에 충분히 증식시켜 장벽이 새는 것을 막아야 한다.

☞소장균, 대장균 부족증 p.274 ☞칸디다증 p.455

19 비타민 B_6(Vitamin B_6)

연구 결과 어린이 천식 환자 76명의 증상을 눈에 띄게 완화시키고 기관지 확장제와 스테로이드 용량을 감소시켰다.

10 마그네슘(Magnesium)

천식 환자는 마그네슘이 부족한 경우가 많다. 마그네슘은 자연적인 기관지 확장제로서 6주간 복용하면 몸 안의 마그네슘 저장률을 증가시킬 수 있다.

특히 다음과 같은 항산화제들은 염증을 일으키는 류코트리엔(leukotriene)과 히스타민 분비를 억제하며, 기관지상피세포를 건강하게 하고 폐를 유해활성산소로부터 보호해 준다.

34 아연(Zinc)

아연과 구리(copper)는 우리 몸속에서 가장 중요한 항산화제 중 하나인 과산화물제거효소(superoxide dismutase; SOD)를 생산하고 백혈구를 증강시켜 면역을 증진시킨다.

25 셀레니움(Selenium)

우리 몸의 중요한 항산화제인 글루타티온(glutathione) 생성을 증가시켜 간 기능을 좋게 하고 간의 면역기능을 높여 준다. 간을 통과하는 균과 알레르기 물질을 잡아내고 독소를 해독한다.

44 케르세틴(Quercetin)

항히스타민작용과 항염증작용이 있어 알레르기와 천식에 중요하게 사용되는 플라보노이드(flavonoid)이다.

8 깅코(Ginkgo)

항염작용이 있어 알레르기와 천식을 방지하는 데 도움을 준다. 효과를 보려면 약 12주 정도 복용해야 한다.

21 비타민 C(Vitamin C)

항히스타민 작용을 하고 백혈구 면역기능을 증진시켜 감염을 방지한다.

23 비타민 E(Vitamin E)

천식을 유발시키는 주범인 '오존'으로 인한 피해를 중화시켜 주고 세포벽을 보호한다.

● 관련 자연치료제

8 깅코	10 마그네슘	19 비타민 B_6
21 비타민 C	23 비타민 E	25 셀레니움
26 소장균, 대장균	34 아연	44 케르세틴

▲ 2권에서 위 번호를 찾아가면 각 자연치료제에 대한 자세한 내용을 볼 수 있습니다.

44 축농증 부비강염; Sinusitis

급성 축농증은 부비강점막이 부어 부비강 배출구가 막힘으로써, 액체가 고이고 박테리아가 성하여 염증이 생기는 것이다.

증상

- 급성 축농증의 초기 증상은 누런색, 연두색의 된 콧물이 나오고 부비강에 압력이 느껴진다.
- 눈과 앞머리가 아프고 고개를 앞으로 숙이면 증상이 더 심해진다. 더 진행되면 부비강 부위가 붓고 아프며 열이 나고 추위를 느끼기도 한다.
- 배출구가 완전히 막히면 콧물이 나오지 않고 통증이 심해진다.
- 만성 축농증은 목 뒤로 콧물이 넘어가고 곰팡이 같은 냄새가 나며, 가래 없는 기침을 하기도 한다.

원인

가장 흔한 원인은 감기이며, 치아 염증에서 오는 경우도 있다. 만성 축농증은 음식 알레르기, 꽃가루 알레르기, 만성 면역기능 저하가 가장 큰 원인이다. 이런 알레르기가 있는 사람의 25~75%가 축농증에 걸린다.

- 많은 연구에 의하면 비타민, 미네랄 등의 영양소가 한 가지라도 모자라면 면역기능을 저하시키는 것으로 나타났으며, 정신적 스트레스도 면역을 크게 저해한다.
- 백미, 과자, 단것을 많이 먹는 습관도 만성 면역 저하의 원인이 되어 축농증을 일으킨다. ■
- 비만한 사람은 백혈구작용이 감소하여 면역이 약하고, 알코올은 백혈구가 염증 부위로 움직이는 이동성을 크게 떨어뜨린다.
- 담배 연기나 공해로 인한 콧속 자극, 입을 막고 하는 재채기, 코를 막고 코를 세게 푸는 행동, 코를 막지 않고 물에 뛰어드는 것, 과로, 오염된 수영장물, 설탕, 과음 등도 축농증을 유발한다.

■ 설탕, 꿀, 과일주스 등 당분을 한 번에 75g 이상 먹으면 1~5시간 동안 백혈구의 작용을 50%나 감소시킨다.

자연치료법

감기와 상기도 감염은 축농증을 유발하는 주요 원인이므로, 감기가 들면 바로 치료를 해야 한다. 그리고 평소 면역력을 높일 수 있는 음식과 자연치료제로 면역 증강에 힘써야 한다.

음식

BAD	● 알레르기를 일으키는 음식 ● 가공식품
GOOD	● 과일, 야채 등 면역력을 높이는 음식 ● 충분한 물 섭취

- 알레르기가 있는 음식을 먹으면 면역이 알레르기와 계속 싸우느라 면역이 많이 소모되어 질병을 이기기 어려워진다. 알레르기 음식을 찾아내 금지해야 한다. ☞내 몸에 맞는 음식 찾는 법 p.47 ☞음식 알레르기 p.307
- 가능하면 유기농 과일과 야채, 가공하지 않은 음식을 먹고 콩, 견과류, 오메가-3오일이 많은 생선을 충분히 섭취해야 면역이 향상된다.
- 물을 많이 마셔서 막힌 콧물을 희석시켜야 한다.

자연치료제

평소 면역을 올리는 스피룰리나, 비타민 C, 아연을 꾸준히 복용하면 축농증뿐 아니라 여러 질병에 대비할 수 있다.

21 비타민 C(Vitamin C)

비타민 C는 인터페론을 증가시키고 면역기관인 흉선호르몬 분비를 증가시켜 백혈구를 늘린다. 2시간마다 500mg씩 복용한다. 포도씨 추출물(grape seed extract)과 같이 복용하면 면역이 더욱 증강된다.

34 아연(Zinc)

면역을 올리는 데 가장 중요한 미네랄이다. 백혈구 기능을 좋게 하려면 아연이 필요하고, 흉선의 면역 증강 기능에도 필요하다. 감기 바이러스를 비롯하여 여러 가지 바이러스 증식을 억제한다. 하루 20~30mg.

56 흉선 추출물(Thymus extract)

많은 연구에 의하면 흉선 추출물은 흉선의 기능을 증진시켜 면역을 다시 증강시키는 것으로 나타났다. 또 감기나 상기도 감염을 치료해 줄 뿐만 아니라, 1년 내내 감기나 상기도 감염에 걸리는 횟수를 크게 떨어뜨린다. 특히 흉선 추출물은 T보조세포(T helper cell)와 T억제세포(T suppressor cell) 비율을 조절하여, 에이즈나 암 환자처럼 비율이 낮을 때는 올려 주고, 알레르기나 류머티즘처럼 비율이 높을 때는 낮춰 주는 '면역 정상화 작용'을 한다.

16 브로멜레인(Bromelain)

소염진통제(NSAIDs) 대용으로 염증 치료에 안전하게 쓸 수 있는 자연생약제이다. 급성 축농증에도 브로멜레인을 복용하면 좋은 효과를 기대할 수 있다. 백혈구 면역기능을 향상시켜 염증을 없애 주고 자가면역으로 인한 비정상적인 면역활동을 정상화하여 류머티즘 관절염, 코 알레르기, 음식 알레르기, 축농증에 효과적이다.

에키나시아(Echinacea)

백혈구 거식세포의 청소작용(염증과 혈액 내 불필요한 불순물들을 청소한다)을 증강시킨다. 또 T림프세포와 내추럴킬러세포(natural killer cell), 항체의 기능을 높이고 백혈구 숫자를 늘린다. 면역을 증강시키는 작용 외에도 바이러스를 직접 억제하고, 박테리아가 점막이나 세포막을 뚫고 들어가는 것을 막는다.

12 버버린(Berberine)

버버린은 매우 안전하고 효과가 좋은 '천연항생제'라고 할 수 있다. 연쇄상구균, 포도상구균, 칸디다를 비롯한 곰팡이, 미생물 등에 광범위하게 항생작용을 한다. 항생제는 장에 유익한 소장균, 대장균까지 모두 죽이지만, 버버린은 유익한 소장균, 대장균은 죽이지 않는다는 장점이 있다.

● 관련 자연치료제

12 버버린	16 브로멜레인	21 비타민 C
34 아연	56 흉선 추출물	에키나시아

▲ 2권에서 위 번호를 찾아가면 각 자연치료제에 대한 자세한 내용을 볼 수 있습니다.

45 치질 Hemorrhoid

항문에서 안으로 3cm 이상 부위에 생기는 치질을 '내치질'이라 하고, 항문에 생기면 '외치질'이라 한다. 미국 등 선진국에서는 인구의 ⅓ 이상이 치질을 가지고 있고, 50세 이상은 50%가 있다. 대개 20대부터 생기기 시작하여 30대부터 증상이 나타나기 시작한다.

증상

변에 선명하게 빨간색 피가 묻어 나오거나 화장지에 피가 묻는다. 배변 후 피가 뚝뚝 떨어지기도 하지만 외치질 염증이 성하여 부어오르지 않는 한 통증을 느끼지는 않는다. 항문에서 위로 3cm 이상 부위의 직장 경계선 위에는 감각신경이 없어 내치질은 거의 통증을 일으키지 않는다. 하지만 대부분의 출혈은 내치질에서 생긴다.

내치질이 내려앉아 점막이 항문으로 내려오고 점액이 분비되면 가려움증을 느끼기도 하지만, 대부분의 항문 가려움증은 화장지로 너무 세게 닦아서 생긴다. 또는 곰팡이에 의한 칸디다증이나 기생충 감염, 음식 알레르기에서도 비롯된다.

치질이 오래되어 출혈이 오래 지속되면 빈혈이 될 수도 있다. 또 치질이 커지면 항문 안에 덩어리가 있는 것이 느껴지고, 용변을 본 후에도 시원한 느낌이 들지 않는다.

원인

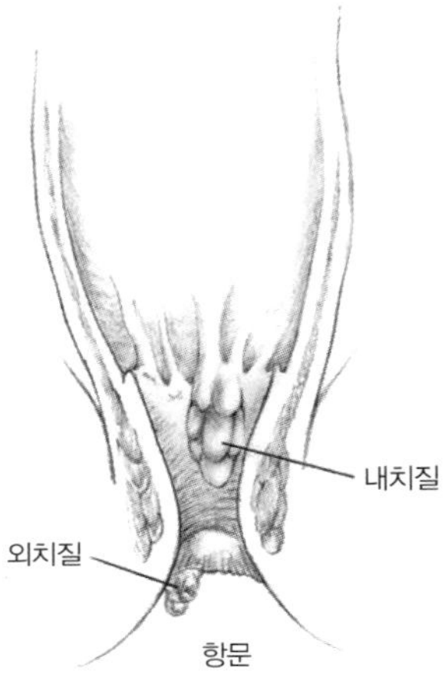

치질 종류

치질은 섬유질이 많은 음식을 주로 먹는 아프리카 미개발국에서는 보기 드문, 선진국형 질병이다. 야채보다 가공식품과 육류를 많이 섭취하고 항생제를 남용하면 변비가 되는데, 이것이 치질의 가장 큰 원인이다.

변비 p.235

우리 몸 정맥에는 밸브가 있어 압력을 견디어 내지만, 항문 근처 정맥에는 밸브가 없어 배변 시 이곳을 누르면 압력에 견디지 못하고 정맥이 부풀고 늘어져 치질이 된다.

변비 이외에 항문과 직장에 압력을 높이는 원인으로는 오래 앉아 있거나 오래 서 있는 것, 비만, 임신, 나이로 인한 근육 처짐, 직장 수술, 출산을 쉽게 하기 위한 음부 절개 수술(episiotomy), 항문 성교, 간경화 복수 등이 있다.

자연치료법

예방 수칙/음식

- 물을 하루 5~7컵 이상 마신다.
- 급히 배변을 보려고 힘을 주면 안 된다.
- 변기에 오래 앉아 책이나 신문을 보면 안 된다.
- 용변 후 물티슈, 또는 화장지에 물을 살짝 묻혀 부드럽게 항문을 닦는다.
- 몸이 비만해지지 않도록 해야 한다.
- 책상에 너무 오래 앉아 있지 말고 매시간 몇 분씩 서서 움직인다.
- 밀겨, 쌀겨 같은 거친 음식은 항문을 자극하므로 피하는 것이 좋다.
- 섬유질이 많은 야채, 과일, 콩 등을 많이 섭취한다. ■

■ 섬유질은 장운동을 촉진시켜 변비를 없애 주고 수분을 흡수하여 변을 부드럽게 한다. 또 배변량을 많게 하고 쾌변을 보게 해 준다. 아마씨(flaxseed) 파우더 섬유질이 가장 좋다.

자연치료제

개그(Glycosaminoglycans; GAGs)

혈관을 비롯하여 우리 몸 대부분은 콜라겐이라는 탄력섬유로 되어 있다. 콜라겐의 일종인 개그(GAGs)는 혈관을 형성하는 중요한 성분으로, 사람 혈관에 필요한 성분이 거의 들어 있어 혈관의 탄력을 좋게 하고, 혈소판 응고를 억제하여 혈액순환을 개선한다. 치질과 정맥류, 정맥염에 효과가 매우 뛰어나 수술 다음으로 효과가 좋은 것으로 손꼽힌다.

10 마그네슘(Magnesium citrate)

변이 딱딱하게 굳었을 때 마그네슘을 적당량 먹으면 변이 부드러워져 배변이 쉬워진다. 너무 과하면 설사를 하게 되므로 양을 조금씩 늘려 가면서 자기에게 알맞은 양을 찾아야 한다.

21 비타민 C(Vitamin C)

비타민 C는 콜라겐 탄력을 좋게 하여 전신을 비롯하여 정맥혈관의 탄력을 좋게 한다.

24 빌베리(Bilberry)

빌베리는 혈관의 탄력을 좋게 하여 혈액순환을 좋게 한다. 적당한 용량은 80~160mg씩 하루 3번.

16 브로멜레인(Bromelain)

섬유소(fibrin)를 용해하여 정맥벽이 경화되는 것을 방지해 준다. 용량은 500~750mg씩 하루 2~3번 식간공복에 복용한다. 식사는 복용 후 최소 1시간 후에 해야 한다.

31 아마씨(Flaxseed)

아마씨 파우더는 훌륭한 섬유질로서 수분을 흡수하여 변을 부드럽게 만들어 준다.

50 포도씨 추출물(Grape seed extract)

포도씨(grape seed)는 혈관 탄력과 혈액순환을 좋게 하여 유럽에서 혈액순환제로 많이 쓰인다. 하루 150~300mg.

마로니에 열매(Horse chesnut)

혈관이 탄력을 잃어버리는 것도 치질과 정맥류의 원인으로 작용한다. 마로니에 열매는 혈관 탄력을 좋게 하고 염증을 가라앉힌다.

고투콜라(Gotu kola)

고투콜라 역시 혈관의 탄력을 좋게 하여 치질과 정맥류에 효과가 있는 약초다.

부처스브룸(Butcher's broom)

염증을 가라앉히고 혈관을 수축시키는 작용이 있어 유럽에서는 치질과 정맥류에 흔하게 사용된다.

헤스페리딘(hesperidine)

혈관 탄력을 좋게 한다. 헤스페리딘에 비타민 C와 위의 약초들을 곁들이면 더욱 효과가 좋다. 이러한 생약제들이 함께 들어 있는 종합 치질치료제도 나와 있다.

● 관련 자연치료제

10 마그네슘	16 브로멜레인	21 비타민 C
24 빌베리	31 아마씨	50 포도씨 추출물
개그	고투콜라	마로니에 열매
부처스브룸	헤스페리딘	

▲ 2권에서 위 번호를 찾아가면 각 자연치료제에 대한 자세한 내용을 볼 수 있습니다.

46 칸디다증 Candidiasis

칸디다증은 여자가 남자보다 8배나 잘 걸리고, 특히 15세에서 50세 사이 여성에게 가장 많이 나타난다. 이것만 보더라도 여성호르몬의 영향이 크다는 것을 알 수 있다.

칸디다증은 평소에는 문제를 일으키지 않는 곰팡이(candida albican)가 비정상적으로 많이 증식하여 전신에 여러 가지 문제를 일으키는 질환이다. 이 곰팡이는 정상적인 몸 상태에서는 위장, 소장, 대장, 질 내에서 다른 균들과 조화를 이루며 살아간다. 그러나 면역이 저하되었거나 여성호르몬(estrogen)이 많은 여성, 예를 들어 피임약을 복용하여 여성호르몬이 많아지거나 하면 크게 번성한다. 또한 항생제를 복용하여 장내 좋은 균들이 죽으면 이 곰팡이 수가 급속히 늘어나고, 훼손된 장점막을 통해 들어와 전신에 여러 가지 증상을 일으킨다.

증상

칸디다증은 전신에 영향을 주어 몸 곳곳에 여러 증상으로 나타난다. 온

몸이 무겁고 아픈 것 같이 느껴지며 피로, 알레르기, 면역 저하, 우울증이 나타나기도 한다. 향수, 담배 연기 등 냄새에 예민해지고 소화장애도 생긴다. 이런 증상이 있는 사람들이 수없이 많으나, 대부분 무엇 때문에 그런지도 모르고, 컨디션이 안 좋다며 비싼 영양제나 보약을 먹는 경우가 많으니 안타까운 일이다.

전신 증상 전신이 무겁고 피곤하며 축 늘어지는 기분이다.■ 면역이 저하되어 감염에 잘 걸리고 두통과 섬유근통(fibromyalgia)으로 근육통이 있으며 관절이 붓고 아프기도 한다. 성욕이 감퇴하며 손발이 저리고 불에 덴 듯하거나 따끔거린다. 알코올, 단것, 빵을 무척 좋아하게 되어 빵집 앞을 그냥 지나치지 못하고 결국 살이 찌게 된다.

■ 만성피로증후군(chronic fatigue syndrome)도 칸디다증과 연관이 많아 칸디다증을 치료하면 증상이 크게 개선된다.

소화기 증상 배가 더부룩하고 가스가 차고 복통이 나타나기도 한다. 설사와 변비가 교차되고 과민성대장(IBS)이 되기도 하며, 변에 점액이 섞이거나 항문이 가렵고 구취가 나기도 한다. 변은 검은 녹색이나 검은색에 가깝고 냄새가 나쁘고(원래 건강한 변에서는 냄새가 나지 않아야 한다) 가늘거나 끈적거린다. 입안에 하얀 백반창(thrush)이 생길 수도 있다.

비뇨기 증상 여성은 음부가 가렵고 대하가 있다. 또 방광염에 잘 걸려 소변이 급하고 자주 보게 되며 소변을 볼 때 따갑고 통증이 있다.

정신적 증상 우울증, 신경질, 집중 부족, 기억력 감퇴가 나타난다. 또 면역이 저하되어 감염에 잘 걸리고 알레르기가 생긴다. 화학물질, 향수 냄새, 살충제, 세제, 담배 연기, 옷감 냄새 등에 민감해지고 날씨가 습한 날이면 증세가 더 심해진다.

피부 증상 습진, 건선(psoriasis), 무좀, 가랑이 피부병, 도장부스럼 등이 생긴다. 고환, 질, 음부, 겨드랑이, 손가락 발가락 사이, 유방 밑에 습진이 생기기도 한다.

▶ 이런 피부병은 대장의 칸디다곰팡이를 없애고 대장을 깨끗이 하여 변비를 없애면 깨끗하게 낫는다.

호흡기 증상 코가 막히거나 콧물이 나고 콧물이 목 뒤로 넘어가기도 한다. 편도선이 붓고 기침을 하고 가슴이 답답하고 통증이 있을 수도 있다. 흉부 엑스레이(X-ray)에 흰 덩어리로 나타나 폐암으로 오인받기도 한다.

원인

- 항생제를 많이 먹는 것이 칸디다에 걸리는 가장 큰 이유이다. 장내 좋은 균들이 칸디다곰팡이를 억제하는데, 항생제가 이런 좋은 균들을 다 죽여 버리기 때문이다. 그래서 변비가 생기고 칸디다가 장점

막이 상한 곳을 통해 들어와 전신을 돌며 여러 가지 증상을 일으키는 것이다. 항생제를 1개월 이상 먹었거나 1년에 4번 이상 복용한 사람, 피임약을 복용하거나 프레드니손(Prednisone) 같은 코티손 스테로이드제를 복용한 사람은 면역이 저하되어 칸디다곰팡이가 번성한다. 칸디다곰팡이는 79가지나 되는 독소(항원)를 배출하여 면역을 크게 약화시킨다.

- 장벽을 지키고 있는 면역항체는 소화가 덜된 육식 단백질과 글루텐(gluten)■을 적으로 오인하여 공격하면서 염증을 일으키는 물질을 분비한다. 이 물질이 장벽을 상하게 하면 장내 독소가 몸속으로 더 잘 들어오게 된다.

■ 글루텐이 있는 음식으로는 밀(wheat), 호밀(rye), 보리(barley), 귀리(oat)가 있으며, 쌀과 옥수수는 글루텐이 없다. 쌀은 누구한테나 무난하지만 옥수수는 알레르기를 일으키는 사람이 있다. 글루텐에 알레르기가 있는 사람은 특히 이런 음식은 피해야 한다. 글루텐에 알레르기가 있는지는 alpha-1-gliadin 항체 검사를 해 보면 알 수 있다.

- 위궤양약인 타가멧(Tagamet; cimetidine)과 잔탁(Zantac; ranitidine)은 위산 생산을 억제하여 칸디다를 증식시키고 헬리코박터균을 성하게 한다. 위산이 감소하면 산성을 좋아하는 소장균·대장균이 번성하지 못하고, 이 기회를 틈타 칸디다곰팡이가 증식한다.
- 영양 부족, 음식 알레르기, 스트레스, 고(高)탄수화물 식사, 단 음식 등은 면역을 약하게 하여 칸디다곰팡이를 성하게 한다. 칸디다가 장벽을 통과하여 체내에 들어오면 면역을 더욱 약화시켜 감기나 허피스, 음부 허피스, 전립선염, 질염 등에 잘 걸리게 된다.

● 칸디다 환자는 흔히 음식 알레르기를 가지고 있다. 음식 알레르기가 있으면 소화가 안 되고 배가 더부룩하며 변비가 되고 나쁜 균과 칸디다곰팡이가 쉽게 증식한다. ☞음식 알레르기 p.307

● 간 기능이 저하되어도 면역이 약해진다. 동물실험에서 간이 조금만 손상되어도 칸디다곰팡이가 자유롭게 간을 통과하여 몸으로 들어가는 것으로 확인되었다. 반면 건강한 간은 많은 백혈구들이 지키고 있어 칸디다곰팡이와 나쁜 균들이 통과하는 것을 잡아내 소멸시키는 면역 기능이 활발하다.■

▶ 간 기능을 저하시키는 요인: 정상보다 9kg 이상 비만인 사람, 간염을 앓았던 사람, 지방간, 당뇨, 담석증, 알코올, 코티손호르몬제 프레드니손(Prednisone), 항생제, 여성호르몬제 프레마린(Premarin), 피임약, 세제, 살충제, 이뇨제, 아스피린 같은 항염 진통제, 갑상선호르몬제 등.

■ 위장, 소장, 대장에서 흡수된 대장의 나쁜 균과 독소들은 혈관을 타고 문정맥으로 모여 간으로 가고, 여기서 간을 지키고 있던 백혈구들에 의해 파괴된다. 그 결과 깨끗하게 걸러진 혈액만 심장에 도달하여 전신을 돌게 되는 것이 정상이다.

● 여성호르몬(estrogen)이 많은 여성이나, 피임약 복용으로 여성호르몬이 많아진 경우 칸디다곰팡이가 성하여 음부가 가렵고 대하가 생기며 방광염에도 잘 걸린다.

자연치료법

음식

BAD	● 설탕 종류가 들어 있는 모든 가공식품, 과자, 사탕, 과일주스 등 ● 빵, 우유, 말린 과일, 땅콩, 알코올, 발효주, 발효식초, 치즈
GOOD	● 유기농 식품 ● 과일, 야채, 콩 · 씨앗 종류, 연어 · 대구 · 고등어 · 청어 등 생선 종류 ● 마늘

● 설탕은 칸디다곰팡이의 주식이다. 과당(fructose), 맥아당(maltose), 꿀, 우선당(dextrose), 옥수수당밀(cornsyrup), 다우선당(polydextrose), 당밀(molasses), 소르비톨(sorbitol), 단풍당밀(maplesyrup), 맥아우선당(maltodextrin) 같은 설탕 종류를 금해야 한다. 이런 설탕 종류가 들어 있는 과자, 사탕 등 모든 가공식품(man made food)을 멀리하고, 과당이 많은 과일주스도 피해야 한다.

● 우유에는 유당(lactose)이 많아 칸디다곰팡이를 성하게 하고 알레르기를 잘 일으킨다. 더욱이 우유에는 항생제가 들어 있을 수 있어 주의하지 않으면 안 된다. 젖소에게 전염병 예방과 치료를 목적으로 먹인 항생제가 우유에서도 검출된 사례들이 있다.

● 칸디다곰팡이는 이스트곰팡이를 먹고 산다. 발효주와 발효식초, 치즈에는 곰팡이가 들어 있고(증류주와 증류식초에는 곰팡이가 없다) 빵 역시 이스트(yeast)곰팡이를 넣어 만들기 때문에 칸디다곰팡이가 아주 좋아하는 음식이다.

▶ 지나칠 정도로 빵을 좋아하던 칸디다증 환자도 치료가 되고 나면 그다지 빵을 좋아하지 않게 된다.

- 말린 과일, 땅콩도 치료가 다 될 때까지 멀리해야 한다.
- 알코올은 간을 상하게 할 뿐만 아니라, 혈당을 올리고 장을 새게 하여 칸디다곰팡이가 몸속으로 들어오게 되므로 금해야 한다.
- 가능하면 유기농 음식을 먹고 과일, 야채, 콩·씨앗 종류와 연어, 대구, 고등어, 청어 등 생선을 많이 먹는 것이 좋다.
- 마늘은 칸디다곰팡이를 억제하는 데 쓰이는 나이스타틴(Nystatin)만큼 효과적이다. 생마늘 한 쪽을 얇게 썰어서 식사 때마다 먹으면 매우 좋다.

자연치료제

칸디다증은 물론 어떤 병이든지 평소 나쁜 병균이 침투하지 못하게 하려면 기초 건강을 튼튼하게 해 주는 것이 중요하다. 이것을 위해 매일 품질이 좋은 종합비타민과 항산화제인 비타민 C, 비타민 E, 셀레니움, 칼슘, 오메가-3오일을 복용하면 도움이 된다.

종합 소화효소제

위산과 췌장 소화효소, 담즙은 모두 칸디다곰팡이의 증식을 억제한다. 그러나 나이가 들면 이러한 위산과 소화액 분비가 감소하여 소화가 잘 안 되고 칸디다증도 성하게 된다. 따라서 위산과 췌장 소화효소, 담즙이 모두 들어 있는 종합 소화효소제를 식사 때마다 복용하는 것이 좋다.

바이오필름 분해제(Biofilm enzyme)

소장의 나쁜 균들과 칸디다곰팡이는 장점막에 붙어 스스로 바이오필름(biofilm: 보호막층)을 만들고 그 속에서 증식하며 작은 송이처럼 커져 간다. 다 커지면 그 속의 나쁜 균들이 밖으로 나와 다른 곳으로 분가하며 퍼져 나간다. 바이오필름이 덮고 있으면 자연항생제를 복용해도 그 속의 나쁜 균들을 죽일 수 없으므로 자연 항생제와 더불어 바이오필름 분해제를 복용하여 바이오필름을 분해해야 한다.

> 만약 바이오필름 분해제를 복용하지 않고 항생제작용을 하는 버버린(berberine)과 자몽씨 추출물(grapefruit seed extract)만 복용하면 바이오필름 밖에서 이동 중이거나 아직 바이오필름을 형성하지 못한 나쁜 균들을 죽여 변이 좋아지는 효과를 보지만, 복용을 중단하고 1~2달이 지나면 다시 변이 나빠지게 된다. 바이오필름을 분해하지 못하여 나쁜 균들이 도로 많아지기 때문이다.

따라서 바이오필름 분해제와 버버린(berberine), 자몽씨 추출물 등 자연항생제를 함께 복용해야 바이오필름도 제거하고 나쁜 균들을 없애 변비와 칸디다증을 근본적으로 치료할 수 있다.
바이오필름 분해제는 반드시 식간공복에 복용해야 하며 음식물 섭취와 최소한 1시간 이상 간격을 두어야 한다. 음식물이 있으면 음식물을 분해하는 데 사용되어 바이오필름을 분해하지 못한다.

락토페린(Lactoferrin)

락토페린도 바이오필름(biofilm: 보호막층)의 골조인 철분과 결합하여 바이오필름을 분해한다. 바이오필름 분해제와 함께 공복에 복용한다.

12 버버린(Berberine)

광범위한 항생제작용으로 박테리아, 원생동물(protozoa), 칸디다곰팡이를 죽여 대장을 청소해 준다. 그래서 변비에도 효과적이고 항생제 복용으로 인한 칸디다 증식을 억제하는 실력이 뛰어나다. 일반적인 설사는 물론 만성 칸디다증으로 인한 설사 치료에도 좋다. 공복에 복용한다.

자몽씨 추출물(Grapefruit seed extract)

버버린과 마찬가지로 광범위하게 박테리아, 곰팡이를 죽이는 작용을 한다. 버버린과 함께 쓰면 효과를 더욱 증강시킨다. 공복에 복용한다.

26 소장균, 대장균(Probiotics)

좋은 균인 소장균, 대장균이 많아야 나쁜 균과 칸디다곰팡이를 억제할 수 있다. 소장균, 대장균은 바이오필름 분해제 ☞p.462 와 버버린, 자몽씨 추출물을 한 달간 복용하여 장청소를 마친 후 바로 먹는 것이 이상적이다. 꾸준히 복용해야 장에서 잘 증식할 수 있다. ☞소장균, 대장균 부족증 p.274

카프릴산(Caprylic acid)

내추럴 지방산으로 칸디다곰팡이를 억제하는 데 효과적이다. 공복에 복용한다.

31 아마씨(Flaxseed) 파우더

대장을 항상 좋은 상태로 유지하려면 매일 섬유질을 먹는 것이 중요하다. 아마씨 파우더는 굉장히 좋은 섬유질로서, 수분을 흡수하여 변의 양이 많고 부드러우며 시원하게 배변을 볼 수 있게 도와준다. 오메가-3오일도 들어 있어 일거양득이다.

10 마그네슘(Magnesium citrate)

변비가 오래되어 대장에 변이 꽉 찬 사람이나 변이 굳은 사람은 마그네슘(magnesium citrate)을 고용량으로 복용하여 한차례 시원하게 설사를 하는 것도 좋은 방법이다. 이렇게 하면 대량의 묵은 변은 물론, 수많은 나쁜 균들이 함께 배출되므로 그야말로 대청소를 하는 셈이다. 그러고 나서 바이오필름 분해제 ☞p.462 와 나쁜 균들과 곰팡이를 죽이는 약 ☞2권 버버린 p.64 을 먹어 대장을 깨끗이 한 다음, 좋은 균인 소장균, 대장균을 복용하여 대장의 환경을 깨끗하게 바꾸어 준다.

잘못된 식생활로 대장 상태가 다시 안 좋아지고 변이 나빠지려고 하면 즉시 버버린을 2~3일 복용하여 대장을 깨끗하게 유지해야 한다. 소장균·대장균은 항상 복용하는 것이 좋고 섬유질도 매일 섭취할 것을 권한다. 대장이 깨끗하여 변이 굵고 노랗고 냄새가 없고 끈적거리지 않고 시원하면 10년은 젊어진다.

55 황체호르몬크림(Progesterone cream)

질에 칸디다곰팡이가 자주 재발하는 것은 여성호르몬이 많고 황체호르몬이 적어 호르몬 불균형이 생기기 때문이다. 여성호르몬이 우세하면 질점막에 포도당(glucose)이 많아지는데, 포도당은 칸디다곰팡이가 매우 좋아하는 식량이다. 따라서 황체호르몬크림을 발라 주면 효과를 볼 수 있다. 호르몬 불균형 ☞폐경기 p.474 황체호르몬크림 바르는 방법은 ☞2권 황체호르몬크림 p.300

28 실리마린(Silymarin)

간 기능을 향상시키는 약초로, 항산화작용이 뛰어나 간 손상을 방지하고 간의 해독작용을 증강시킨다.

56 흉선 추출물(Thymus extract)

무엇보다 면역을 증강시키려면 흉선(thymus)의 기능을 좋게 해야 한다. 흉선은 면역기관 중 가장 중요한 곳으로 T림프세포와 흉선호르몬을 생산하여 면역을 증강시킴으로써 몸속에 들어온 칸디다곰팡이를 살상한다.

● 관련 자연치료제

10 마그네슘	12 버버린	26 소장균, 대장균
28 실리마린	31 아마씨 파우더	55 황체호르몬크림
56 흉선 추출물	락토페린	바이오필름 분해제
자몽씨 추출물	종합 소화효소제	카프릴산

▲ 2권에서 위 번호를 찾아가면 각 자연치료제에 대한 자세한 내용을 볼 수 있습니다.

episode

“너무나 흔한 병, 칸디다증”

칸디다증은 매우 흔한 병이고 자연치료법으로 쉽게 나을 수 있는 병이다.

나를 찾아온 환자들 중에도 칸디다증에 걸린 사람이 굉장히 많다. 변비가 있는 사람은 거의 칸디다증이 있었고 칸디다곰팡이로 인한 피부병도 흔했다. 하지만 이것이 어떤 병인지도 모른 채 오랜 세월 고통받아 온 경우가 대부분이었다. 앞으로는 이런 환자들이 생기지 않기를 바라는 마음에서 몇 가지 사례를 소개한다.

사례 1 유두와 얼굴에 심한 습진으로 4년 반 동안 온갖 치료를 다 해 봤다는 여대생. 유두에서 진물이 나와 학교에서 돌아오는 즉시 가슴 양쪽에 구멍을 낸 셔츠를 입었고, 얼굴에서도 진물이 나와 매일같이 울면서 지냈다고 한다.

사례 2 30대 미용사. 온몸이 가렵다며 배와 등을 보여 주는데, 벌건 도장부스럼(ring worm)이 빈틈없이 몸을 덮고 있어 안쓰러운 생각이 들 정도였다.

사례 3 아버지가 사우디에 선교사로 파견돼 가족 모두가 사우디에서 살고 있다는 14세 여중생. 배꼽 주변에 벌겋게 피부병이 나 있었는데 밤새 가려운 곳을 긁어 대느라 제대로 잠을 이루지 못하고, 변비로도 고생하고 있었다.

이들 모두가 칸디다증 환자들이다.

▶ **첫 번째 환자**에게는 대장을 깨끗이 청소하도록 했더니, 습진이 사라지고 유두 색깔도 원래대로 돌아왔다. ▶ **두 번째 환자** 역시 배변이 시원하지 않고 변비도 있다

고 하여 대장의 곰팡이균에 의한 칸디다증으로 보고 대장을 청소하는 약을 주었다. 이 환자는 그 후 오랫동안 소식이 없어 궁금해하였는데, 어느 날 몰라볼 정도로 환해진 얼굴로 나타나 마치 영화 같은 대사를 던졌다. "선생님, 거짓말처럼 깨끗이 나았어요!" ▶ **세 번째 환자**는 변비로 인한 피부병인지, 음식 알레르기인지 분명한 구별이 어려웠으나, 변비로 인한 피부병으로 보고 자연치료제를 처방해 주었다. 2주 후 다시 찾아온 환자는 벌겋던 피부색이 어두워지고 가려움증도 가라앉았다고 좋아하면서 약을 더 가지고 사우디로 떠났다. 이 환자는 사우디에서 야채가 흔하지 않아 주로 고기를 먹었다고 했는데, 야채의 섬유질을 먹지 않고 고기만 먹어서 대장 안에 나쁜 균들과 칸디다곰팡이가 성하여 피부병이 생긴 것이었다.

칸디다증은 먹는 음식과 라이프 스타일에 따라 재발하기 쉬우므로 항상 소장균·대장균을 복용하여 대장 환경을 건강하게 유지해야 한다.

47 통풍 Gout

통풍은 여성보다 남성, 특히 젊은 남성에게 20배나 더 많이 발생한다. 통풍 환자의 90%는 신장에 요산이 침적되어 신장 기능이 손상되며, 요산으로 인한 신석이 생긴다.

통풍은 혈액에 요산(uric acid)이 많아 생기는 관절염으로, 요산크리스탈이 관절과 인대에 침전되어 심한 염증을 일으킨다. 첫 번째 발생 부위는 주로 엄지발가락 관절이며 극심한 통증이 따른다. 과식이나 음주, 항암제, 이뇨제 등을 복용했을 때 통증이 시작되기도 하고 오한과 발열이 동반하기도 한다. 약 7%를 제외하고 1년 안에 재발한다.

증상

급성으로 오는 경우가 많은데 관절 부위에 벌겋게 열이 나고 염증과 통증이 극심하다. 특히 밤중에 증상이 더 심하고, 한 번 통증이 오면 5~10일간 지속되며, 오한과 발열이 함께 나타나기도 한다. 통증 부위는 주로 엄지발가락이나 발목 그리고 무릎까지 아플 수 있고 경우에 따라 팔꿈치, 손, 발, 어깨가 아픈 경우도 있다. 재발할 때까지 증상이 없어 나은 듯하지만 대부분 재발하며, 혈액검사에서 요산 수치가 높게 나오고 관절액에서 요산크리스탈이 검출된다.

원인

- 체질적으로 유전성이 있어 원인도 모르게 요산이 높아지는 경우가 있다.
- 퓨린(Purine)■이 많은 육식을 과다하게 섭취하거나 동물의 내장(지라, 흉선, 신장, 간), 멸치, 정어리, 닭고기 등을 많이 먹어서 생긴다.

■ 퓨린(Purine)은 단백질이 소화되어 생기는 성분으로, 간에서 요산으로 전환되어 소변으로 배출된다.

- 항암 치료제, 방사선 치료, 암, 백혈병, 고지혈증, 고혈압, 당뇨 등의 질병으로 인해 올 수 있으며, 과도한 운동과 외상, 수술도 퓨린의 생산을 증가시켜 통풍을 발생시킬 수 있다.
- 비만, 60세 이상 남자, 집안에 통풍 내력이 있는 사람은 통풍에 걸릴 확률이 높다.
- 이뇨를 시키는 고혈압약(Furosemide, −thiazide 종류: 이뇨를 시켜 혈액 양을 줄임으로써 혈압을 내리는 혈압약)과 베이비 아스피린을 장기 복용해도 걸릴 수 있고 신장병, 알코올, 임신중독도 원인이 된다.
- 납에 만성으로 중독되어도 요산 배출이 방해를 받아 요산이 높아진다. ☞요산신석 p.297 술을 담아 두는 크리스털 병에도 납 성분이 포함되

어 있어 술을 오래 담아 둘수록 납 함량이 높아진다. 흔한 예로, 와인을 크리스털 와인 잔에 몇 분만 따라 놓아도 와인에서 소량의 납이 검출된다.

- 나이아신(niacin; 비타민 B3)을 하루 50mg 이상 먹으면 요산 배출이 저하되어 요산이 증가한다. 또한 비타민 C를 하루 3,000mg 이상 먹으면 요산 생산이 증가하는 사람도 있다.
- 알코올은 퓨린의 분해를 촉진하여 요산을 증가시킨다. 많은 사람들이 알코올만 끊어도 요산이 내려가고 통풍이 예방되는 경우를 볼 수 있다.

자연치료법

통풍을 그냥 방치하면 나중에 중풍, 심장마비, 당뇨, 고혈압, 암 같은 난치병에 걸리게 되므로 일찌감치 고쳐야 한다. 또한 식생활 습관을 바꾸어 채식을 주로 하고 과체중이 되지 않도록 해야 하며, 콜레스테롤을 낮추고 혈액을 맑게 해야 한다. 질 좋은 종합비타민 복용은 기본이다.

음식

BAD	● 퓨린(purine)이 많은 음식 ▶ 퓨린이 많이 들어 있는 음식(육식, 동물의 내장, 멸치, 고등어, 청어, 정어리, 홍합, 조개 등) ▶ 퓨린이 어느 정도 들어 있는 음식(닭고기, 새우, 랍스터, 게, 아스파라거스, 버섯, 시금치 등) ● 설탕이 많이 들어 있는 꿀, 시럽, 사탕, 과자 등

GOOD	● 섬유질이 많은 야채 ● 체리나 체리주스, 또는 생강자즙

- 퓨린(purine)이 많은 소의 뇌, 동물 내장, 쇠고기, 돼지고기, 홍합, 조개, 청어, 정어리, 고등어, 멸치, 맥주효모(brewer's yeast), 빵에 넣는 이스트(baker's yeast) 등을 먹지 말아야 한다.
- 말린 콩, 생선(위에서 언급한 생선은 제외), 닭고기, 새우, 랍스터, 게, 시금치, 아스파라거스, 버섯 등에도 퓨린이 어느 정도 들어 있으므로 섭취량을 줄이는 것이 좋다.
- 설탕, 꿀, 시럽, 소다, 과자, 사탕 등 단 음식을 피하여 혈액을 맑게 해야 한다.
- 야채를 많이 먹어 섬유질을 충분히 섭취해야 한다.
- 물을 하루 1.5리터 이상 마시고, 하루에 체리 225g~1kg을 먹거나 체리주스를 마시면 요산 배출에 도움이 된다. 체리를 구하기 어려우면 생강자즙을 마셔도 된다.

자연치료제

37 오메가-3오일(Omega-3 oil)

염증을 일으키는 류코트리엔(leukotriene)의 생산을 억제하여 염증을 가라앉히므로 오메가-3오일을 꾸준히 복용하면 통풍이 가라앉고, 재발하지 않는 사람도 있다. 하루에 2~3g.

36 엽산(Folate)

요산을 만드는 효소를 억제하여 통풍에 효과적이다. 통풍에 많이 쓰이는 처방약 알로푸리놀(Allopurinol)보다 효능이 뛰어나다. 하루에 10~40mg. 10mg이면 대용량으로 800mcg짜리 캡슐 12개에 해당된다. 따라서 4캡슐씩 하루 3번 나누어 먹으면 된다. 엽산은 독성이나 부작용도 없다.

▶ 단, 간질약을 먹는 사람은 (엽산을 대용량으로 먹을 경우) 간질약의 효과를 방해할 수 있으므로 의사와 상의해야 한다.

16 브로멜레인(Bromelain)

파인애플에서 추출한 효소로 항염증작용이 우수하여 관절염약 대용으로 훌륭하다.

44 케르세틴(Quercetin)

과일 색소인 플라보노이드(flavonoid)로 항염증작용을 한다. 처방약 알로푸리놀과 비슷한 원리로 요산 생산을 억제한다. 브로멜레인과 같이 먹으면 효과가 훨씬 좋다.

23 비타민 E(Vitamin E)

항산화제, 항염증작용으로 통풍 치료에 도움을 준다. 하루 400~800IU.

50 포도씨 추출물(Grape seed extract) 24 빌베리(Bilberry)

안토사이아닌(anthocyanidin)■은 요산을 낮추는 능력이 매우 우수하다. 뿐만 아니라 콜라겐 파괴를 방지하고 강한 항산화작용을 하며, 염증을 억제하여 통풍을 예방하는 데 효과적이다. 포도씨나 빌베리를 하루 150~300mg씩 복용한다.

■ 포도씨, 체리, 호손(hawthorne), 블루베리, 빌베리에 많은 검붉은 색 플라보노이드.

48 키토산(Chitosan)

기름진 음식을 자주 먹는 사람은 식사 때마다 키토산을 먹어 지방 흡수를 방지하고 콜레스테롤을 낮추어야 하며, 궁극적으로 살을 빼야 한다.

21 비타민 C(Vitamin C)

통풍 처방약 프로베네시드(Probenecid)처럼 소변으로 요산(uric acid)을 배출시켜 체내에서 요산을 내보낸다. 하루 500mg에서 시작하여 서서히 용량을 올리는 것이 좋다. 그러나 소변에 요산이 많아지면 요산신석이 생길 확률이 있으므로, 〈신석증〉의 요산신석 음식과 자연치료법을 참고하여 예방하기 바란다. ☞신석증 p.297

● 관련 자연치료제

16 브로멜레인	21 비타민 C	23 비타민 E
24 빌베리	36 엽산	37 오메가-3오일
44 케르세틴	48 키토산	50 포도씨 추출물

▲ 2권에서 위 번호를 찾아가면 각 자연치료제에 대한 자세한 내용을 볼 수 있습니다.

48 폐경기

완경기 Menopause –여성호르몬과 황체호르몬

폐경(완경)이란 난소 기능의 감퇴로 여성의 두 가지 호르몬인 여성호르몬과 황체호르몬이 감소하여 월경이 끊어지는 것이다. 폐경은 빠르면 40세 이전에도 시작되고 늦게는 55세 이후에 오는 여성도 있다. 평균연령은 약 49~50세이다.

여자는 백만 개가 넘는 난포를 가지고 태어나지만 사춘기에는 30~40만 개로 줄어든다. 그중 400개 정도의 난포가 성숙되어 매달 난자 1개씩을 배란하며, 폐경기가 가까워지면 자연히 난포는 몇 개 남지 않게 된다.

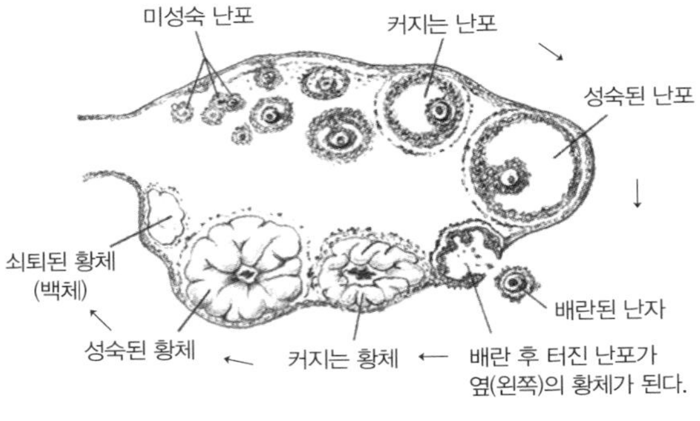

난소의 배란 과정

일반적으로 30대 중반부터 배란이 되지 않는 달이 생겨 월경이 불규칙해지며, 특히 폐경이 가까워 오는 2~3년은 배란이 되지 않는 달이 자주 있고 월경이 불규칙하여 폐경기 증상이 시작된다. 폐경이 되면 난포가 하나도 남지 않아 황체호르몬은 거의 제로가 되고, 여성호르몬도 급감하여 노년기로 접어든다.

폐경기 증상

폐경기 증상은 사람에 따라 많은 차이가 있다. 거의 아무 증상 없이 지나가는 사람, 6개월 정도 증상이 있다가 사라지는 사람, 드물지만 4~5년까지 지속되는 사람도 있다. 이러한 증상은 대개 몸이 호르몬 변화에 적응하고 나면 사라진다.

여성호르몬은 난소의 난포에서 생산되는데, 유방과 자궁을 크게 만들고 여성의 체형을 여성스럽고 통통하게 만든다. 또 자궁내막을 증식하여 월경을 하게 한다. 배란이 이루어지면 난포가 터져 황체가 되고 여기서 황체호르몬이 생산된다. 황체호르몬은 여성호르몬 작용이 지나치지 않도록 억제하는 역할을 한다. 따라서 두 호르몬의 균형이 잘 맞으면 월경이나 폐경기에 거의 아무 문제도 생기지 않는다. 하지만 배란이 되지 않아 황체호르몬이 만들어지지 않으면 여성호르몬과 황체호르몬의 균형이 깨져 월경 불규칙을 비롯하여 여러 가지 폐경기 증상이 나타난다.
즉, 여성호르몬은 황체호르몬의 규제가 없으면 제멋대로 유방, 자궁, 난소들을 증식시켜 월경 7~10일 전부터 유방이 팽창하고 허리통이 생기는 등 월경전증후군(PMS)이 나타난다. 뿐만 아니라 이런 상태가 오래 지속되면 유방섬유종, 유방암, 자궁암, 자궁근종, 자궁내막증, 난소물혹, 난소암 등으로 악화되기도 한다.

정상배란과 무배란일 때의 호르몬 비교

정상배란과 무배란일 때의 두 호르몬 비교표

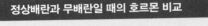

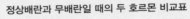

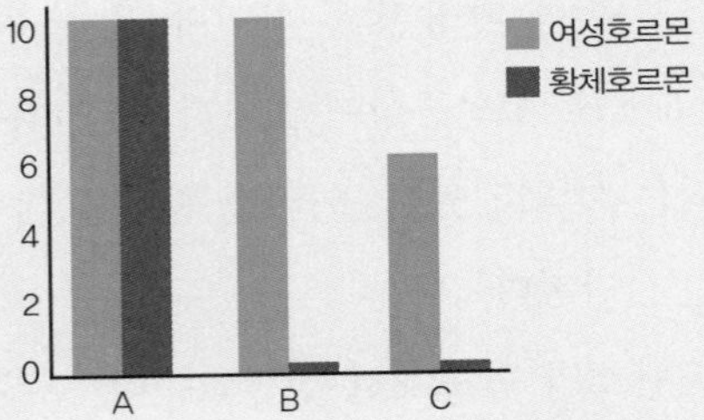

A 정상적으로 배란이 이루어질 때의 여성호르몬과 황체호르몬 수치. 두 호르몬이 동등하게 균형을 이루고 있어 월경전증후군 등 불편한 증상이 없다.

B 30대 중반부터 폐경 전까지 배란이 제대로 되지 않을 때의 여성호르몬과 황체호르몬 수치. 여성호르몬이 있어 월경을 하긴 하지만, 배란이 되지 않는 달에는 황체호르몬이 거의 없어 '여성호르몬 우세'로 인한 여러 가지 증상이 나타난다.

C 폐경 후 난소의 완전퇴화로 배란도 안 되고 여성호르몬도 감소했을 때의 두 호르몬 수치. 난소의 퇴화로 여성호르몬이 감소하여 월경이 끊어졌으나, 체지방에서는 계속 여성호르몬을 생산하고, 외부에서 환경여성호르몬까지 들어와 여성호르몬은 어느 정도 있는 상태. 그러나 상대적으로 황체호르몬은 제로에 가까워 '여성호르몬 우세'에 따른 폐경기 증상이 나타난다. 이 시기에는 여성호르몬 우세와 부족 증상이 함께 나타난다.

원인

1) 여성호르몬 우세

폐경기 증상은 여성호르몬과 황체호르몬의 균형이 맞지 않아서 생긴다. 폐경기에는 난소에서 여성호르몬을 생산하는 기능이 떨어져 여성호르몬이 감소한다. 하지만 체지방에서는 계속 여성호르몬을 만들어 내고, 문명공해로 인해 생긴 환경여성호르몬(xenoestrogen)까지 외부에서 들어와 여성호르몬은 그다지 감소하지 않는다. 반면 폐경기에는 배란을 하지 못하여 황체호르몬이 생산되지 못한다. 이렇게 여성호르몬은 많고 황체호르몬은 거의 제로가 된 상태를 '여성호르몬 우세'라고 한다.

한 연구에 의하면 24세에서 42세 여성(평균 나이 29세)을 대상으로 황체호르몬 수치를 조사하여 배란 여부를 알아본 결과, 18명 중 7명이 배란을 하지 않았다.■ 이것은 젊은 여성도 배란이 잘 안 되고, 여성호르몬우세증이 나타나고 있다는 것을 보여 주는 결과이다. 또 배란을 했더라도 35세 전후가 되면 황체호르몬 생산을 1~2일밖에 하지 못하는 여성도 많았다. 이래저래 황체호르몬은 부족하고 상대적으로 여성호르몬은 넘쳐서 여성호르몬 우세가 되는 경우가 흔해진다.

■ 일반적으로 여성은 30대 중반부터 월경은 하되 배란을 거르는 달이 생기기 시작하는데, 배란을 하지 않으면 황체호르몬이 생산되지 않는다. 배란은 월경을 시작한 날부터 12~14일경(월경주기가 28일일 때 월경주기의 중간쯤)에 하고, 황체호르몬은 배란 직후부터 황체에서 생산하기 시작하여 월경 2일 전까지, 약 11일간 생산되는 것이 정상이다. 배란 때는 보통 분비물이 많아지며, 배란통으로 배란 여부를 감지하는 여성도 있다.

여성호르몬 우세 증상

- 월경 약 1주 전에 유방이 팽창하고 허리통과 함께 짜증이 잦아지는 등 월경전증후군(PMS)이 나타난다.
- 유방이 팽창하고 응어리가 생기며, 몸이 부어 반지 따위가 잘 빠지지 않는다.
- 월경량이 많아지거나 검붉은 덩어리가 나오고, 월경을 거르거나 월경주기가 불규칙해지며 때아닌 혈이 비치기도 한다.
- 마음이 우울하고 초조하며 신경과민이 되어 화를 잘 내게 된다.
- 머리가 상쾌하지 않고 기억력이 떨어지며, 편두통이 생기고 단것을 좋아해 살이 찐다.
- 성욕이 감퇴하고 골다공증, 담석증, 관절염이 생긴다.
- 여성 탈모증이 생기기도 하고 쉽게 피로를 느끼며, 갑상선 저하로 인한 수족냉증 등이 나타난다.
- 유방섬유종, 유방암, 자궁암, 자궁근종, 자궁내막증, 자궁경부이형증, 난소물혹, 난소암 등에 걸릴 수 있다.

여성호르몬 우세가 되는 원인

선진국 여성들은 동물성 지방을 많이 먹고 설탕, 정제된 곡식, 가공된 식품 등 칼로리가 높은 음식을 주로 먹어 살이 찌기 때문에 미개발국가 여성들보다 2배나 여성호르몬이 많다. 살이 찌면 체지방에서 여성호르몬을 생산해 내고, 여성호르몬은 또 체지방을 늘려 살을 더 찌운다. ■ 게다가 환경오염, 살충제, 식품첨가물 등으로 인해 환경여성호르몬이

여성호르몬 우세 증상	황체호르몬 작용
● 노화의 가속화 ● 유방 팽창, 유방섬유종, 유방암 ● 세포에 산소 공급 저하 ● 심한 피로감, 편두통 ● 저혈당증 ● 혈전 증가(심장마비, 중풍 위험 증가) ● 불임증, 유산 ● 기억력 감퇴 ● 골다공증, 폐경 전 골밀도 감소 ● 신경질, 감정 변화, 우울증 ● 성욕 감퇴 ● 여드름 ● 고혈압 ● 갑상선 기능 저하, 수족냉증 ● 자궁암, 자궁근종, 자궁내막증 ● 난소낭종, 난소암 ● 다낭포난소증후군 ● 부종 ● 칸디다증 ● 여성 탈모증 ● 복부 팽만 ● 월경 과다, 월경 불규칙, 월경전증후군 ● 월경 때가 아닌데도 혈이 비친다. ● 월경에 덩어리가 생긴다. ● 머리가 띵하고 잘 돌지 않는다. ● 단 음식을 지나치게 좋아한다. ● 복부, 히프, 허벅지 부위에 살이 찐다. ● 담즙을 농축시켜 담낭 질환이 생긴다. ● 히스타민을 분비시켜 알레르기 체질이 된다. ● 아연이 손실되고 구리가 많아진다.	● 자궁내막을 유지하여 유산 방지 ● 유방섬유종 방지 ● 유방암 예방 ● 내추럴 항우울제 작용 ● 갑상선 기능 향상 ● 혈전 방지 ● 성욕 증진 ● 관절의 염증을 가라앉히는 작용 ● 체온 상승 ● 자궁암, 자궁근종, 자궁내막증 방지 ● 각종 난소 질환 방지 ● 골다공증 방지 ● 이뇨작용으로 부종 해소 ● 혈당 정상화 증진 ● 세포에 산소 공급 ● 자가면역 질환인 루푸스(lupus), 갑상선 저하증인 하시모토갑상선염(Hashimoto's thyroiditis), 갑상선항진증인 그레이브병(Grave's disease) 등의 증상 완화 ● 지방을 에너지로 사용하게 하여 비만 방지 ● 아연과 구리 수치 정상화 **※ 황체호르몬** ● 여성호르몬인 에스트로겐(estrogen)과 남성호르몬인 테스토스테론(testosterone)과 안드로겐(androgen)의 모체 ● 부신피질에서 분비되는 코티손호르몬의 전구물질 ● 여성호르몬의 부작용을 방지해 주는 매우 중요한 호르몬

외부로부터 몸에 들어와 난소의 기능을 감퇴시키고 여성호르몬을 계속 늘리는 반면, 황체호르몬은 거의 제로(0) 상태가 된다. 그 결과 개발국가 여성들이 미개발국보다 폐경기 증상이 심하게 나타난다.

■ 유방이 풍만한 여성은 여성호르몬이 많아 통통하고 여성호르몬우세증에 걸리기 쉽다. 이런 여성일수록 각종 여성 질병과 폐경기 증상을 미리 대비하고 예방해야 한다.

여성호르몬 우세 원인

- 낮은 인슐린 반응도 ☞당뇨 p.185
- 비만
- 트랜스지방 ☞콜레스테롤의 진실 p.564
- 환경여성호르몬 ☞p.483
- 만성 스트레스
- 불면증
- 야간근무를 하고 낮에 자는 경우(멜라토닌이 부족하면 여성호르몬이 증가한다.)
- 수돗물 불소, 불소가 함유된 치약
- 흡연
- 아연, 마그네슘 부족
- 비타민 C, E, 항산화제 결핍
- 양파, 브로콜리, 콜리플라워, 양배추 등의 섭취 부족
- 운동 부족
- 오래 앉아서 일하는 직업
- 간 기능 저하, 간을 손상시키는 약물 복용
- 남성호르몬 부족
- 황체호르몬 부족
- 갑상선 기능 저하
- 카드뮴 독성
- 공해

손발이 차면…

손발이 찬 증상은 갑상선기능저하증일 때도 나타날 수 있다. 임신 중에는 여성호르몬이 갑상선염을 일으켜 갑상선 기능을 저하시키기도 하는데, 이러한 증상은 여성호르몬우세증인 여성에게서 더 쉽게 발견된다. 그리고 폐경이 가까워 오는 2~3년 동안 여성호르몬우세증이 심할 때에도 갑상선염이 되기 쉬워 갑상선저하증이 나타날 수 있다. 그 밖에 철분결핍성빈혈이나 콜레스테롤이 높아 손발로 혈액순환이 안 될 때에도 손발이 차지므로, 해당 검사를 해 보는 것이 좋다.

☞갑상선기능저하증 p.126

2) 여성호르몬 부족

폐경이 가까워지면서 난소의 기능 감퇴로 여성호르몬이 감소하면서 시작된다. 폐경이 되어 6개월 이상 월경이 끊어지고 난소의 기능이 완전히 감퇴하여 여성호르몬과 황체호르몬이 둘 다 부족할 때 가장 심하다.

여성호르몬 부족 증상

- 갑자기 얼굴이 화끈 달아오르는 증상(hot flash)과 함께 땀이 난다. 땀에 젖어 잠을 못 자고 피부가 건조해져 주름이 많아진다. 얼굴이 화끈 달아오르는 증상은 폐경기 여성의 65~85%가 경험하는 일이다. 보통 폐경기 첫 증상이기도 하며 폐경이 되고 1~2년간, 즉 감소된 여성호르몬에 적응하는 동안 가장 심하다.
- 화끈 달아오르는 증상(hot flash)과 함께 어지럽고 갑자기 맥박이 빨라지는 증상도 올 수 있다. 또 갑자기 기운이 빠지고 떨리며 식은땀이 나는 저혈당 증상이 나타나기도 한다.

● 질건조증과 요실금이 생기고, 유방이 작아지고 늘어진다. 여성호르몬 감소로 인해 질벽이 얇아지고 분비물이 감소하여 질이 건조해지면 질염에 잘 걸리게 된다. 그래서 질이 가렵거나 따갑고 성교통을 느낀다. ■

■ 질염을 예방하려면 물을 많이 마시고, 점막을 마르게 하는 항히스타민제나 알코올, 카페인, 이뇨제 등을 피하고 면으로 된 팬티를 입어 공기 소통이 잘되게 해야 한다. 내추럴 질윤활제도 건조한 질벽을 보호해 주어 질염을 예방하는 데 도움을 준다. 또한 성교는 질의 혈액순환을 증가시켜 질벽을 건강하게 하고 분비물도 증가시킨다.

● 방광염에도 잘 걸리게 된다. 방광염을 예방하려면 물을 많이 마셔 소변으로 박테리아를 씻어 내야 한다. 또 크랜베리(cranberry)주스나 캡슐을 복용하여 대장균이 방광벽 점막에 붙지 못하게 해야 하며, 설탕을 피해야 한다. 설탕, 꿀, 과일주스 등은 면역을 저하시켜 감염에 잘 걸리게 한다. ☞방광염 p.223

● 여성호르몬우세증과 여성호르몬부족증은 두 증상이 겹치는 경우가 많아 경계가 명확치 않다. 여성호르몬이 황체호르몬보다 훨씬 많아 '여성호르몬우세증'이 있으면서도, (여성호르몬이) 월경을 할 만큼 충분하지는 않아 월경이 끊어지고, 여성호르몬 부족 증상을 함께 겪는 경우가 많다.

▶ 476쪽 도표(정상배란과 무배란일 때의 호르몬 비교에서 C)를 보면 좀 더 이해하기가 쉬울 것이다. 여성호르몬이 부족하여 월경을 하기에는 부족하지만(여성호르몬 부족), 황체호르몬이 거의 없어 여성호르몬이 훨씬 우세(여성호르몬 우세)하다. 그래서 여성호르몬 부족과 우세 증상이 함께 나타나는 것이다.

3) 환경여성호르몬

우리 어머니 세대만 해도 폐경기를 별스럽게 겪지 않았다. 하지만 문명이 발전할수록 폐경기 증상을 겪는 여성들이 많아지고, 근래는 젊은 여성들조차 각종 자궁질환 등으로 수술대에 오르는 일이 늘고 있다. 과거보다 현대, 또 저개발국가보다 개발국가 여성들에게 폐경기 증상이 두드러지는 이유로, 전문가들은 문명공해라 불리는 '환경여성호르몬'의 영향에 주목하고 있다. 대표적인 환경여성호르몬은 동물의 지방이며, 특

인조 여성호르몬제의 실체

미국 제약회사들은 여성호르몬과 황체호르몬을 인공적으로 생산하여 폐경기 여성들에게 공급해 왔다. 두 호르몬 중 인조 여성호르몬을 프레마린(Premarin)이라 하는데, 이것은 'Pregnant mare urine'의 준말로 '새끼 밴 암말의 오줌'을 의미한다. 캐나다와 미국에는 새끼 밴 암말들을 울타리에 가두어 놓고 소변을 받아 내는 농장들이 수백 개에 이른다. 물을 거의 먹이지 않은 상태에서 받아 낸 농축된 오줌을 제약회사에 쏠쏠한 가격으로 팔 수 있기 때문이다.

☞ 오줌통을 찬 암말들의 모습은 https://www.peta.org/videos/premarin/에서 볼 수 있다.

제약회사에서는 이 암말의 오줌에서 여성호르몬을 추출하여 프레마린(Premarin)이라는 인조 여성호르몬을 만든다. 또 이것을 인조 황체호르몬 프로게스틴(Progestin)과 합쳐 프렘프로(Prempro)라는 인조 여성호르몬 · 인조 황체호르몬을 만들어 전 세계 여성들에게 공급하고 있다.

하지만 동물 학대가 문제가 되자, 말 농장은 대부분 캐나다에서 하고 미국에는 얼마 남지 않았다. 그리고 제약회사들도 야생 참마(wild yam)에서 만든 내추럴 황체호르몬(프로게스테론progesterone)의 분자구조를 약간씩 변경하여 인조 여성호르몬(프레마린) 종류와 인조 황체호르몬(프로게스틴)을 만들고 있다.

자연성분은 특허를 받을 수 없기 때문에 제약회사들이 특허를 내서 상품화하려면 분자구조를 어떻게든 변경시켜야 한다. 이것을 통해 제약회사들은 거액을 벌어들이고 있지만, 과연 인간 호르몬과 다른 구조로 만들어진 인조 호르몬이 인간 몸에서 아무 이상 없이 좋은 작용을 할 것인가에 대한 의문과 우려가 계속되고 있다.

히 붉은 살코기와 우유제품에 많이 들어 있다.■ 그 밖에도 살충제와 제초제에 오염된 농산물, 이것을 먹고 사육된 소, 돼지, 닭고기 등 축산물, 플라스틱 제품, 주방세제, 빨래세제, 비누, 샴푸, 린스, 화장품, 통조림, 가공식품 등 우리 생활 곳곳에 깊숙이 스며들어 있다.

■ 소를 빨리 살찌게 하려고 여성호르몬 성분을 먹이거나, 소에게 살충제를 뿌려 재배한 사료를 먹여 사육하는 경우 환경여성호르몬이 상당량 검출된다.

자연치료법

우리도 저개발국가처럼 환경여성호르몬의 공해에서 벗어날 수 있다면, 그리고 신선한 유기농 채식 위주로 식생활을 바꾼다면 폐경기 증상과는 상관없이 살아갈 수 있을 것이다.

폐경기 증상은 호르몬약을 복용하는 것보다는 라이프 스타일과 식생활을 개선하는 것이 최상의 치료방법이다. 즉, 음식을 자식(방자하게 먹는 습관)하지 말고 조식(가공하지 않은 음식을 섭취함)하며, 육식을 피하고 잘 익은 유기농 채소와 과일을 충분히 섭취해야 한다. 이와 함께 종합비타민을 비롯하여 부족한 영양소와 미네랄을 보충해 주고 꾸준한 운동을 병행한다.

음식

BAD	● 기름기 있는 음식, 알코올, 설탕, 정제된 음식 ● 가공식품

GOOD	● 오메가-3오일이 많은 생선과 야채, 과일 ● 아마씨, 견과류, 정제하지 않은 곡식, 사과, 알팔파(alfalfa), 파슬리 등 식물성 여성호르몬이 함유된 음식

● 약 5,000가지가 넘는 식물이 황체호르몬과 유사한 작용을 한다. 실제로 채소, 과일에는 난소를 건강하게 하는 황체호르몬 성분(progestogenic sterol)이 많이 들어 있다. 하지만 요즘은 채소, 과일을 채 익기 전에 따서 황체호르몬 성분이 부족하다. 또 잘 익은 과일을 땄어도 딴 지 며칠 후에 먹으면 황체호르몬 작용이 급속히 떨어진다.

● 요즘 여자아이들의 초경이 빨라지는 큰 이유는, 육식을 많이 하고 환경여성호르몬과의 접촉으로 여성호르몬이 많아지기 때문이다. 월경을 일찍 시작할수록 일생 동안 여성호르몬에 노출되는 기간이 길어져 유방암, 자궁암에 걸릴 확률도 높아진다.

● 기름기 있는 음식과 알코올, 설탕, 정제된 음식을 피하고, 오메가-3 오일이 많은 생선과 야채, 과일을 충분히 먹어야 한다.

● 야채, 과일에 들어 있는 식물성 여성호르몬은 환경여성호르몬의 부작용을 줄여 주는데, 아마씨(flaxseed), 견과류, 정제하지 않은 곡식, 사과, 파슬리, 알팔파(alfalfa) 등에 많이 들어 있다. 이런 야채, 과일은 화끈 달아오르는 증상을 비롯해 폐경기 증상들을 약화시킬 뿐 아니라 심장병, 유방암, 관절염, 백내장 등 만성 퇴행성 질병까지 예방해 주어 일석이조의 효과를 볼 수 있다.

▶ 단, 파슬리, 시금치, 견과류에는 신석을 일으키는 수산(oxalate acid)이 많아 신석이 생길 수 있으므로 주의해야 한다. ☞신석증 p.288

자연치료제

대부분의 여성들은 다음과 같은 자연치료제로 4~6주 안에 폐경기 증상을 거의 없앨 수 있다. 골다공증 또한 골다공증 전문칼슘으로 완화할 수 있고, 황체호르몬크림도 매우 효과적이다. 하지만 어떤 여성은 여전히 화끈 달아오르는 증상이 심하여 인조 여성호르몬약을 끊지 못하는 경우가 있다. 이런 여성은 주로 육식과 콜라, 설탕, 단 음식, 쌀밥, 흰 밀가루를 많이 먹고 야채, 과일은 거의 먹지 않았거나 환경여성호르몬에 많이 노출된 까닭에 난소 기능이 다른 사람보다 크게 감퇴한 경우다. 따라서 폐경기를 순조롭게 넘기려면 미리미리 식생활과 라이프 스타일을 바꿔야 한다.

한편 자연요법으로 효과를 보지 못한 여성은 생약제 용량이 너무 적지 않은지 검토해 봐야 한다. 난소 기능이 약화된 만큼 생약제 용량을 올려줘야 하기 때문이다.

17 블랙코호쉬(Black cohosh)

블랙코호쉬는 식물성 여성호르몬■이 풍부하여 폐경기 증상에 가장 많이 쓰이는 약초이다. 독일에서 가장 많은 연구가 이루어졌고 그 효과도 널리 입증되어 있다.

폐경기 여성 629명을 대상으로 한 연구에서 블랙코호쉬를 6~8주간 복용한 결과, 80%가 4주 안에 신경질, 화끈 달아오름, 두통, 불면증, 어지럼증, 부정맥, 이명 등의 폐경기 증상이 감소하였다. 또 다른 연구에서는 처방약 여성호르몬(프레마린Premarin)을 복용하던 50명 중 28명이 처방약(프레마린)을 블랙코호쉬로 바꿀 수 있었다.

블랙코호쉬는 우울증에도 처방약 항우울제(Imipramine)와 견줄 만한 효과가 있고, 항염증작용이 있어 폐경기에 나타나는 관절염에도 도움을 준다. 또 근육을 이완시키는 작용을 하여 폐경기와 관련 있는 섬유근통에도 효과가 있다. 뿐만 아니라, 자궁의 평활근과 혈관의 근육을 이완시키는 효과가 있어 생리통과 혈압을 내리는 데도 쓰인다.

■ 식물성 여성호르몬은 여성호르몬과 구조가 거의 같아서 유방과 자궁에 분포되어 있는 여성호르몬수용체에 결합하여 여성호르몬의 자리를 차지한다. 이렇게 되면 여성호르몬은 수용체에 결합하지 못한 채 혈액을 순환하다가 간에서 분해되어 대변으로 배출된다. 이로써 여성호르몬 우세로 인한 각종 질병들, 즉 유방섬유종, 유방암, 자궁근종, 자궁내막증, 자궁암, 난소물혹, 난소암 등에 걸릴 위험이 감소된다.

31 아마씨(Flaxseed)

아마씨의 리그난(lignan) 역시 식물성 여성호르몬으로, 여성호르몬을 조절하는 작용을 한다. 폐경기의 화끈 달아오르는 증상을 가라앉히고, 여성호르몬 우세로 생기는 월경전증후군(PMS), 월경 과다, 유방섬유종, 유방암, 자궁근종, 자궁내막증, 자궁경부이형증, 자궁암, 자궁경부암, 난소물혹, 난소암, 전립선비대증, 전립선암을 예방하고 억제하는 데 효과적이다. 여성 8명 중 1명은 유방암에 걸릴 확률이 있는데, 1차 예방책으로 리그난을 권한다. 리그난은 아마씨, 곡식, 콩 종류, 과일, 야채 등 식물에 많이 들어 있으며 매우 안전하다.

55 황체호르몬크림(Progesterone cream)

황체호르몬크림은 야생 참마(wild yam)에서 만든 100% 천연 크림이다. 이

크림은 월경 불규칙, 월경전증후군(PMS), 유방과 자궁에 문제가 있는 여성, 폐경기 여성의 호르몬 대체요법 등에 사용된다. 여성호르몬 생산이 중단된 폐경 여성뿐 아니라 노인도 이 크림을 바르면 부신에서 여성호르몬이 생산되므로 '젊음의 호르몬'이라고 불린다. 반대로 여성호르몬이 과다한 경우에는 여성호르몬을 낮추고 황체호르몬을 높여 두 호르몬의 밸런스를 맞춰 준다. 위에서 언급한 모든 폐경기 증상을 비롯하여 자궁내막증, 유방섬유종, 20~40대 여성의 여드름, 자궁근종, 난소낭종, 월경전증후군(PMS), 여성 불임, 여성 탈모증, 자궁경부이형증, 여성호르몬 우세로 인한 여성 고혈압, 여성 골다공증, 여성 칸디다증, 질염, 성욕감퇴 등에도 탁월한 효과가 있다.

성별, 질병별 바르는 방법 등 자세한 내용은 ☞2권 황체호르몬크림 p.290

40 체이스트트리베리(Chaste tree berry)

뇌하수체에서 배란촉진호르몬(LH)의 분비를 촉진하여 배란을 유도함으로써 황체호르몬 생산을 도와준다. 여성호르몬우세증이 있는 젊은 여성과 아직 난자가 남아 있는 폐경 전 여성에게 적합하다. 단, 폐경 여성에게는 소용이 없다.

8 깅코(Ginkgo)

대뇌와 전신의 혈액순환을 좋게 하여 기억력을 높이고 손발이 찬 증상에 효과적이다. 연구에 의하면 레이노드병■에도 효과가 있다.

■ 레이노드병
(Raynaud's disease)
손가락, 발가락에 혈액이 거의 통하지 않아 얼음장같이 차며 심하면 썩기도 한다.

헤스페리딘(Hesperidin)

식물의 플라보노이드(flavonoid)로 혈관의 수축·확장 등 탄력성을 좋게 하여 화끈 달아오르는 증상(hot flash)을 줄여 준다. 헤스페리딘과 비타민 C를 한 달 동안 복용한 결과 53%는 증상이 없어졌고, 34%는 증상이 경감되었다. 밤에 다리에 쥐가 나거나 코피가 자주 나고, 멍이 잘 드는 증상도 줄어든다. 하루 900mg을 비타민 C(최소 1,200mg)와 같이 먹는다.

23 비타민 E(Vitamin E)

연구에 의하면 비타민 E는 질벽으로의 혈액순환을 좋게 하여 질이 위축되는 것을 방지함으로써 질염을 예방해 준다. 또 화끈 달아오르는 증상(hot flash), 월경전증후군(PMS), 유방섬유종 등을 경감시켜 준다. 용량은 증상이 완화될 때까지 하루 800IU, 증상이 좋아지면 하루 200~400IU를 복용한다.

▶ 질건조증과 질염에는 비타민 E 캡슐을 손톱깎이로 따서 발라 주어도 효과적이다.

21 비타민 C(Vitamin C)

비타민 C는 비타민 E와 협동작용을 하여 화끈 달아오르는 증상(hot flash)을 덜어 주고 혈관의 콜라겐 조직을 탄력 있게 하여 혈관이 새는 것을 막아 준다. 또 비타민 E를 재활용하고 나쁜 콜레스테롤(LDL)이 산화되는 것을 방지한다. 좋은 콜레스테롤(HDL)은 올려 주되 전체 콜레스테롤은 감소시키며, 혈전을 방지하고 혈압을 내려 심장병 예방에도 매우 중요한 역할을 한다.

▶ 비타민 E와 C는 보조제로 다른 생약제와 함께 써야 한다.

기타

이와 더불어 일주일에 4~5일 정도는 최소 30분 이상씩 운동을 해야 한다. 운동을 하면 뇌하수체에서 엔도르핀의 생산과 분비가 증가하여 화끈 달아오르는 증상을 감소시켜 준다. 스웨덴의 연구 결과에 의하면 폐경기 증상이 있는 79명의 여성들에게 운동을 시켰더니, 일주일에 평균 3시간 반씩 운동을 한 여성은 화끈 달아오르는 증상이 사라졌다.

▶ 단, 운동은 자기 체력의 60% 정도(질환이 있는 사람은 더 적게)만 하는 것이 좋다. 무리를 하면 오히려 노동이 되어 스트레스가 생기고 몸을 해치기 때문이다.

● 관련 자연치료제

8 깅코	17 블랙코호쉬	21 비타민 C
23 비타민 E	31 아마씨	40 체이스트트리베리
55 황체호르몬크림	헤스페리딘	

▲ 2권에서 위 번호를 찾아가면 각 자연치료제에 대한 자세한 내용을 볼 수 있습니다.

49 허피스 Herpes

허피스는 입가 허피스와 음부 허피스 두 가지가 있다. 입가 허피스는 어렸을 때부터 시작되어 성인의 85%가 가지고 있으며, 키스 혹은 음식을 같이 먹고 마시는 데서 감염된다.

입가 허피스나 음부 허피스 모두 한 번 걸리면 신경세포에 잠복해 있다가 계속 재발하고 영원히 사라지지 않는다. 여성은 음부 유두종 바이러스(human papilloma virus)와 더불어 자궁경부암이 될 수 있고, 출산 때 아기에게 전염되기도 한다. 또한 에이즈 환자나 항암 치료, 방사선 치료, 면역억제제 코티손약을 복용하는 사람 등 면역이 크게 떨어져 있는 사람에게는 간염, 뇌염을 일으켜 생명을 위협할 수도 있다.

증상

입가 허피스: 감염된 지 2~12일, 평균 7일이 지난 후 나타나는데, 더 지연되는 경우도 있다. 증상은 입과 입술 주위가 따끔거리고 가렵다가 물집이 생기며 궤양이 되어 아프고 보통 7~10일, 길게는 약 3주 후 가라

앉는다.

음부 허피스: 미국 성인의 약 25%가 감염되어 있다. 남성은 음부, 고환, 허벅지, 항문에 생기고 여성은 음순, 요도, 항문, 허벅지에 생긴다. 질 내부로 침입하여 자궁경부에까지 생길 수 있다. 소변을 급하게 자주 보고 소변통이 있으며, 질분비물이 있을 수 있다. 성병으로 간주된다.

원인

● 입가 허피스▪는 허피스가 성하여 진물이 날 때 어린아이에게 뽀뽀를 하거나 진물이 피부 상처 부위에 묻으면 어느 부위에서건 전염이 된다. 또 음식을 같이 먹고 마시는 데서도 감염된다. 음부 허피스는 당연히 섹스에 의해 전염된다.

▪ 입가 허피스는 원래 성병이 아니었으나 근래 구강(oral)섹스에 의해 양쪽이 구분 없이 교차 감염될 수 있다. 즉, 입가 허피스가 음부 허피스를 유발하기도 하고, 둘 다 성 접촉에 의해 전염될 수도 있다.

● 특히 감기에 걸렸을 때나 스트레스, 과로, 심한 운동 등으로 면역이 크게 저하되었을 때와 월경, 흡연, 외상, 치통, 햇볕에 오래 노출되었을 때 쉽게 재발된다.

● 평소에 아르지닌(arginine)이 많고 ☞p.493 라이신(lysine)이 적은 음식을 주로 먹는 사람도 허피스가 자주 발생한다.

자연치료법

음식

BAD	● 아르지닌(arginine)이 많은 음식: 초콜릿, 땅콩, 씨앗 종류, 아몬드, 견과류 등 ● 정제가공된 탄수화물, 자당, 꿀, 과일주스
GOOD	● 라이신(lysine)이 많은 음식: 과일, 야채, 오메가-3오일이 많은 생선(정어리, 대구, 고등어, 청어, 가자미 등), 콩, 현미, 통밀

시험관 실험에서 허피스 바이러스는 아르지닌(arginine)이 많은 단백질을 이용하여 증식하며, 아르지닌은 허피스 바이러스의 복제를 촉진하는 것으로 나타났다. 특히 라이신(lysine) 적을 때 증식이 활발하여, 라이신이 허피스 바이러스의 복제를 억제한다는 것을 보여 주었다. 따라서 허피스를 억제하려면 라이신이 많고 아르지닌이 적은 음식을 먹어야 한다.

아르지닌(Arginine)이 많은 음식

(단위 :mg)

기름에 튀긴 닭 85g	1,654	새우 85g	1,166
돼지고기 85g	1,531	땅콩 ¼컵	1,080
참치(작은 깡통) ½	1,450	아몬드 ¼컵	910
쇠고기 85g	1,372	호두 ¼컵	750
소간 85g	1,362	코티지 치즈 ½컵	700
연어 85g	1,311	볶은 캐슈너트 ¼컵	650

라이신(Lysine)이 많은 음식

(단위 :mg)

참치(작은 깡통) ½	2,400	코티지 치즈 ½컵	1,200
칠면조 85g	2,100	정어리(중간 크기) 3마리	814

가자미 85g	2,083	당근주스 ½컵	600
연어 85g	2,014	닭고기 85g	370
소간 85g	1,671	아보카도(중간 크기)	200

자연치료제

21 비타민 C(Vitamin C)

비타민 C는 면역과 흉선 기능을 증강시키고 항바이러스작용을 하는 인터페론을 증가시킨다. 비타민 C를 먹고 바르면 허피스가 훨씬 빠르게 치유된다. 500mg씩 2시간마다 복용하다가 허피스가 가라앉기 시작하면 하루 2,000mg씩 복용한다.

34 아연(Zinc)

상처를 회복시키고 면역을 증가시키며, 염증을 가라앉히고 조직을 재생시킨다. 허피스가 번성할 때는 하루 50~60mg씩 복용하고, 조금 잠잠해지면 30mg씩 복용한다.

> 많은 용량을 오래 복용하면 오히려 면역이 억제되므로 50~60mg씩 2주 이상 복용하면 안 된다. 2주 후에 30mg으로 용량을 줄였다가 필요할 때 다시 50~60mg으로 늘린다.

라이신(Lysine)

라이신이 부족하면 허피스가 증식하고, 충분하면 억제되는 것으로 나타났다. 특히 아르지닌이 많은 초콜릿, 땅콩, 씨앗 종류, 아몬드, 견과류 등을 먹지 않았을 때 효과가 더 높게 나타났다. 용량은 1,000mg씩 하루 3번. 허피스 예방을 위해서는 하루 500~1,000mg을 꾸준히 복용한다.

53 프로폴리스(Propolis)

프로폴리스는 허피스에 아주 효과적이다. 한 연구에서 90명의 허피스 환자를 두 그룹으로 나누어 한쪽은 프로폴리스 연고, 다른 쪽은 처방약 아시클로비르(Acyclovir) 연고를 바르게 한 결과, 프로폴리스 연고를 바른 쪽이 더 높은 효과를 보였다. 또 다른 연구에서는 허피스가 생겼을 때 프로폴리스 연고를 바르면서 프로폴리스 캡슐을 장기 복용하면 면역을 올려 허피스의 재발을 막아 주는 것으로 나타났다.

> ▶ 프로폴리스 연고 만드는 방법: 비타민 E 캡슐을 손톱깍이로 따서 기름을 짜내고, 프로폴리스 캡슐을 까서 두 가지를 섞어 바르면 된다. 둘 다 먹어도 되는 것이므로 입술에 발라도 안전하다. 액체 프로폴리스를 발라도 좋으나 캡슐이 효과가 더 강력하다.

56 흉선 추출물(Thymus extract)

허피스 발생 횟수를 감소시키고 염증을 경감시킨다. 또한 T림프세포의 보조세포(helper cell)와 억제세포(suppressor cell)의 비율을 정상으로 만들어 주고 면역을 올려 준다. 하루 500mg.

종합비타민

비타민, 미네랄이 부족하면 감염에 쉽게 걸린다. 평소 비타민, 미네랄을 꾸준히 복용하면 입가 허피스는 물론 어떤 질병에도 잘 걸리지 않는다.

허피스가 생기면 섹스를 금하거나 콘돔을 사용해야 한다. 그리고 허피스에 걸린 임신부는 반드시 의사에게 알려 아기에게 전염되지 않도록 해야 한다.

● 관련 자연치료제

21 비타민 C	34 아연	53 프로폴리스
56 흉선 추출물	라이신	종합비타민

▲ 2권에서 위 번호를 찾아가면 각 자연치료제에 대한 자세한 내용을 볼 수 있습니다.

50 협심증 Angina pectoris

협심증은 심장근육에 산소가 부족하여 생기는 통증으로, 갑자기 심장이 눌리거나 쥐어짜는 듯한 통증을 느낀다. 대개 평소보다 힘든 일을 하거나 운동 직후 발생하는데, 감정이 격앙되거나 정신적 스트레스에서도 비롯된다.

협심증은 곧 심장마비가 올 수 있다는 경고로 받아들여야 한다. 혈관이 동맥경화가 되고 콜레스테롤 등으로 심장에 혈액을 공급하는 관상동맥이 거의 막히게 되면 심장마비가 온다. 하지만 혈관에는 신경이 없어 혈관이 막히고 동맥경화가 되어도 아무런 통증을 못 느끼고 지낸다. 그러다가 혈관이 거의 막혀 심장에 산소가 부족하게 되면 비로소 협심통을 느끼게 된다. 이러한 경고를 무시하고 통증이 가라앉았다고 안심하고 지내다가는 심장마비로 이 세상을 하직할 수도 있다. 따라서 협심증은 발생 즉시 치료를 받고 재발 방지를 위해 노력해야 한다.

증상

가슴이 조이는 것처럼 무겁고 감각이 없어지기도 한다. 또 쥐어짜는 듯하고 꽉 눌리는 통증이 있으며, 목이 졸리는 듯하고 턱으로도 통증이 퍼진다. 어깨, 어깻죽지 사이, 왼쪽 팔로 통증이 퍼진다.

원인

- 가장 큰 원인은 심장에 혈액을 공급하는 관상동맥에 콜레스테롤이 쌓여 좁아졌기 때문이다.
- 기름진 음식을 좋아하고 짜게 먹고 혈압, 콜레스테롤, 호모시스테인■이 높은 것이 큰 원인이 된다.
- 비만은 콜레스테롤을 높이고 당뇨를 부르며, 당뇨는 혈관벽을 상하게 하여 죽상동맥경화가 될 확률을 2~3배나 높인다.
- 마그네슘 부족으로 관상동맥이 수축해서 생긴 협심통은 쉬고 있을 때 더 잘 나타나며, 심장마비를 일으키는 중요한 원인이 된다. 야채를 싫어하는 사람도 마그네슘이 부족하여 협심증을 일으키기 쉽다.
- 저혈당이 되었을 때도 심장근육을 비롯하여 전신근육이 힘들어진다.
- 스트레스, 지나친 노동이나 운동, 불안 초조감 등도 협심증을 일으킬 확률을 높인다. 특히 성취욕구가 높고 성격이 급하며 화를 잘 내는 사람이 발생 확률이 높다. 또 추운 날씨, 음식을 포만하게 먹었을 때도 심장에서 할 일이 많아져 협심증이 발생하기 쉽다.
- 흡연을 할 경우 산소 공급이 감소하여 협심증을 일으킬 확률이 훨씬

■ **호모시스테인(Homocysteine)** 혈액을 엉기게 하고 나쁜 콜레스테롤을 산화시켜 죽상동맥경화를 일으키는 물질.

높아진다.

- 오메가-3오일의 섭취가 부족한 사람은 심장마비에 걸릴 확률이 높다. 오메가-3오일은 혈액이 엉기지 않게 하여 순환이 잘되게 하며, 고혈압을 낮춰 주는 작용을 한다.

자연치료법

협심증은 발생 즉시 병원에 가서 진료를 받고 약을 복용해야 한다. 또한 식생활 습관을 바꾸고 자연치료법을 꾸준히 이행해야 재발을 막을 수 있다. 관상동맥이 좁아져 생기는 협심증은 심장마비로 이어질 수 있다는 심각한 '경고'이므로 무엇보다 혈관관리를 잘해야 한다.

▶ 심장근육으로 가는 관상동맥은 꽤 굵은 혈관이다. 이렇게 굵은 혈관이 막힐 정도면 전신에 뻗쳐 있는 이보다 훨씬 가는 혈관들은 어떻겠는가.

예방 수칙/음식

- 육식의 지방, 마가린, 인조 오일을 피하고 건강식과 함께 아마씨 섬유질과 오메가-3오일 등을 보충해 준다. ☞건강식이 만병통치 p.38
- 담배와 술을 끊고 술을 반드시 마셔야 할 경우에도 한 잔 정도로 제한한다.
- 카페인은 혈관을 수축시키므로 커피를 마시는 것은 좋지 않다.
- 일주일에 최소 3회, 30분 이상 운동을 한다. 처음에는 가볍게 걷는

것부터 시작하여 서서히 에어로빅 등으로 강도를 높여 간다. 요가, 마음수련 등으로 스트레스를 풀어 주는 것도 좋은 방법이다.

- 병원 처방약은 여러 영양소들을 결핍시킨다. 평소 건강한 식생활 습관을 생활화하는 한편, 중요한 영양소들이 부족하지 않도록 보충해 주어야 한다.

자연치료제

엽산(folate), 비타민 B_{12}, 비타민 B_6가 들어 있는 질 좋은 종합비타민을 복용하는 것은 건강관리에 있어 기본이다. ☞비타민이라고 다 똑같지 않다 p.70

33 아세틸카르니틴(Acetyl-L-carnitine)

지방을 세포 안으로 집어넣어 에너지로 태우는 작용을 한다. 카르니틴이 부족하면 지방이 심장근육에 축적되어 심장세포가 손상되기 쉽고 자연히 심장마비 위험도 높아진다. 카르니틴을 보충해 주면 심장근육에 산소가 부족할 때에도 산소를 잘 활용하게 되므로 심장마비 위험을 줄일 수 있다.

45 코엔자임큐텐(Coenzyme Q10; 코큐텐 CoQ10)

에너지를 생산하는 데 반드시 필요한, 심장에 매우 중요한 효소이다. 협심증 같은 심장 질환이 있을 때 이러한 효소의 공급이 더욱 절실해지며, 실제로 심장 질환이 있는 환자의 50~75%가 이 효소가 부족한 것으로 나타났다. 하루 150~300mg.

49 판테틴(Pantethine)

판테틴은 코엔자임 A(coenzyme A; CoA)■를 생산하여 지방을 태우므로, 콜레스테롤과 중성지방을 감소시킨다. 심장에 산소 공급이 부족할 때 판테틴이 감소하므로 보충해 줘야 한다. 콜레스테롤을 내리는 작용이 매우 우수하며 부작용도 없다.

■ 코엔자임 A는 지방을 세포 속으로 집어넣어 에너지로 태우게 한다.

10 마그네슘(Magnesium)

마그네슘이 부족하면 관상동맥이 수축하여 심장마비가 올 수 있다. 심장마비로 갑자기 사망하는 남성들의 심장에는 마그네슘이 현저히 낮은 것으로 나타났다. 마그네슘은 관상동맥을 포함한 전신의 혈관을 이완시켜 심장으로 산소가 더 많이 가도록 도와준다. 이로써 심박동을 정상화하고 부정맥을 감소시키며, 혈액의 응고를 억제하여 혈전이 생기는 것을 방지해 주는 등 중요한 역할을 하는 미네랄이다. 하루 200~400mg씩 3번 복용한다. 칼슘제에도 대부분 들어 있으므로 라벨을 잘 살펴 용량을 조절한다.

호손(Hawthorne; Crataegus)

오래전부터 유럽에서 심혈관계 질환에 널리 쓰여 온 약초이다. 호손의 플라보노이드는 관상동맥을 확장시켜 심장으로의 산소 공급을 증가시키고 심장이 힘차게 기능할 수 있도록 도와준다. 연구에 의하면 호손은 효과적으로 협심증을 완화시켜 주고, 평소에는 혈압과 콜레스테롤을 내려 주는 작용을 한다.

켈라(Khella)

고대부터 지중해지역에서 사용해 온 약초로, 관상동맥을 효과적으로 확장시켜 주어 협심통 치료에 쓰여 왔다. 켈라는 고혈압 처방약(calcium-channel-blocker)과 같은 원리로 칼슘이 혈관세포로 들어가는 것을 차단하여 혈관 수축을 막아 주는 효과를 가지고 있다.

● 관련 자연치료제

10 마그네슘	33 아세틸카르니틴	45 코엔자임큐텐
49 판테틴	호손	켈라

▲ 2권에서 위 번호를 찾아가면 각 자연치료제에 대한 자세한 내용을 볼 수 있습니다.

TIP LIST

PART 3

자연의학 100세 건강 정보

달걀,
너무 두려워하지 마라

당뇨 · 심장병 환자는 위험

하버드 의대 연구팀이 2만 1,327명의 남성을 대상으로 실시한 연구에 의하면, 당뇨병이 있는 남성의 경우 달걀을 먹는 것만으로도 향후 20년 내 사망할 확률이 2배가량 높아지며, 특히 심근경색으로 사망할 위험이 높은 것으로 나타났다. 20년에 걸쳐 진행된 이 연구에서 1,550명이 심장마비, 1,342명이 뇌졸중을 앓았고 5천 명 이상이 사망한 것으로 나타났다.

그러나 당뇨가 없는 중년 남성의 경우 일주일에 6개까지의 달걀을 먹는 것은 괜찮았고, 7개 이상은 사망 위험을 23%가량 높인 것으로 나타났다. 참고로 이들은 술과 담배를 많이 하고 운동이 부족하여 이미 심장병 등 사망 위험이 높은 사람들이었다는 점도 감안해야 한다고 덧붙였다.

달걀 노른자에 대한 오해

달걀은 성장에 필요한 영양소가 모두 들어 있는 영양가 높은 음식이다. 달걀 노른자의 콜레스테롤 수치가 높다고 무조건 안 먹는 사람이 있으나, 노른자의 레시틴(lecithine) 혹은 포스파타이딜콜린(phosphatidylcholine)이라는 성분은 세포막 형성에 꼭 필요하며, 신경을 보호해 주고 아세칠콜린을 생성하여 신경전달을 원활히 해 주는 성분이다. 또 포스파타이딜콜린은 혈관 벽에 낀 콜레스테롤을 녹여내고 글루타티온(glutathione)이라는 중요한 항산화제를 생성하는 원료이기도 하다. 또한 달걀 노른자는 나쁜 콜레스테롤(LDL)의 산화를 방지해 주는 작용도 한다.

고기·우유보다도 질 좋은 단백질

미국 캔자스 대학의 연구에 의하면, 달걀의 콜레스테롤은 오히려 달걀 노른자 속에 든 레시틴 혹은 포스파타이딜콜린 성분에 의해 소장에서 현저하게 흡수율이 떨어져 콜레스테롤이 다 흡수되지 않는 것으로 나타났다. 또한 이 연구에서는 달걀에는 영양소가 풍부하여 좋은 점이 더 많다는 결론을 내리면서, 콜레스테롤 수치가 정상이거나 심장병 가족력이 없는 사람은 하루 1~2개의 달걀을 먹어도 좋다고 발표했다.

달걀은 고기나 우유, 생선보다도 질이 좋은 단백질이며 비타민 A, E, B_6, B_{12}, 엽산 등이 풍부하다. 비타민 B_6, B_{12}는 심장병의 원인이 되는 호모시스테인(homocysteine)을 낮춰 주는 작용도 한다.

좋은 콜레스테롤은 높이고 나쁜 것은 낮추고

미국에서는 닭에게 오메가-3오일이 풍부한 아마씨(flaxseed)를 먹여 오메가-3오일이 많이 함유된 달걀을 생산한다. 연구에 의하면 이러한 달걀을 하루 2개씩 먹였더니, 나쁜 콜레스테롤(LDL)이 높아지지 않고 중성지방은 내려갔으며 좋은 콜레스테롤(HDL)은 높아진 것으로 나타났다.

▶ 이와 같은 원리로 달걀을 오메가-3오일과 함께 먹으면 더욱 좋다.

달걀 흰자에는 콜레스테롤이 전혀 없고 (보통 크기의) 노른자 하나에는 약 213mg의 콜레스테롤이 들어 있다. 하루에 사람에게 필요한 콜레스테롤 섭취량이 300mg이므로, 다른 콜레스테롤 음식을 먹지 않는다면 달걀을 하루 1~2개 정도 먹는 것은 안전하다. ☞콜레스테롤의 진실 p.564

달걀, 이렇게 먹어라

달걀 노른자는 열을 많이 가할수록 콜레스테롤이 산화되어 좋지 않으므로 달걀을 먹을 때는 날것으로 먹는 것이 가장 좋다. 그렇지 않으면 노른자가 익지 않게 반숙을 하거나, 흰자만 살짝 프라이를 한다. 노른자를 터뜨려 익히거나 오믈렛을 하는 것은 피하는 게 좋다. 단, 출처를 모르는 달걀은 (살모넬라균에 감염될 수 있으므로) 물에 완전히 삶거나 잘 익혀서 먹어야 한다.

나는 위산 부족인가, 위산 과다인가

위산이 하는 일

위산은 강한 산성으로 위장에서 음식을 삭여 소화시키며 음식을 통해 들어오는 박테리아와 기생충을 죽이는 역할을 한다. 또 위산은 췌장과 담낭에서 소화효소와 담즙을 분비하라는 신호를 보내 음식이 소장에서 소화, 흡수되게 하며 소장과 대장에 살고 있는 좋은 균들을 살리는 작용을 한다. 이 좋은 균들은 산성을 좋아하여 위산이 있어야 살 수 있다. 좋은 균들이 죽고 나쁜 박테리아가 번성하면 변비와 독소가 생기고 그 독소가 몸에 흡수되면 각종 질병을 일으킨다.

위산 부족인지를 알아보는 방법

자신이 위산 부족인지를 알아보는 방법은 간단하다. 식당에서 초밥이나 생선회, 냉면, 샐러드 같은 찬 음식을 먹고 설사를 한다면 위산 부족이다. 청결하지 못한 식당의 도마나 주방기기, 야채 등의 살모넬라(salmonella)균이 식중독을 일으킨 것인데, 위산이 부족하면 살모넬라균이 위장에서 죽지 않고 통과하여 장에서 설사를 일으키기 때문이다.

예를 들어, 세 사람이 한 식당에서 맥주와 음식을 같이 먹었는데 한 사람은 멀쩡하고, 또 한 사람은 배탈이 나고, 다른 한 사람은 설사와 구토가 심하여 며칠 동안이나 고생을 한 경우가 있다. 탈이 난 두 사람은 위산이 적은 데다 맥주를 마셔 위산이 희석되어 살모넬라균을 죽이지 못한 것이고, 탈이 나지 않은 사람은 위산이 충분하여 살모넬라균을 죽인 결과이다.

식후에 과일을 먹고 소화가 안 되는 사람도 위산 부족이다. 과일, 야채가 알칼리성이기 때문에 위산을 중화하는 제산제 역할을 하여 위산을 약화시키기 때문이다. 식후에 물을 마시면 위산이 희석되어 소화가 잘 안 되는 것도 같은 이유다.

식후에 굴 껍질로 만든 탄산칼슘(calcium carbonate)을 먹고 소화가 잘 안 되는 사람 역시 위산이 부족한 경우다. 칼슘은 알칼리성으로 제산제 역할을 하기 때문이다.

▶ 식후에 탄산칼슘을 먹고 소화가 안 되면 위산이 들어 있는 소화효소와 같이 먹는 것이 좋다. 참고로 구연산칼슘(calcium citrate)은 위산이

적어도 흡수가 잘된다. ☞2권 칼슘 p.228

위산이 부족하면

위산이 부족하여 소화불량과 속 쓰림이 생기는 것은 매우 흔한 일이다. 위산이 부족하면 배가 더부룩하고 트림이 자주 나오며 가스가 차고 변비가 생기며 변이 묽어지기도 한다. 나이가 들면 소화 기능이 떨어져 위산과 소화효소가 부족하게 된다. 20~30대 젊은 나이에는 위산 과다가 있을 수 있지만 나이가 들면서 위산 과다인 경우는 극히 드물다. 그런데도 많은 사람들이 잘못 알고 제산제나 위산억제제를 먹고 있는 경우가 허다하니 안타까운 일이다. 이럴 때는 '위산'과 '소화효소'를 보충해 주어야 소화가 잘되고 흡수도 잘되어 피로도 덜해진다.

▶ 반대로 위산 과다로 속 쓰림이 있을 때에는 제산제나 위산분비억제제를 복용하지 말고 칼슘이나 과일을 먹는 것이 가장 자연스러운 제산제 역할을 한다.

과일과 위산

위산이 많으면 위장이 뜨거운 느낌을 받는다고 하여 미국 사람들은 '버닝(burning: 타는 듯하다)'이라고 표현한다. 이럴 때 알칼리성인 과일을 먹으면 위산이 중화되어 속이 시원하고 편안해지지만, 위산이 적은 사람은 속이 불편하고 소화가 오래 걸린다. 과일을 찬 음식이라고 하는 것은 알칼리성으로 위산을 약화시켜 속이 찬 느낌을 주기 때문으로 보인다. 과일을 과하게 먹어 위산이 약해진 경우에는 위산을 먹어 산도를 높여 줘야 소화가 잘된다. 신 과일을 먹고 속이 쓰린 사람은 위점막이 얇아지고 위염이 있는 상태이므로, 신 과일을 피하고 위장병을 고쳐야 한다.

위산제 복용방법

조나단 라이트(Jonathan Wright, MD)의 《왜 위산이 좋은가(Why Stomach Acid Is Good For You)》라는 책에서 내 임상 결과와 일치하는 부분을 많이 발견하였다. 다음은 그 내용을 정리한 것이다.

복용 시점

위산은 식사 직전이나 식사 도중에 먹는 것이 좋다. 만약 위산 캡슐이 식도에 붙어서 녹으면 식도가 쓰리지만, 음식을 먹으면 밀려 내려가기 때문이다. 이에 비해 식사 후 위산을 먹으면 위산을 식사 도중에 먹은 것보다 위산과 음식이 잘 섞이지 않는다. 특히 저녁을 늦게 먹은 후 위산을 먹고 바로 누워 자는 것은 좋지 않다. 위산 캡슐이 녹으면서 위벽을 자극하여 위염이 있는 사람은 속이 몹시 쓰리다.

복용량

위산제는 처음에 1~2캡슐을 먹고 다음 식사 때 3캡슐, 그다음에는 4캡슐, 5캡슐로 차차 양을 늘려 가는 게 좋으며, 위장이 뜨거워지는 느낌을 받으면 위산이 많아졌다는 증거이다. 이럴 때는 알칼리성인 과일을 조금 먹어 중화시키거나 물을 조금 마시면 속이 편해진다. 그러고 나서 다음 번 식사 때는 1캡슐을 줄여 자기에게 맞는 정량을 찾아낸다. 만약 여러 개의 위산을 먹어야 한다면 한꺼번에 다 먹지 말고 조금씩 시간을 두고 복용하여 음식과 위산이 골고루 섞이게 하는 것이 좋다. 그리고 식사량에 따라 위산 복용량도 조절해야 한다. 위장의 위산 분비 기능이 되살아나고 소화가 잘되기 시작하면서 위장이 뜨거워지면 복용량을 줄여 간다.

위산제 장기 복용

위산제를 자주 먹으면 습관성이 되어 나중에는 위장의 위산 분비 능력이 떨어지는 게 아니냐고 걱정하는 사람이 많다. 하지만 자연발생적으로 생산되는 위산은 식사를 하면 무조건 위에서 능력껏 분비가 된다. 또 위산제를 복용한다고 해서 호르몬처럼 대뇌로 연락이 가서 위산 분비를 중단하라고 하는 일은 생기지 않으므로 안심해도 된다.

episode

안색이 몹시 나빠 거의 잿빛을 띤 60대 남자, 다른 병은 없고 그저 몹시 피곤하다고 했다. 상담을 통해 좀 더 알아보니 만성 소화불량과 속 쓰림으로 20년 넘게 제산제를 먹어 왔고, 위산 분비 억제약인 타가멧(Tagamet)을 먹고부터는 속 쓰림이 없어져 7년째 매일 복용하고 있다고 했다.

Dr. Lee: 위장은 위산을 분비하여 음식을 소화하도록 디자인되어 있는데, 7년간 위산을 억제해 왔으면 어떻게 되겠어요?

환자: 하지만 제 주치의는 위산 과다로 인해 소화가 안 되고 속 쓰림이 있는 거라며 위산억제제를 권했어요.

Dr. Lee: 그럼 위산이 정말 많은지 측정을 해 보았나요?

환자: 아니요, 하지만 타가멧을 먹고부터는 증상이 없어졌어요.

Dr. Lee: 우리가 비를 멈추게 한다면 잠시 동안 홍수에는 좋겠지만 비를 7년 동안이나 멈추게 한다면 어떻게 될까요?

환자: 가뭄이 들고 아무것도 자라지 않겠지요.

Dr. Lee: 맞아요. 잠깐은 괜찮지만 위산 분비를 오랫동안 막아 버리면 음식을 소화시키지 못하고 아미노산, 미네랄, 비타민 등을 흡수하지 못해 세포에 영양 공급이 제대로 되지 않아요. 결국 몸이 기능을 못 하고 피곤하게 되지요. 또 위산이 부족하면 십이지장에서 췌장과 담낭에 필요한 소화효소와 담즙을 분비하라는 신호를 보내지 못하여 소장에서 소화흡수가 더욱 안 되고 피곤하게 됩니다.

환자: 그래서 제가 그렇게 피곤했군요. 왜 아무도 그런 말을 해 주지 않았을까요?

Dr. Lee: 또 있어요. 위산이 부족하면 음식에서 들어오는 박테리아나 기생충을 죽이지 못해요. 소장, 대장에 살고 있는 수많은 좋은 균들이 소화를 돕고 중요한 비타민을 생산하고 나쁜 균이 증식하지 못하도록 하는데, 위산이 부족하면 이 균들이 죽게 되고 나쁜 박테리아가 번성하게 되어 독소가 생기고 각종 질병을 일으키게 됩니다. 이제부터 소화가 최대한 잘되도록 하여 영양실조를 고치고 소장, 대장에 좋은 균을 증식시켜야 합니다.

환자: 타가멧을 중단하면 또다시 소화불량과 속 쓰림이 오지 않을까요?

Dr. Lee: 그럴 가능성은 적어요. 그 나이에 위산 과다일 가능성은 매우 적고, 반대로 위산이 부족하여 소화불량인 경우가 90%입니다. 속 쓰림의 원인은 위산 과다가 아니라 위산이 적어서 음식이 소화가 안 되고 위장에 오래 머물면서, 약하지만 위산이 위벽이나 식도를 오래 자극해서 생기는 경우가 대부분입니다.

그 후 잿빛 얼굴의 환자는 위산소화효소제를 식사와 함께 먹기 시작했고 곧 소화불량과 속 쓰림이 없어졌다. 그리고 소장균, 대장균과 아미노산, 비타민, 미네랄을 보충하면서 서서히 안색이 정상으로 돌아왔다. 만성피로도 차차 나아지고 기운을 찾기 시작해 6개월 후에는 완전히 정상으로 돌아왔다.

우리 몸 최대 해독기관
간을 살려라

몸속 최대 해독기관, 간

위장, 소장, 대장에서 흡수되는 모든 음식물과 독소는 혈관을 따라 모여서 간으로 들어간다. 간은 이를 해독하고 살균하여 깨끗한 혈액을 심장을 통해 전신으로 보내는, 우리 몸 최대의 해독기관이다.

간은 지방과 단백질 대사를 하고 지방을 분해한다. 콜레스테롤을 합성, 조절하며 갑상선 기능을 정상으로 유지하게 해 준다. 또 영양소와 철분을 간에 저장하고, 혈당이 낮을 때는 혈당을 방출하고 혈당이 높을 때는 간에 다시 저장하며, 잉여 인슐린호르몬을 분해하여 저혈당이 되는 것을 방지함으로써 정상 혈당을 유지시켜 준다. 뿐만 아니라 여성호르몬을 분해하고, 육식을 했을 때 발생하는 암모니아 독소를 요산으로 전환시켜 소변으로 배출하는 등 중요한 일을 담당한다.

간이 나쁘면 살도 찐다?

간이 나쁘면 상처가 잘 낫지 않고 오래가며, 피곤하고 기운이 없고 우울하고 쉽게 화를 내게 된다. 또 지방대사가 원활하지 못해 콜레스테롤이 높아지고 갑상선이 저하되어 살이 찐다. 게다가 면역력이 약화되어 감기나 감염에 잘 걸리고 불면증, 기억력 감퇴, 월경전증후군, 저혈당증, 당뇨, 암, 관절염 등 만성병에 걸리게 된다. 간이 좋아지면 몸 전체 기능도 좋아진다.

간을 좋게 하는 방법

간이 좋아지려면 항산화제 글루타티온■의 수치가 높아야 한다. 다음은 간의 글루타티온 수치를 높이는 방법들이다.

- 수용성섬유질이 많은 배, 사과, 콩 종류는 담즙의 분비를 촉진시켜 간의 노폐물과 독소를 대장으로 내보내므로 유익하다.
- 오렌지, 탄저린(tangerine) 종류를 많이 먹으면 좋다. 단, 신경안정제, 면역억제

■ **글루타티온(glutathione)** 강한 해독작용과 항산화작용으로 암 예방과 세포의 노화 방지에 가장 중요한 역할을 하는 항산화제 중 하나이다. 독소에 많이 노출될수록 몸은 글루타티온을 사용해야 하고 이것이 소모되면 세포가 더 빠른 속도로 죽어 가고 암에 걸리기 쉬운 체질이 된다. 담배를 피우는 사람, 독소에 많이 노출되는 직업을 가진 사람, 당뇨 환자, 류머티즘 관절염·에이즈·암 환자 등은 모두 글루타티온 수치가 낮다.

제, 고혈압약을 복용하는 사람의 경우 자몽은 먹지 않는 게 좋다. 약 성분을 분해하는 효소의 활동을 저해하므로 약효가 지나치게 강해져 부작용이 생길 수 있기 때문이다.

- 마늘, 양파, 브로콜리, 콜리플라워, 아스파라거스, 아보카도, 양배추를 많이 먹는다.
- 육식을 피하고 생선과 콩 단백질을 섭취한다.
- 물을 큰 컵으로 하루 5~6컵 이상 마셔야 한다.
- 질이 좋은 종합비타민은 필수이다. 비타민, 미네랄이 부족하면 간의 해독기능이 저하되기 때문이다. 여기에 비타민 C 500~1,500mg과 비타민 E 200~400IU ■를 매일 추가로 복용한다.

■ 비타민과 미네랄은 모두 mg을 써 왔으나, 지용성 비타민 A, D, E만은 세계 공통으로 IU(International Unit)를 쓰기로 정해 놓고 있다. 1mg = 1.49IU

- 간 기능을 좋게 해 주는 실리마린(silymarin)을 복용한다. 실리마린은 지방대사를 증가시켜 지방의 간 침적을 막고, 담즙의 분비를 촉진시켜 간의 독소를 대장으로 배출시킨다. 또 간세포의 산화물질을 중화시키는 항산화제 글루타티온을 증가시킨다.

☞2권 글루타티온 p.40

- 자가 중독으로는 변비로 인한 대장 독소가 가장 나쁘다. 변비의 독소는 혈관을 타고 간으로 들어가고 간은 이 독소를 해독해야 한다. 따라서 간을 좋게 하려면 무엇보다 변비를 없애고 대장을 깨끗이 해야 한다. ☞변비 p.235
- 간에 독이 되는 살충제, 알코올, 방부제, 항생제, 카페인, 콜라, 설

탕, 담배, 약물중독, 수돗물, 처방약, 화학성분이 들어 있는 화장품, 아스피린 등 항염진통제류, 자동차 매연 등을 피한다.

- 알코올은 간에 큰 부담이 되므로 음주 후에는 자기 전에 간장약을 먹어 간에 부담을 덜어 줘야 한다. 술을 자주 먹어야 되는 사람은 평소 실리마린(silymarin) 복용을 권한다. ☞2권 실리마린 p.148

병원에서 비만 환자에게 처방하는

다이어트 수프 만들기

병원에서는 비만이 심하여 수술을 할 수 없는 환자에게는 우선적으로 살을 빼도록 지시한다. 여기서 소개하는 '다이어트 수프'는 미국 병원에서 이런 환자들을 위해 처방해 주는 음식 요법으로, 효과가 매우 좋다. 미국 사람들은 생선을 잘 먹지 않아 고기를 사용하지만, 식성과 체질에 따라 고기를 생선으로 대체해도 상관없다.

재료

- 큰 파 6뿌리
- 피망(green pepper) 2개
- 신선한 토마토 6개
- 셀러리 1다발
- 양배추 큰 것 1개
- 기름기 뺀 고기(→껍질 벗긴 닭고기나 생선이 더 좋다.)

※ 원한다면 소금, 후추, 카레, 파슬리, 혹은 매운 소스로 살짝 양념을 한다.

만드는 방법

1) 재료를 잘라 큰 용기에 담고 넉넉하게 물을 붓는다.

2) 강한 불에서 10분간 끓인다.

3) 불을 줄이고 중간 불에서 채소가 물러질 때까지 은근하게 끓인다.

4) 끓인 채소들을 식힌 후 믹서기에 넣고 곱게 갈아 죽처럼 만든다.

금지해야 할 것: 튀긴 음식, 빵, 술, 다이어트 음료

▶ 술은 지방의 분해를 방해하므로 마시면 안 된다. 이 식단을 준비하기 하루 전부터 술을 금해야 한다.

마셔도 되는 것: 달지 않은 차, 설탕 넣지 않은 커피, 달지 않은 과일주스, 크랜베리 주스

먹는 방법

배가 고플 때마다 먹는 양에 제한 없이 먹는다. 체중이 늘지 않는 저열량 수프라 많이 먹을수록 체중이 줄어든다. 단, 이 수프 한 가지만 먹으면 영양실조에 걸리게 되므로 종합비타민과 칼슘, 오메가-3오일을 복용해야 한다.

첫째 날: 첫날은 수프와 과일만 먹는다. 갖가지 과일을 먹는다. 과일 중에서 캔타롭 멜론과 수박이 다른 과일보다 열량이 낮다. 음료수는 설탕이 들어가지 않은 차나 크랜베리 주스, 물만 마신다.

둘째 날: 어떤 과일이든 금한다. 대신 갖가지 채소를 배고픔이 멈출 때까지 먹는다. 가능하면 푸른 잎이 많은 채소를 선택하고 말린 콩이나 완두, 옥수수는 피하는 게 좋다. 식사 때마다 수프와 함께 녹황색 잎이 많은 신선한 채소를 먹고, 구운 감자를 하나 먹는 것 정도는 허용한다.

셋째 날: 수프와 함께 과일이나 채소를 원하는 만큼 먹는다. 단 구운 감자는 먹지 말 것. 이 식단에 따라 3일 정도 규칙대로 식사를 했다면 2~3kg은 체중이 줄었을 것이다. 또 기운이 생기는 것을 느끼게 된다. 커피를 마시는 사람은 커피에 대한 욕구가 사라지는 것을 느끼게 될 것이다.

넷째 날: 수프와 함께 바나나(최대 3개), 무지방 우유와 물을 많이 마신다. 바나나와 우유는 열량이 높지만 체중을 줄이는 동안 필요한 칼륨(포타슘), 당분, 단백질, 칼슘을 보충해 줄 뿐 아니라, 단것이나 군것질에 대한 욕구를 줄여 준다. 우유 대신 칼슘을 보충해도 된다.

다섯째 날: 지방이 없는 쇠고기나 다른 육류를 선택하여 토마토, 채소와 함께 먹는다. 280~560g의 스테이크를 녹황색잎 채소와 함께 먹는다.

▶ 쇠고기보다 껍질을 벗겨내고 삶은 닭고기가 좋으며, 고기보다는 생선이 더 좋다.

수프는 적어도 하루 한 번은 꼭 먹을 것.

여섯째 날: 기름기 없는 고기나 생선을 채소와 같이 먹는다. 하루 2~3번 스테이크나 생선을 녹황색 채소와 같이 먹는다. 구운 감자는 먹으면 안 된다. 수프는 적어도 하루 한 번은 꼭 먹을 것.

일곱째 날: 약간의 현미와 달지 않은 과일, 채소를 많이 먹고, 수프는 최소 하루 한 번은 꼭 먹어야 한다.

일주일 동안 위에서 열거한 대로 식사를 했다면 4.5~7.7kg 정도의 체중이 빠졌을 것이다.

효과

일주일 동안의 식사 조절 후 체중이 줄고 기운이 나고 몸도 가벼워지는 걸 느꼈다면 더 오랫동안 이 식단을 계속해도 된다. 단, 7일이 지나면 이 식단을 중단하고 이틀 동안은 일반 식사를 한다. 이때 기름진 육식이나 많은 양의 탄수화물은 자제하고 소량의 밥과 생선, 야채, 된장찌개, 과일 등 저칼로리 식사를 해야 한다. 이렇게 이틀 동안 식사를 하고 나서 다시 〈다이어트 수프〉 첫째 날부터 반복한다. 다이어트 수프를 먹는 동안 영양 부족이 되지 않도록 종합비타민과 칼슘, 오메가-3오일을 복용한다.

이 식단은 빠른 시간 안에 체중을 줄이면서 많이 먹을수록 체중을 더 빠지게 하는 장점이 있다. 게다가 기분을 상쾌하게 해 주고 몸속의 불순물까지 제거해 주므로 다이어트 이상의 효과를 맛볼 수 있다. 수프를 먹는 기간 중에 처방약을 복용해도 되며, 필요한 자연의학 치료제를 같이 복용해 주면 더 큰 효과를 볼 수 있다. ☞비만 자연치료제 p.264

담배, 알고 피워라

담배에는 4,000가지 이상의 화학물질이 들어 있으며 이 중 50가지 이상이 발암물질로 구분된다. 이런 화학물질은 혈관에 손상을 주며, 간에서 얼마만큼의 나쁜 콜레스테롤(LDL)을 만들어야 하는지를 결정해 주는 피드백(feedback) 기능에 손상을 주어 나쁜 콜레스테롤이 높아진다. 또 혈소판과 혈액이 응고되어 혈전이 생김으로써 심장마비, 중풍에 걸리기 쉽고 혈압도 올라간다. 어떤 독소는 담배 연기에 더 많아 옆에 있는 사람에게도 피해를 입힌다.

이렇듯 담배가 흡연자 본인은 물론 주변 사람에게까지 나쁜 영향을 미친다는 것은 이미 널리 알려져 있다. 그렇다면 구체적으로 어떤 질병의 요소가 될 수 있는지, 대표적인 질환을 살펴본다.

잇몸병

담배 연기는 화학물질과 유해활성산소로 가득하기 때문에 잇몸세포를 상하게 하고 비타민 C를 엄청나게 소모시켜 잇몸을 더욱 상하게 한다. 따라서 담배를 피우는 사람은 안 피우는 사람보다 비타민 C를 2배 더 보충해야 한다. ☞잇몸병 p.396

전립선비대증

담배 연기의 카드뮴이라는 유독물질은 아연(zinc)의 작용을 억제하고 5알파리덕테이즈(5-alpha-reductase)의 작용을 증가시켜 전립선 비대를 촉진시킨다. ☞전립선비대증 p.418

자궁경부이형증

담배를 피우는 여성은 자궁경부이형증에 걸릴 확률이 2~3배 더 높으며, 어떤 연구에서는 17배나 높게 나타났다. 흡연으로 면역이 약화되고 비타민 C가 결핍되기 때문이다. ☞자궁경부이형증 p.403

골다공증

담배의 니코틴은 코티손을 만들어 내는데, 코티손이 너무 많으면 비타민 D의 대사가 방해를 받아 골다공증이 되기 쉽다. 담배를 피우는 사람은 안 피우는 사람보다 10%가량 뼈가 더 약해진다. ☞골다공증 p.153

고혈압

카페인과 니코틴은 몸을 긴장 상태로 만들어 아드레날린호르몬을 분비시켜 혈압을 올린다. ☞고혈압 p.145

위 · 십이지장궤양, 위염

흡연은 담즙이 거꾸로 위장으로 올라오게 하여 위 · 십이지장 점막을 상하게 한다. 오랜 정신적 스트레스와 흡연은 궤양을 더욱 악화시킨다.

☞위 · 십이지장궤양, 위염 p.382

얼굴에 바르는 독소,
화장품 첨가물

우리가 매일 사용하는 화장품과 세정용품 등에 유해한 화학성분이 다량 함유되어 있다는 사실이 알려지면서 자연제품을 찾는 사람들이 늘고 있다. 하지만 소위 '천연화장품'이라 불리는 것들도 인체에 해로운 독성분이 첨가된 경우가 태반이다. 심지어 유명 회사들이 대표적인 유기농(오가닉organic) 제품이라고 내놓은 것들도 성분을 조사해 보면 허위일 때가 많고, '내추럴(natural)'이라고 표기된 것들도 마찬가지다.

한국에서는 몇 년 전부터 수입화장품은 물론 국내산 화장품까지 전성분 표시 의무화를 확대하여 어떤 성분으로 만들어졌는지를 분석할 수 있게 되었다. 하지만 유해성분이 표시된 고가의 화장품들이 버젓이 인기상품으로 팔리고 있는 것을 보면, 생산자의 뻔뻔함이나 소비자들의 무지함이 안타깝기만 하다. 유해성분을 넣어서라도 이익만 챙기면 된다는 생산자들의 이기주의가 사라지기 위해서는 무엇보다 소비자들의 관심과 지식이 필요하다. 화장품이든 자연치료제든 구입하려는 모든 물건의 라벨을 직접 꼼꼼하게 읽어 보고 어떤 것이 유해한지, 좋은지를 판단할 수 있어야 한다.
다음은 반드시 피해야 할 대표적인 화장품 첨가물들이다. 참고로 라벨에 발음하기 어려운 것이 있으면 십중팔구 화학첨가물일 가능성이 높다.

파라벤(Paraben)

Methyl paraben, propyl paraben, butyl paraben, ethyl paraben 등 뒤가 -paraben(파라벤)으로 끝나는 것은 모두 방부제이다. 박테리아의 증식을 억제하고 유효기간을 연장시키기 위해 광범위하게 사용되고 있다. 독성이 있어 여러 가지 알레르기와 피부 발진을 일으키며 환경호르몬이 있는 것으로 밝혀졌다. 똑똑한 소비자들이 -paraben 종류의 방부제가 들어간 제품을 사지 않으려 하자, 다른 방부제인 안식향산염(benzoate) 종류를 넣고 '無 파라벤(paraben free)'이라고 선전하기도 하니 기가 막힐 노릇이다. 안식향산염류 방부제는 치약, 마가린 등에도 폭넓게 첨가하므로 주의해야 한다. 천연방부제인 자몽씨 추출물(grapefruit seed extract)을 넣은 제품을 고르면 안전하다.

디아졸리디닐 우레아(Diazolidinyl Urea), 이미다졸리디닐 우레아(Imidazolidinyl Urea)

파라벤(paraben)과 함께 가장 흔히 쓰이는 방부제의 하나로 미국 피부과학협회에서 접촉성피부염의 제1 원인물질로 규정하고 있다. 상품명은 Germall Ⅱ, Germall 115이며 모두 곰팡이를 억제하지 못하여 다른 방부제와 혼합해 쓴다. 독성물질인 포름알데히드(formaldehyde)를 방출한다.

디에탄올아민(Diethanolamine; DEA),
트리에탄올아민(Triethanolamine; TEA)

피부와 모발 건조, 눈 질환 등의 알레르기 반응을 일으키며 장기간 사용으로 몸에 흡수되면 독성이 될 수 있다. 동물실험에서 암을 유발시키는 것으로 나타났다.

소듐 라우릴 설페이트
(Sodium Lauryl Sulfate; SLS; 로릴황산나트륨-계면활성제)

설거지 세제에 들어가는 값이 싼 세척제로서 거품을 많이 내기 위해 샴푸에 첨가된다. 결막염과 피부 발진, 탈모, 비듬, 알레르기 반응 등을 일으킨다. 석유에서 만들어지는데도 성분표에는 천연물질인 것처럼 '코코넛 추출물'이라고 위장되어 자주 등장한다.

페트롤레이텀(Petrolatum-바셀린, 광유)

석유 젤리(petroleum jelly)라고도 알려진 젤리 상태의 미네랄 오일로 선번(sunburn)이나 입술 보호제에 사용된다. 피부에 영양가치가 없으며 피부의 수분 조절능력을 방해하여 더욱 건조한 피부로 만든다. 자극 완화제로 제조업자들이 선호하는 이유는 믿을 수 없을 만큼 싼 가격 때문이다.

프로필렌 글리콜(Propylene Glycol; PG-부동제, 윤활유용)

식물성 글리세린과 곡물에서 추출한 알코올의 혼합물로 원래는 자연성분이지만, 요즘은 인공합성하여 인체에 두드러기와 피부병 등 알레르기 반응을 일으킨다. 라벨에 PEG(polyethylene glycol), PPG(polypropylene glycol)라고 쓴 것도 이와 비슷한 성분들이다.

피브이피/브이에이 중합체(PVP/VA 코폴리머Copolymer)

헤어 스프레이나 헤어 스타일링 제품 등에 사용되는 석유화합물로서 독성이 있어 민감한 사람이 흡입할 경우 폐에 손상을 줄 수 있다.

스테아랄코늄 클로라이드(Stearalkonium Chloride)

암모니아 성분으로 원래는 섬유유연제로 개발되었으나 싼 가격과 쉬운 공정으로 헤어 컨디셔너와 크림에도 첨가한다. 역시 알레르기 반응을 일으키는 독성화합물이다.

신세틱 컬러스(Synthetic Colors-인공색소)

염색약을 비롯한 모든 화장품에 첨가되는 인공색소로, 대개 FD&C나 D&C 등의 글자 뒤에 색과 번호가 함께 표시된다(※ 예 FD&C Red No. 6, D&C Green No. 6 등). 예를 들어 샴푸의 색이 자연스럽지 않은 밝은 녹색이나 푸른색일 경우 콜타르 성분이 함유된 것이다. 이러한 석유화학제품이나 기타 합성제품의 사용을 중지하면 평소 갖고 있던 피부 알레르기 증상이 사라지게 된다. 인공색소는 암을 유발할 수 있는 성분이니 사용하지 말아야 한다.

신세틱 프래그랜스(Synthetic Fragrances–인공향료)

화장품에 첨가하는 인공향료 성분은 무려 200여 가지에 달하므로 성분표에 쓰인 '인공향료'라는 단순한 표기만으로는 화합물의 실체를 알 수 없다. 이 성분들은 두통, 현기증, 발진, 색소침착, 심한 기침, 메스꺼움, 가려움증 등을 유발한다. 라벨에 인공향료(synthetic, artificial fragrance)가 들어 있으면 사용하지 않는 것이 좋다.

이 밖에 다른 화학첨가물을 찾아보려면 '화장품첨가물사전'이나 관련 사이트(https://www.ewg.org/skindeep/#.WqYCmE3mrLY)를 보면 된다.

화장품, 세정용품은 유해화학물질 덩어리

피부에 활기를 되찾게 해 준다는 각종 화장품과 세정용품은 "유해 화학물질 덩어리"이며 각종 알레르기는 물론 심각한 질환의 원인이 될 수도 있다는 경고가 나왔다.

영국 일간지 더 타임스는 23일 워싱턴 소재 비영리기구인 환경실무그룹의 최신 연구 결과를 인용, 시중에 유통되고 있는 대부분의 보습제와 방향제, 샴푸 등에는 잠재적으로 인체에 해로운 '화학물질 칵테일'이 들어 있어 장기간 사용하면 각종 질환을 초래할 수 있다고 밝혔다. 환경실무그룹은 미국과 유럽에서 유통되고 있는 7,500종류의 각종 화장품 및 세정용품을 분석한 결과, 이들 용품이 알레르기 반응, 호르몬 이상, 암을 초래할 수 있지만 이런 사실이 제대로 고지되지 않고 있다고 밝혔다.

보고서에 따르면 보통의 성인은 하루에 9가지 화장품 또는 세정용품을 사용하며 평균적으로 약 128가지의 화학물질에 노출된다. 이 가운데 특히 염색약품이 가장 많은 유해화학물질을 포함하고 있는 것으로 나타났다. 이번 연구를 주도한 제인 호울리헌은 "요즘 사람들은 피부에 좋다는 꾐에 빠져 화학물질 덩어리를 매일 뒤집어쓰고 있다"고 말했다.

미국과 영국 등은 식품에 대해서는 식품의약국(FDA) 등 관계기관을 통해 각종 첨가제 등에 대한 엄격한 통제를 가하고 있지만 화장품은 관련 업계의 자율규제에 맡기고 있어 유해물질 유입을 완벽하게 차단하지 못하고 있다.

또 미국에서 유통되고 있는 유명 립스틱의 절반 이상이 납 성분을 함유하고 있는 것으로 드러났다. 소비자권익단체인 '안전화장품캠페인'이 발표한 바에 따르면 현재 미국에서 유통 중인 '커버걸' '로레알' '크리스찬 디올' 등 33개 유명 제품의 빨간색 립스틱을 조사한 결과 20개 이상의 제품에서 0.03~0.65ppm에 이르는 납 성분이 검출됐다. 또 납 성분이 발견된 화장품 중 30%는 음식물인 캔디에 적용되고 있는 납 성분 함유 제한기준치를 초과한 것으로 나타났다.

현재 미국 식품의약국(FDA)에서는 립스틱의 납 성분 함유 제한기준을 정해 놓지 않고 있어 전문가들은 인체에 악영향을 미칠 수 있는 납 성분 립스틱에 대한 제조방법 개선이 시급하다고 목소리를 높이고 있다.

※ 2004년 8월 23, 24일 국내 언론은 영국 일간지 〈더 타임스〉의 보도를 인용하여 일제히 화장품의 유해성에 대해 보도하였다. 이 글은 그 기사 중 일부이다.

불소,
약일까 독일까

1994년 미국 아칸소주 농무성의 스탠 프래니 박사(Dr. Stan Freni)에 따르면 미국 내 출산율이 감소하는 지역의 수돗물에는 불소(fluoride)가 4ppm 이상이었다고 한다. 이보다 훨씬 전인 1983년 한 연구에 의하면 불소의 함량이 12ppm을 넘으면 남성호르몬 테스토스테론(testosterone)의 합성이 저하되고 정자의 생성이 감소하며 여성은 불임이 된다고 한다.

수돗물에 불소를 넣는 것에 대해서도 여전히 많은 논란이 대두되고 있다. 불소를 넣지 말자는 쪽에서는, 불소가 뼈를 약하게 하여 엉덩이와 손목에 골절이 생기기 쉽고, 두뇌를 상하게 할 가능성이 있으며, 갑상선 기능을 저하시킬 뿐 아니라 사춘기 아이들에게 골육종(악성 암)을 유발시킬 수 있다고 주장하고 있다. 미국 국립연구회의(National Research Council)에서도 이 같은 부작용들을 우려했으나, 여러 건강기구에서 불소가 충치를 예방하는 장점이 있다는 것을 꾸준히 인정하고 있어 대립을 보이고 있다.

충치를 예방하기 위해 치약에도 불소를 넣는 경우가 많다. 그러나 어린이가 불소가 함유된 치약을 먹고 사망한 사고가 있었던 만큼, 불소가 없는 천연치약을 사용하는 것이 안전하다.

충치균은 엄마의 침을 통해 아기에게 감염되므로 아기와 입맞춤을 금하고, 음식을 먹일 때에도 음식에 엄마의 침이 묻지 않도록 주의해야 한다.

잘 알려진 것처럼 핀란드의 보육원에서는 충치 예방 목적으로 점심 식사 후 아이들에게 칫솔질 대신 자일리톨(xylitol) 껌을 씹게 한다.

하지만 자일리톨 껌 중에도 합성착향료(artificial flavor), 피막제(shellac) 같은 화학첨가물이 들어 있는 것이 있으므로, 제품의 라벨을 확인하여 첨가물이 없는 것을 골라야 한다.

※ 미국에서는 수돗물에 불소를 넣는 것을 중단하는 도시가 늘고 있다.
다음 사이트를 방문하여 불소에 대해 직접 알아보기 바란다.
http://fluoridealert.org
http://fluoridealert.org/dental-fluorosis.htm
http://en.wikipedia.org/wiki/Dental_fluorosis

비아그라의 비밀

요즘 천연 비아그라(Viagra)라며 건강제품점이나 인터넷을 통해 각종 정력제들이 활개를 치고 있다. 이런 제품에는 사상자(蛇床子; Cnidium monnier), 자질려(刺蒺藜; Tribulus terrestris), 요힘베(Yohimbe bark, Yohimbine), Xanthoparmelia Scabrosa, Eurycoma Longifolia 등의 성분이 빠지지 않고 들어가며, 그 밖에 잘 알려지지 않은 성분들도 포함된다.

순수 천연생약제로 만들었다?

정력제 업체들은 자사 제품은 순수 천연 생약성분이므로 전혀 부작용이 없고 즉시 발기 효과를 볼 수 있다고 대대적으로 선전한다. 그러나 사상자는 '有小毒(독이 있다)'이라고 기록된 고서(古書)가 있고, 자질려도 약간의 독성이 있다고 적혀 있는 책이 있다. 그리고 Xanthoparmelia Scabrosa는 저용량에도 확실한 독성이 있는 것으로 밝혀졌다.

요힘베는 정력제에 빠지지 않고 들어가는 아프리카산 나무껍질로 간 질환, 신장 질환이 있는 사람이 복용하면 간, 신장을 상하게 된다. 또 생식기나 전립선에 만성 염증이 있는 사람, 위궤양이나 십이지장궤양이 있는 사람, 정신 질환이 있는 사람도 복용하면 안 된다. 부작용으로 심장박동이 빨라지고 혈압이 올라가며 불면증, 구토, 발진이 생길 수 있다. 또한 요즘 인도네시아, 말레이시아의 유리코마(Eurycoma longifolia, 원주민어로 Tongkat ali)라는 약초뿌리가 정력제로 알려져 미국에도 많이 들어오는데, 성 기능을 높이는 효과는 있을 수 있으나 수은(mercury) 함량이 너무 높아 몸을 상할 수 있다.

정력제를 먹으면 실명한다?

2005년 7월, 미국 식약청(FDA)은 소수의 남자들이 시알리스(Cialis), 비아그라(Viagra), 레비트라(Levitra)를 복용한 지 얼마 후 한쪽 눈을 실명했다고 발표했다. 이 실명은 NAION(Non-arteritic Anterior Ischemic Optic Neuropathy)이라고 하는데 시신경의 혈액순환이 막혀 갑자기 실명에 이른다. 특히 심장병이나 당뇨가 있는 사람, 50세 이상, 고혈압이나 콜레스테롤이 높은 사람, 흡연자, 눈 질환이 있는 사람은 실명 위험이 더 크다. 아직까지 이 약들이 실명 원인인지는 규명되지 않았으나, 어쩌면 거대한 제약회사들의 입김으로 영원히 미궁 속에 묻혀 버릴지도 모른다.

미국 식약청은 시알리스, 비아그라, 레비트라 제품의 라벨에 '실명할 가능성이 있다'는 것을 명시하도록 명령하였으며, 소비자들에게도 이 약들을 복용하는 도중에 갑자기 실명을 하게 되면 약의 복용을 즉시 중단하고 의사를 찾으라고 경고하고 있다.

잠잘 때 먹으면 위험하다?

내가 만난 환자들 중에도 시알리스를 복용하고 나서 눈이 벌겋게 충혈되고 빠지는 듯하여 겁이 났다는 사람, 얼굴이 벌겋게 되고 눈이 뻑뻑해졌다는 사람이 있다. 혈압이 낮은 사람은 이러한 발기제를 먹으면 갑자기 전신의 혈관이 다 확장되어 혈압이 급속히 내려가고, 심장근육으로의 혈액공급이 갑자기 감소하여 심장마비로 복상사할 수도 있다. 미국에서는 비아그라를 복용하고 사망한 사람이 수십 명에 이른다.

또 비아그라를 잠잘 때 먹으면 위험하다는 연구도 있다. 브라질 연구팀에 따르면 수면무호흡 환자에게서 발기기능 장애가 많이 나타나는데, 수면무호흡증■이 심한 사람이 수면시간에 비아그라를 복용할 경우 호흡 문제를 더 악화시킬 수도 있다고 한다.

이것은 브라질 상파울로 연방대학의 술리 로이젠발트 박사 연구팀이 수면무호흡증이 심한 14명(평균연령 53.1세)의

■ 수면무호흡증은 목구멍 뒤쪽의 부드러운 조직이 내려앉아 수면 중 기도를 막는 것으로 잠시 호흡이 중지되는 질환이다.

환자에게 비아그라의 주성분인 실데나필(Sildenafil) 50mg을 복용시킨 연구 결과로, 산화질소(Nitric Oxide; NO)의 작용을 연장시켜 기도 막힘을 촉진시키는 것으로 나타났다.

신묘한 약인가, 속임수인가

정력은 몸이 건강할 때 나오는 것이다. 오랜 세월 동안 떨어진 정력이 어떻게 하루아침에 좋아지겠는가? 이런 것들은 최음제에 불과하여 몸을 상하게 한다. 천연생약제를 작은 캡슐로 하나 먹고서 발기가 된다는 것부터가 굉장한 거짓말이다. 분명 다른 처방약을 넣은 것이 분명하다. 순수 천연 생약성분이라고 선전하며 속임수를 쓰는 장사 9단들에게 넘어가지 말아야 한다.

미국의 전국건강제품협회에서는 한때 모든 제조회사와 건강제품 판매점에 이러한 성분이 들어 있는 제품을 조사하라고 지시하는 한편, 판매를 계속할 경우에는 법적인 대책을 세워야 할 것이라고 경고하기도 하였다.

또한 미국 식약청은 발기제에 처방약 시알리스(Cialis; Tadalafil)를 넣은 조지아 주 회사들의 제품을 전부 회수하며 강력한 단속에 나서기도 했다. 그러나 아직까지 적발되지 않고 계속 활개를 치고 있는 회사들이 미국 전역에 훨씬 많다는 것이 문제이다.

정력은 영양소들의 오케스트라 협주곡

정력이 떨어진 사람들의 대부분은 오랜 세월 몸을 혹사하며 단백질과 좋은 지방(오메가-3오일)을 제대로 섭취하지 않고, 비타민조차 먹지 않은 경우가 대부분이다. 정력은 이러한 영양소들의 오케스트라 협주와 같다. 단백질이 있어야 성호르몬과 효소 등 정력에 필요한 여러 가지 작용의 원료가 되며 아연(zinc), 셀레니움(selenium), 붕소(boron) 같은 기본 요소들도 빠지면 안 된다. 이러한 요소들의 기본 작용 없이 정력이 좋아질 수 있다고 생각했다면 지금이라도 꿈에서 깨어나야 한다.

예를 들어, 콜레스테롤이 높아 혈액순환이 안 되고 혈관이 막힌 사람은 음경으로 가는 혈관이 막혀 발기가 시원치 않을 수 있다. 이런 사람에게 비아그라 한 알이 무슨 소용이 있겠는가. 콜레스테롤 치료로 혈액이 먼저 통할 수 있게 해 줘야 한다.

실제로 내 환자 중에는 필수지방산인 오메가-3오일과 단백질, 아연(zinc), 종합비타민을 1년 이상 먹고 나서 몸이 좋아지고 정력을 되찾은 40대 남성이 있다. 전신건강에 필수적인 기본영양소를 보충해 주는 것이 정력을 키우는 첫걸음이자 불임을 예방할 수 있는 길이기도 하다.

☞불임증 p.246

부디 정력제 과대광고에 현혹되지 말고, 자신의 몸 구석구석을 살펴 부실한 곳을 찾아내고 보수공사를 튼튼하게 시작하기 바란다.

알레르기 주범,
식품첨가물 골라내기

가공식품에 첨가하는 인공색소(azodyes, tartrazine), 인공감미료(salicylates, aspartame), 방부제(benzoates, nitrites, sorbic acid), 인공향료, 항산화제(hydroxytoluene, sulfite, gallate, BHT, BHA), 유화제/안정제(polysorbates, vegetable gums) 등은 알레르기를 일으키는 대표적인 주범들이다. 따라서 식품을 고를 때 라벨의 성분을 꼼꼼히 살펴 알레르기 발생을 미리부터 방지해야 한다. 다음은 경계해야 할 식품 첨가물들 중 가장 대표적인 것들이다.

타트라진(Tartrazine; FD&C yellow #5–인공색소)

거의 모든 가공식품에 들어가며 처방약에도 많이 쓰이는 인공색소이다. 두드러기를 잘 일으켜 스웨덴에서는 아예 사용을 금지하고 있다. 미국에서는 1인 하루 평균 15mg의 인공색소를 먹고 있으며 아이들의 경우 훨씬 많은 색소를 먹고 있는 것으로 조사되었다. 타트라진은 아스피린과 같은 원리로 장을 새게 하고, 히스타민을 분비시키는 마스트세포(mast cell)

를 전신에 더 많이 만들게 하여 알레르기 체질이 되는 것을 부추긴다.

안식향산염(Benzoate–방부제, 살균제)

안식향산염은 콜타르로 만들며 곰팡이 방지를 위한 방부제로 널리 사용한다. 생선과 새우가 두드러기를 잘 일으키는 원인이 안식향산염이 많이 함유되었기 때문이다. 천식이나 발진이 생길 수 있고 눈이 충혈될 수 있다. 특히 아스피린에 알레르기가 있는 사람에게 더 심하다. 대표적으로 벤조산나트륨(sodium benzoate)이 있다.

아황산염(Sulfite–방부제)

아황산염은 변색되지 않고 신선하게 보이기 위해 사용한다. 새우, 게, 랍스터, 가리비 조개(scallop), 건포도, 말린 연어, 자두 등 생물, 냉동식품, 말린 과일, 생야채 등에 가리지 않고 뿌린다. 포도에도 곰팡이가 생기지 말라고 아황산염을 뿌린다. 또 모든 잼과 젤리 종류에도 사용하고, 두부와 이유식에도 넣는다. 인스턴트식품과 설탕 종류(brown, white, raw sugar), 과자 종류, 오이 절임(pickles), 올리브, 캔디, 감자칩, 옥수수칩 등 모든 가공식품에 들어간다.

천식, 두드러기 등 많은 문제를 일으켜 미국에서는 과일, 야채에 뿌리는 것을 금지하였으나 아직도 와인과 맥주, 냉동 과일주스 등 많은 음식에 사용되고 있다. 와인과 맥주 2~3잔에는 약 10mg에 달하는 아황산염이 들어 있다. 참고로, 알코올 함량이 워낙 높은 위스키 같은 술에는 곰팡이가 생기지 않으므로 아황산염을 넣지는 않는다.

▶ 아황산염을 분해하는 것으로 몰리브덴(molybdenum)이라는 미네랄이 있는데, 다행히 종합비타민에 들어 있다. 와인, 맥주를 즐겨 마시는 사람은 물론이고 건강을 생각하는 사람이라면 누구든지 종합비타민을 먹어야 하는 이유가 여기에서도 발견된다.

와인과 마찬가지로 알코올 함량이 낮은 과실주에도 아황산염(sulfite)을 넣을 뿐만 아니라 향을 내기 위해 인공 과일향도 넣는다. 상업적으로 대량 생산되는 막걸리에도 단맛을 내기 위해 맥아우선당(maltodextrose)을 넣는데, 라벨에는 이런 첨가물들을 표기하지 않는다. 그 밖에 다른 술들도 너무 달거나 지나치게 향이 강하다는 느낌이 들면 이런 첨가물들이 들어간 것이다.

폴리소르베이트(Polysorbates-계면활성제, 유화제)

식물성 껌인 아카시아 껌(acacia), 아라비아 껌(gum arabic), 모과 껌(quince), 트래거캔스 껌(tragacanth), 카라기난 껌(carrageenan)과 아이스크림에 들어 있으며, 두드러기를 일으킬 수 있다. 이것이 들어 있는 식품에는 대개 인공색소, 방부제, 항산화제도 첨가되어 있다.

오메가오일이 뭐기에

오메가-3오일의 좋은 효과가 매스컴 등을 통해 자주 보도되면서 오메가오일에 대해 물어보는 사람들이 부쩍 많아졌다. 오메가오일이 무엇인지부터 오메가오일이 왜 좋은지, 어떤 종류가 있는지, 어떻게 먹어야 하는지 등등.

오메가오일은 크게 오메가-3, 오메가-6, 오메가-9오일이 있다. 오메가-3와 오메가-6오일은 체내에서 만들어지지 않고 반드시 먹어서 섭취해야 하므로 '필수지방산'에 속한다. 반면 오메가-9오일은 몸에서 생산되므로 필수지방산은 아니다.

각각의 오메가오일에 대해 자세히 알아본다.

오메가-3오일

어떻게 만들어지나

오메가-3오일 알파리놀렌산의 대사 과정

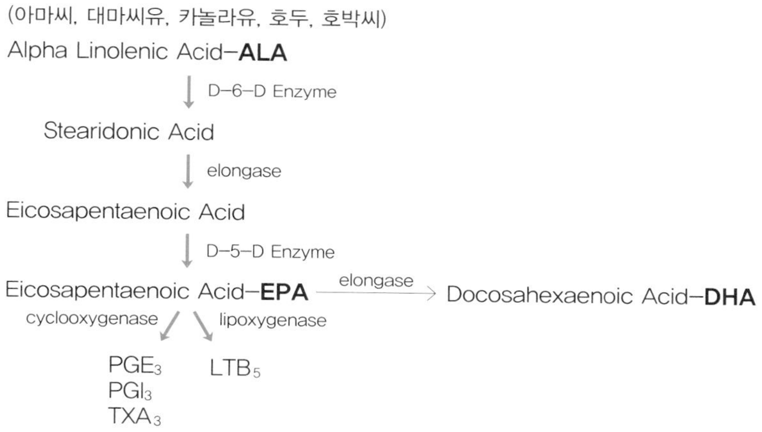

위 그림에서 알 수 있듯이 알파리놀렌산(Alpha Linolenic Acid; ALA 또는 LNA)이라는 필수지방산은 몸이 완벽한 컨디션일 때 EPA와 DHA로 전환된다. 또 EPA는 프로스타글란딘 E_3(PGE$_3$: 염증을 덜 일으키고 혈중 콜레스테롤 수치를 낮추는 데 효과적이다)라는 호르몬으로 전환된다.

세포를 건강하게 하는 EPA

EPA는 프로스타글란딘 E3(PGE3)라는 호르몬으로 전환되어 혈소판 응고를 억제함으로써 혈액순환을 좋게 하고 염증을 가라앉힌다. 또 중성지방(triglycerides)을 낮추고 좋은 콜레스테롤(HDL)을 높여 주며, 혈소판의 세포막을 건실하게 하여 터지지 않게 하므로 혈전의 생성을 방지하여 심장마비, 중풍을 예방하는 작용이 우수하다. 그리고 세포막의 유통성을 좋게 하여 세포 내로 영양소와 산소가 잘 들어가고 노폐물이 잘 빠지도록 하여 세포를 건강하게 해 준다. 세포가 건강해지면 몸도 건강해진다.

두뇌를 건강하게 하는 DHA

생선 오메가오일의 EPA에서 생성되는 DHA는 두뇌와 신경조직에 가장 많이 분포하여 두뇌와 눈, 신경전달 기능을 좋게 해 주는 필수지방산이며, 태아의 두뇌발육에도 매우 중요한 작용을 한다.

코넬 대학 메디컬센터의 연구에 따르면, DHA는 집중력부족증(ADHD), 알츠하이머병, 다발성경화증과 정신분열증을 개선시키고 범죄 충동을 줄여 주는 것으로 나타났다. 패스트푸드나 인스턴트식품을 즐겨 먹고 오메가-3오일을 먹지 않는 사람이 화를 잘 내고 불만이 많으며 범죄 확률이 높은 이유가 이것과 관련이 있는 것으로 보고 있다.

또한 스웨덴의 연구에 의하면, 알츠하이머 환자의 두뇌에는 DHA가 훨씬 적은 것으로 나타났다. 뿐만 아니라 기억력 감퇴, 집중력부족증(ADHD), 우울증, 감정 질환, 정신 질환 등 모든 두뇌 질환이 DHA 부족과 관련이 있는 것으로 알려졌다. 생선을 많이 먹는 일본인들은 육식을 주로 하는 미국인들보다 오메가-3오일을 15배나 많이 섭취한다. 미국의 노인 우울증 환자가 33%인 데 반해 일본은 2%에 불과한 것 역시 오메가-3오일의 섭취와 무관하지 않다는 것을 보여준다.

알파리놀렌산이 가장 많이 들어 있는 것은 아마씨(flaxseed)이며 대마씨유, 카놀라유, 호두, 호박씨 등과 생선에도 다량 함유되어 있다. 하지만 아마씨나 카놀라유 등에 들어 있는 알파리놀렌산이 EPA, DHA로 전환되는 정도는 개인에 따라 차이가 크고, 육식을 많이 하는 사람은 그나마 전환이 어렵다. 또 아연(zinc)과 마그네슘, 비타민 B_3, B_6, C, E가 부족해도 전환이 잘 이루어지지 않는다. 최상의 조건일 때 15% 미만이 EPA로 전환되고 5% 미만이 DHA로 전환된다. 따라서 이미 다량의 EPA,

DHA를 함유하고 있는 연어, 고등어, 정어리, 안초비, 대구 같은 생선과 오메가-3 생선오일을 복용하는 것이 프로스타글란딘 $E_3(PGE_3)$를 훨씬 효과적으로 만들어 낼 수 있는 방법이다.

무엇이 좋은가

● 면역력, 자가면역 질병, 염증 감소

현대인은 육식을 즐겨 먹고 기름에 튀긴 음식과 정제된 탄수화물, 설탕 등을 과도하게 먹어 면역이 약해지고 수많은 질병에 시달리고 있다. 흰빵, 백미, 과자, 설탕, 잼 등 단당은 백혈구의 살균 기능을 5시간이나 감소시키고 항체의 생산을 감소시켜 면역력을 크게 저하시킨다. 이러한 식생활은 알레르기, 천식 등과 자가면역을 일으켜 루푸스, 류머티즘 관절염, 크론스장염, II형 성인당뇨, 다발성경화증, 파킨슨씨병 등 각종 자가면역 질병을 야기한다.

면역은 필수지방산에 의해 유지되는데 특히 오메가-3오일이 부족하면 면역력이 크게 떨어진다. 여러 가지 연구에 의하면 오메가-3오일은 염증을 감소시켜 알레르기, 궤양성대장염, 크론스장염, 폐색성호흡기 질환, 건선, 천식, II형 성인당뇨, 다발성경화증, 류머티즘 관절염 등의 증상을 현저하게 개선시키는 것으로 나타났다.

● 혈당, 혈압, 비만

뿐만 아니라 오메가-3오일은 혈당을 내리고 단것을 먹고 싶어 하는 충동을 없애 준다. 동물실험에서 육식 지방이 많고 오메가-3오일이 적은 사료를 주면 인슐린에 대한 반응도가 감소하여 혈당이 높아지는 반면, 오메가-3오일을 추가하면 인슐린에 대한 반응도가 향상되고 혈당이 감소하는 것으로 나타났다.

이처럼 오메가-3오일은 혈당을 내릴 뿐 아니라 비만, 고혈압에도 효과가 있다. 동물실험에서 동물성 지방을 준 쥐는 살이 많이 쪘으나, 오메가-3오일을 준 쥐는 신진대사가 높아져 에너지 생산을 증가시키므로 살이 찌지 않았다. 또 최근 연구에서 오메가-3오일이 부족하면 렙틴(leptin)■이라는 호르몬이 낮아져 식욕 조절이 어려워지는 것으로 나타났다. 이런 작용들 때문에 살을 빼려고 할 때나 당뇨 치료에 오메가-3 생선오일을 기본적으로 추천한다. 오메가-3 오일은 심장마비, 중풍 예방뿐 아니라 건강 증진을 위해 누구에게나 필요한 필수지방산이다. 연구 결과는 ☞2권 오메가-3오일 p.201

■ 렙틴(leptin)은 체지방(흰색지방세포)에서 분비되는 호르몬으로 식욕을 조절하고, 갈색지방(brown adipose tissue; BAT)의 작용을 증가시켜 칼로리를 태우고 살을 빼는 작용을 한다. 체지방이 많아지면 렙틴의 분비가 많아져 대뇌에 이 사실을 알린다. 그러면 대뇌에서는 식욕을 감소시키고 신진대사를 올려 체지방을 부지런히 태우게 한다. 반대로 체지방이 적어지면 렙틴이 감소하고, 대뇌에서는 식욕을 증가시켜 정상적인 체중과 건강을 유지하게 한다.

오메가-6오일

어떻게 만들어지나

리놀산(Linoleic Acid; LA)은 인체의 성장과 건강한 피부 유지에 없어서는 안 될 불포화지방산으로 아연(zinc), 마그네슘, 비타민 B_6, B_3, C, E가 충분하면 효소의 작용에 의해 감마리놀렌산(Gamma Linolenic Acid; GLA)으로 전환된다. 다음 그림을 보면 알 수 있듯이 감마리놀렌산 중 소량이 아라키돈산(Arachidonic Acid; AA)으로 전환되는데, 스트레스나 인슐린이 높을 때는 전환되는 양이 증가한다.

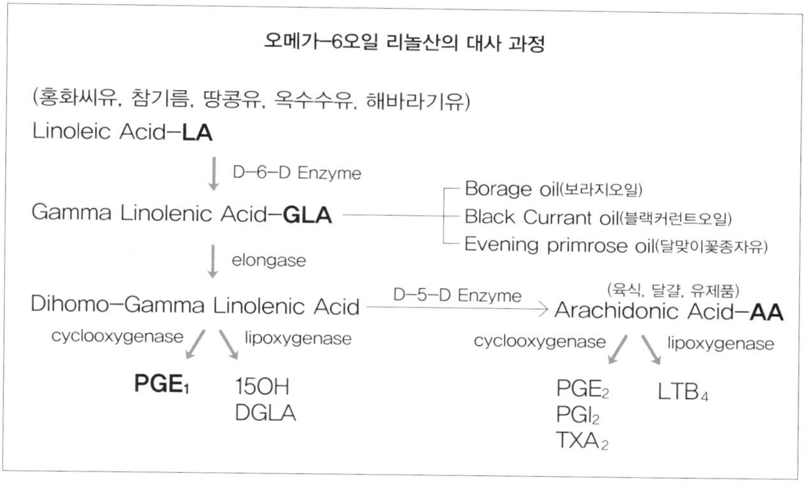

오메가-6오일 리놀산의 대사 과정

감마리놀렌산(GLA)

감마리놀렌산은 프로스타글란딘 E_1(PGE_1) 호르몬으로 전환되어 혈소판 응고를 억제하고 혈액순환을 좋게 한다. 또 콜레스테롤의 합성을 방해하고 혈관을 확장하여 혈압을 내려 준다. 뿐만 아니라 위장점액을 생산하여 위염, 위궤양, 십이지장궤양에도 좋고 암세포의 성장을 억제한다.

아라키돈산(AA)

또 하나의 오메가-6 종류인 아라키돈산은 주로 육식과 달걀, 유제품 등을 통해 섭취되는데, 프로스타글란딘 E_2(PGE_2) 호르몬으로 전환되어 염증을 일으키고 혈소판 응고를 촉진한다. 따라서 너무 많이 섭취할 경우 혈액이 찐득거려 심장마비, 중풍 등을 일으킨다. 아라키돈산은 고기보다는 달걀로 섭취하는 것이 포화지방산도 적고 콜레스테롤도 그다지 높지 않아 이상적이다.

☞달걀, 너무 두려워하지 마라 p.506

프로스타글란딘 E_1(PGE_1)

프로스타글란딘 E_1(PGE_1)이 부족하면 혈액이 자주 응고되어 순환이 나빠지며 콜레스테롤이 높아지고 자가면역 질병에 걸릴 확률이 높아진다. 또 염증이 생기기 쉽고 우울증이 올 수 있으며, 면역이 저하되고 손톱이 잘 부러지며 모발에 윤기가 없어진다.

리놀산(LA)은 홍화씨유, 참기름, 땅콩유, 옥수수유, 해바라기유, 대두유(soy)에 많이 들어 있는데, 이것이 감마리놀렌산(GLA)으로 전환되는 양은 불과 0.2%에서 최고 18.5%밖에 되지 않는다. 더욱이 아연, 마그네슘, 비타민 B_6, B_3, C, E가 부족하면 전환이 잘 이루어지지 않는다. 게다가 현대사회에서 상업적으로 대량 생산되는 식물성 오일들은 열을 가하고 가공하여 트랜스지방이 되므로, 감마리놀렌산으로 전환될 수 있는 양은 거의 희박할 수밖에 없다. 따라서 이러한 오일에서 감마리놀렌산의 전환을 기대하는 것보다 아예 감마리놀렌산이 풍부하게 들어 있는 보라지유(borage oil)나 달맞이꽃종자유(evening primrose oil), 블랙커런트오일(black currant oil)을 섭취하는 것이 더 효과적인 방법이다.

무엇이 좋은가

● 혈액 순환

식물성 오메가-6오일에서 생성된 PGE_1과, 오메가-3 생선오일에서 만들어진 PGE_3는 혈소판 응고를 억제하여 혈액이 매끄럽게 순환되도록 해 줌으로써 심장병, 중풍 등을 예방해 준다. 그러나 육식의 아라키돈산(AA)에서 생성된 PGE_2는 혈소판을 응고시켜 혈액이 엉기고 혈관이 막히는 등 혈액순환을 방해한다. 하지만 이것 역시 없어서는 안 되는 호르몬이다. 혈액이 응고되지 않으면 출혈이 있을 때 피가 멎지 않아 사망하기 때문이다. 그래서 혈액에는 이 3가지 프로스타글란딘(PGE 1, 2, 3)이 모두 있어야 한다. 그리고 PGE 1, 2, 3가 서로 균형을 이루어 혈액의 흐름이 잘 이루어지면서 혈액의 응고 능력도 유지해야 한다.

● 프로스타글란딘(PGE)의 균형

아라키돈산(AA)은 두뇌에 두 번째로 많은 지방으로, 두뇌 기능에 없어서는 안 될 필수지방산이다. 하지만 섭취가 지나치면 혈액에 PGE_2가 많아져 혈액이 응고되고 혈액순환이 순조롭지 않게 된다.

그리고 염증이 생기면서 심장병, 고혈압, 관절염, 천식, 편두통 등 수많은 질병을 일으킨다. 이렇게 아라키돈산(AA)과 PGE_2가 많을 때 PGE_1(달맞이꽃종자유, 보라지유)과 PGE_3(오메가-3 생선오일)를 충분히 채워 주지 않으면 염증 상태가 계속되고 낫지 않는다. 따라서 PGE 1, 2, 3가 균형을 이루게 하는 것이 매우 중요하다.

오메가-6와 오메가-3의 이상적인 비율은 4:1이지만, 현대인들은 육식을 과다하게 섭취하여 그 비율이 20:1로 크게 깨져 있다. 그러므로 육식을 줄이고 오메가-3오일과 식물성 오메가-6오일(달맞이꽃종자유, 보라지유)의 섭취를 늘려야 한다.

이를테면 아라키돈산(AA)이 많은 고기를 먹을 때는 리놀산(LA)이 많은 참기름을 찍어 먹는다든지, 달맞이꽃종자유(혹은 보라지유)와 오메가-3 생선오일을 평소보다 더 넉넉하게 섭취하여 PGE의 균형을 맞추어야 혈액순환에 문제가 생기지 않는다.

▶ 요즘 사람들은 지나친 육식으로 PGE_2가 과도해져 염증이 잘 생기고 습진, 아토피성 피부염, 건선, 지루성피부염, 알레르기 등이 만연하다. 이런 피부병은 약이나 연고로는 근본적인 치료가 어렵고, 감마리놀렌산(GLA)이 많은 달맞이꽃종자유나 보라지유, 그리고 오메가-3 오일을 복용하면 좋은 효과를 볼 수 있다. 감마리놀렌산(GLA)에서 생성되는 PGE_1은 알레르기를 가라앉히는 작용이 탁월하다.

☞2권 감마리놀렌산(GLA) p.12

오메가-9오일

올레익산(oleic acid)은 올리브오일에 가장 많고 아보카도와 땅콩, 아몬드, 피스타치오, 피칸, 캐슈너트, 헤이즐넛, 마카다미아 등에도 들어 있다. 올리브오일은 콜레스테롤을 내리는 작용이 뛰어나 심장병 예방에 효과적이다. 또 유방암에 걸릴 확률을 낮춰 주고 오메가-3오일과 협동작용을 하여 세포벽의 투과성을 향상시킨다. 즉 세포막의 영양소 유입, 노폐물 배설 등 세포의 기능을 좋게 한다.

지금까지 살펴본 것처럼 오메가오일은 프로스타글란딘(PGE1, PGE2, PGE3)

으로 전환되어 혈액순환과 지혈, 염증, 혈압 등에 중요한 작용을 한다. 하지만 스트레스, 공해, 나이, 비타민 결핍, 알코올, 당뇨 등이 프로스타글란딘(PGE)으로의 전환을 저해하고, 과도한 설탕 섭취와 트랜스지방 섭취가 감마리놀렌산(GLA), EPA, DHA 등의 생성을 방해하므로, 올바른 음식물 섭취와 생활습관에도 관심과 노력을 더욱 기울여야 한다.

plus+

오메가오일을 고를 때는…

요즘 비타민만큼 대중화되고 있는 자연치료제 중 하나가 오메가오일이다. 그 장점과 효과가 널리 인정되어 많은 사람들이 찾고 있다. 모든 자연치료제가 마찬가지지만, 오메가오일은 특히 회사마다 품질(기술력) 차이가 매우 크기 때문에 신뢰받는 좋은 회사 제품을 선별하는 것이 중요하다. 터무니없이 싼 것은 오메가오일이 아닐 가능성이 매우 높다.

작은 생선이 좋다

청정한 북해의 대구, 정어리, 안초비 등은 먹이사슬이 낮아 중금속 함량이 낮다. 이런 생선을 작은 어선들로 매일매일 잡아서 바로바로 가공한 것이 좋은 제품이다. 반면 대형 어선은 한번 나가면 오랫동안 조업을 하고 돌아온다는 단점이 있다. 또한 뛰어난 기술력으로 신선도를 그대로 유지하되, 화학 처리나 인공적인 가공을 전혀 하지 않은 것이 효과가 높다(인조가공을 하면 산화되기 쉽다). 이런 제품은 생선 비린내가 전혀 나지 않는다.

비린내가 나는 것은 먹지 마라

냉장고에 보관하지 않고 창고에 보관하면서 대량으로 세일하는 제품은 사지 않는 것이 좋다. 오일 제품은 냉장고에 보관하지 않으면 산화되기 때문이다. 젤 캡슐(gel capsule)로 된 것은 캡슐을 깨물어 맛을 보고, 생선 비린내가 많이 나는 것은 이미 산화된 것이므로 먹지 말아야 한다. 여러 번 강조했지만, 신선하지 못한 오일은 오히려 건강에 해롭다는 점을 명심해야 한다. ☞오메가오일이 뭐기에 p.544 ☞2권 오메가-3오일 p.196

우유,
먹을까 말까

아직까지도 우유 섭취에 대한 찬반양론이 마침표를 찍지 못하고 있다. 혹자는 완벽하게 좋은 점만 가지고 있는 식품이 얼마나 있겠느냐며 대수롭지 않게 여길지 모르겠지만, 무수한 가정의 식탁에 오르내리고, 음식점의 단골 식재료로 사용되며, 특히나 성장기 어린이에게 필수 영양식처럼 인식되고 있는 음식이라면 결코 대충 넘어가서는 안 된다고 생각한다. 우유 섭취에 대해 불안감을 떨칠 수 없게 하는 부분들을 짚어보았다.

칼슘 섭취는 우유로?

칼슘은 뼈의 밀도를 높여 주는 원료이고 마그네슘은 뼈의 강도와 탄력을 높여 주는 성분이다. 마그네슘이 부족하면 뼈의 강도와 탄력이 약해져 뼈가 부서지기 쉽다. 또 칼슘이 잘 흡수되려면 마그네슘이 필요하고 칼슘과 마그네슘의 비율은 2:1이 이상적이다. 그런데 우유에는 칼슘이 많기는 하나 칼슘과 마그네슘의 비율이 약 10:1이다. 즉, 우유에는 마그네슘이 1/10밖에 되지 않아 칼슘이 다 흡수되지 못한다. 더욱이 요즘은 곡식을 하얗게 정제가공해서 먹고 마그네슘이 없는 화학비료를 쓰기 때문에, 현대인의 마그네슘 섭취량이 100년 전에 비해 ⅓밖에 되지 않는다.

칼슘과 마그네슘 비율이 4:1인 음식을 주로 먹는 핀란드와 네덜란드는 세계에서 가장 골다공증이 많으며, 1인당 세계 최대 우유 소비국인 미국 역시 골다공증이 가장 많은 나라 중 하나라는 점에 대해 한 번쯤 깊이 생각해 볼 일이다. ☞골다공증 p.153

어릴수록 우유를 먹어야 한다?

우유에는 알레르기를 잘 일으키는 단백질이 있다. 그래서 생후 4~6개월 장벽이 아직 완전하지 않을 때 우유단백질이 장벽을 통과해 몸 안으로 들어오면 면역 반응을 일으켜 알레르기가 생기게 된다. 따라서 모유를 먹이지 않고 우유를 먹인 아이들은 아토피성 피부염, 음식 알레르기, 두드러기, 천식 등에 잘 걸리게 된다. 유아는 최소 6개월~1년 동안은 모유를 먹여야 한다. 6개월 전에 젖을 떼고 우유나 음식을 주기 시작하면 알레르기를 유발하고 알레르기 체질이 되기 쉽다.

☞임신과 육아에 꼭 알아야 할 자연의학 상식 10 p.560

또한 유아기에 우유를 먹이면 자가면역증을 유발시킨다. 집안에 소아당뇨 내력이 있으면 아기에게 모유를 먹이는 동안 산모도 우유를 먹지 말아야 하며, 아이가 1.5~2세가 될 때까지 우유를 먹이지 말아야 한다. 소아당뇨 내력이 없더라도 1살까지는 우유를 먹이지 않는 것이 좋다.

어른은 안전하다?

우유에는 유당(lactos락토스)이 많아 장에 칸디다곰팡이가 성하게 하고 알레르기를 잘 일으킨다. 또 젖소에게 전염병 예방이나 치료를 목적으로 항생제를 먹인 경우 우유에서도 항생제가 검출된 사례들이 있어 안전을 장담할 수 없다. 그리고 과도한 유제품은 대장암의 원인이 되기도 한다.

더욱이 우유에는 환경호르몬인 인조여성호르몬이 상당량 함유되어 있어 유방암, 자궁근종, 자궁암, 난소암, 폐경기 증상 등에 악영향을 주고 ☞폐경기 p.474 남성 불임에도 영향을 준다. 우유제품의 소비가 증가할수록 정충의 숫자는 감소하여 남성 불임이 증가하고 있다는 연구 결과도 있다. ☞불임증 p.246

우유, 먹을까 말까?

이러한 연구 결과들은 여러 나라에서 10년, 20년 우유 소비자들을 추적, 연구하여 발표한 것들이다. 하지만 미국의 거대 낙농업자들과 우유 회사들은 막대한 자금력을 동원하여 우유가 몸에 좋다는 연구 결과를 발표하는 한편, 잘 만들어진 우유 광고를 지속적으로 내보내 소비자들을 혼란스럽게 하고 있다. 과연 진실은 무엇인가?

단순하게 자연의 법칙을 생각해 보자. 우유는 송아지에게 먹이려고 어미 소가 만들어 내는 것이니 당연히 송아지 몸에 맞게 설계되어 있다. 그나마 송아지도 어느 정도 자란 후에는 젖을 떼고 풀을 먹는다. 사람은 엄마의 모유를 먹고, 젖을 뗀 후에는 밥을 먹게 되어 있다. 젖은 젖먹이 때에만 먹게 되어 있는 것이 자연의 법칙이 아니겠는가. 더욱이 송아지가 아닌 사람의 아기가 소젖을 먹으니 당연히 거부반응(알레르기)이 일어날 수밖에 없는 것이다. 아기가 젖소의 젖을 빨아 먹는 모습을 상상해 보라.

임신과 육아에 꼭 알아야 할
자연의학 상식 10

1 체내에 비타민 C, E 농도가 높은 임산부일수록 우량아 출산 가능성이 높다는 연구 결과가 나왔다. 연구 결과에 따르면 혈중 비타민 C 농도가 높은 임산부일수록 신생아의 몸무게와 키가 컸는데, 평균적으로는 임산부의 혈액 1㎖당 1마이크로그램(㎍)이 높으면 신생아의 몸무게는 27.2g, 키는 0.17㎝ 정도 늘어나는 것으로 조사됐다. 그 이유는 비타민 C, E의 농도가 높을수록 산화로 인한 손상을 덜 받기 때문이다.

☞2권 비타민 C p.104 ☞2권 비타민 E p.118

2 달맞이꽃종자유의 감마리놀렌산(GLA)은 두뇌의 성장발달과 두뇌 기능에 필요한 오일로서 임신 중 태아의 두뇌발육을 위해 꼭 복용해야 할 영양소 중 하나이다. 출산 후에도 산모가 감마리놀렌산을 복용하면 모유를 통해 아이에게 공급된다. ☞2권 감마리놀렌산 p.12

3 아연(zinc)은 태아와 신생아의 정상적인 발육에 필수적이다. 아연이 부족하면 태아의 척수돌출이 생길 수 있고 조산아가 될 수 있으며, 신생아의 면역 부족과 백신의 효과가 저하된다. 연구에 의하면 모유를 먹이는 엄마에게 하루 15mg의 아연을 복용시키면 신생아의 체중이 증가하고 어린이의 성장도 촉진하는 것으로 나타났다. 임신부용과 산모용 종합비타민에는 아연이 적당량 들어 있다. ☞2권 아연 p.180

4 조기유산, 자연유산이 점점 많아지는 주요 원인 중 하나는 임신 초기 황체에서 황체호르몬 분비가 충분하지 못한 데다 환경여성호르몬(xenoestrogen)이 난소의 기능을 저하시키기 때문이다. 황체호르몬은 태아가 자궁에 잘 착상하여 떨어지지 않게 하는 작용을 한다. 그러므로 황체호르몬(progesterone)크림을 배란이 된 직후(월경 시작일로부터 약 14일) 2개월간 매일 바르면 유산이 방지된다. 임신 후 3개월째부터는(태반에서 황체호르몬이 생산되므로) 황체호르몬크림을 서서히 줄여 가다가 끊으면 된다. 황체호르몬크림은 임신 중 태아의 두뇌발육에도 크게 영향을 미쳐 태아의 지능을 높여 줄 뿐 아니라 튼튼하고 침착한 자립형 아이로 자라는 데 도움을 준다. ☞폐경기 p.474 ☞2권 황체호르몬크림 p.290

5 임신 중 인슐린 반응도가 낮아 혈중 인슐린이 높은(Insulin Resistance Syndrome; IRS) 임산부는 과체중의 거대한(macrosomatic) 아기를 낳을 수 있다. 우량아를 낳았다고 좋아할 것이 아니라 산모의 혈당을 검사해 보아야 한다. 인슐린이 가장 강력한 성장인자이므로 아기가 커지게 된다.

▶ 임신 기간 중 너무 많이 먹어도 아이가 당뇨병에 걸릴 확률이 높아진다. 베를린에서 진행된 연구에 의하면 2차 대전 당시 못 먹던 시절(1941~1948년 사이)에 태어난 아이들은 당뇨에 걸린 비율이 50%나 적었다. ☞당뇨병 p.185

6 동물성 지방을 많이 먹고 야채, 과일을 잘 먹지 않은 임산부는 고환이 미발육된 아들을 낳을 확률이 높아진다.

7 유아의 장벽은 아직 완전하지 않아 장벽이 새기 쉬우므로 알레르기가 쉽게 일어난다. 특히 우유에는 알레르기를 잘 일으키는 단백질이 들어 있고, 조제분유(baby formula)나 이유식을 먹인 아이들 역시 알레르기를 쉽게 일으켜 아토피성 피부염, 음식 알레르기, 두드러기, 천식에 잘 걸리게 된다. 그러므로 생후 최소 6개월~1년간은 모유를 먹이는 것이 가장 좋다.

8 유아기에 우유를 먹이면 자가면역증을 유발시키므로 아이가 1.5~2세가 될 때까지 우유를 먹이지 않는 게 좋다. 소아당뇨 환자들의 대부분이 생후 4개월 이전에 우유나 음식을 먹이기 시작한 경우가 많다. 산모가 우유를 먹어도 모유 속에 우유단백질이 들어가기 때문에(특히 집안에 소아당뇨 내력이 있으면) 수유 기간에는 산모도 우유를 먹지 않는 것이 안전하다. 소아당뇨 내력이 없는 아이라도 최소 1살까지는 우유를 먹이지 말아야 소아당뇨 위험을 줄일 수 있다. ☞우유, 먹을까 말까 p.556

9 모유를 먹인 아이들은 현저하게 아토피성 피부염과 알레르기에 잘 걸리지 않는다. 만약 모유를 먹였는데도 이런 병에 걸렸다면 이것은 엄마가 알레르기 음식을 먹어 그 항체가 모유를 통해 아기에게 전달됐기 때문이다. 그러므로 수유를 하는 엄마는 알레르기를 잘 일으키는 우유, 달걀, 땅콩, 대두(soy) 콩제품(두유, 두부), 밀가루, 고등어나 꽁치같이 알레르기를 잘 일으키는 생선, 귤 종류, 초콜릿 등은 먹지 말아야 한다. 이유식이나 아이 음식에도 이런 식품은 피하는 것이 좋다.

☞아토피성 피부염 p.301

10 모유에는 DHA가 포함되어 있어 모유를 먹고 자란 아이가 7.5~8세가 되었을 때 IQ가 8.3 정도 더 높아지는 것으로 나타났다. 다른 연구에서도 모유를 먹고 자란 아이의 IQ가 5~12가량 더 높게 나타났다. 따라서 아이를 총명하게 키우려면 모유를 먹이면서 산모도 DHA가 풍부한 오메가-3오일을 복용하는 것이 좋다. 그리고 모유를 뗀 후에는 아이에게 직접 오메가-3오일을 먹인다. ☞2권 오메가-3오일 p.196

콜레스테롤의 진실

콜레스테롤이 없으면 늙는다?

콜레스테롤은 전신세포에서 생산되는데 주로 간세포에서 80%가 생산된다. 콜레스테롤은 너무 많거나 적어도 건강을 해치며 적당량이 있어야 최상의 건강을 유지하여 장수할 수 있다. 콜레스테롤은 코티솔호르몬을 비롯한 부신피질호르몬과 여성호르몬, 황체호르몬, 남성호르몬 등 성호르몬을 만드는 원료이며, 신경을 감싸 주는 지질로 인간 생리 기능에 없어서는 안 되는 중요한 성분이다. 콜레스테롤이 부족하면 빨리 노화하고 질병에도 쉽게 걸리며 일찍 사망하게 된다. 또 콜레스테롤이 너무 낮으면 빈혈, 자가면역 질환, 암, 면역력 약화 등이 생길 수 있다.

콜레스테롤은 나쁘다?

콜레스테롤은 좋은 것(HDL)과 나쁜 것(LDL)이 있다. HDL은 혈관벽에 붙은 콜레스테롤을 떼어 간으로 가져가 분해하여 동맥경화를 방지하므로 좋은 콜레스테롤이다. 이와 반대로 LDL은 혈관벽에 붙어 동맥경화를 일으키므로 나쁜 콜레스테롤이다.

콜레스테롤은 고기 때문에 올라간다?

콜레스테롤이 많은 음식을 먹어야만 콜레스테롤 수치가 높아지는 것은 아니다. 단백질과 오메가-3오일같이 좋은 지방은 먹지 않고 흰밥, 흰국수, 흰빵, 과자, 설탕 같은 정제된 탄수화물을 즐겨 먹으면 갑자기 혈당이 높아져 인슐린이 과다 분비되고, 인슐린이 높아지면 콜레스테롤 생산이 증가한다. 콜레스테롤이 올라가는 것은 정제된 탄수화물(전분)이나 육식의 지방을 얼마나 많이 먹었는지, 동시에 섬유질과 야채, 과일은 얼마나 먹지 않았는지에 따라 더 좌우된다.

튀긴 음식이 콜레스테롤의 주범이다?

콜레스테롤은 우리 건강에 꼭 필요한 물질이지만 이것이 산화되면 해로운 물질로 변한다. '산화(lipid peroxidation)'란 지방이 상온에 있거나 열이 가해져 활성산소가 생겨나는 것을 말한다. 콜레스테롤 자체는 혈관을 막히게 하는 해로운 물질이 아니지만, 콜레스테롤이 산화되면서 생기는 활성산소가 혈관 질환의 주범이다.

식물성 기름도 열을 가하면 매우 빠르게 산화하여 섭씨 145도(화씨 300도) 이상에서 조리를 하면 트랜스지방(transfats, transfatty acid)으로 변한다. 이처럼 튀긴 음식이나 산화된 식품, 패스트푸드가 혈관 질환에 더 나쁜 영향을 미친다. 그리고 운동 부족과 스트레스도 콜레스테롤을 올리는 주범이며, 갑상선 기능이 저하되어도 콜레스테롤이 높아진다.

콜레스테롤과 음식

음식을 냉장고에 넣지 않고 실온에 두었거나 기름에 튀기거나 구워서 산화된 콜레스테롤의 활성산소는 혈관벽을 상하게 하므로 피해야 한다. 반면 신선한 달걀에는 산화된 콜레스테롤이 없으므로 굳이 피해야 할 이유가 없다.

> ▶ 식물성 기름과 오메가오일, 견과류의 지방은 산화되기가 쉬워 활성산소가 잘 생기므로 모든 오일을 비롯해 호두, 잣 같은 견과류는 반드시 냉장고에 보관해야 한다.

- 다음의 〈콜레스테롤 함량표〉에서 콜레스테롤이 100 이하인 것은 수

치가 그다지 높지 않은 것이다. 하지만 유지류와 동물성 지방이 있는 육류는 수치와 상관없이 먹지 않는 것이 좋다.

- 유제품도 동물성 지방이 들어 있어 권할 만한 것이 못 되며, 생선은 먹어도 좋다.
- 국수, 흰빵, 흰밥은 콜레스테롤이 낮지만 탄수화물이 콜레스테롤을 높이므로 현미나 통밀국수, 통밀빵으로 대치하되 먹는 양을 줄이고, 콩과 야채샐러드, 과일 섭취를 늘리는 것이 좋다.
- 야채, 과일에는 콜레스테롤이 전혀 없고 각종 비타민, 플라보노이드(flavonoid), 항산화제, 섬유질이 풍부하여 지질의 산화를 막고 동맥경화를 방지해 준다. ☞건강식이 만병통치 p.38
- 비타민 C, E, 베타카로틴, 셀레니움 같은 항산화제는 나쁜 콜레스테롤이 산화하는 것을 방지하고 혈관벽에 콜레스테롤이 쌓이는 것을 막아 주어 심장마비, 중풍 예방에 매우 효과적이다. 하지만 유전적으로 콜레스테롤이 높은 사람은 약초나 생약제로도 콜레스테롤이 잘 내려가지 않는 경우가 있다.

한편, 콜레스테롤 처방약은 콜레스테롤을 낮추는 효과는 있으나, 몸에 필요한 중요 영양소들의 결핍을 초래한다.

콜레스테롤 함량표

(식품 100g당 mg)

유지류	
버터	250
마요네즈	190
돼지기름	123
라드(lard)	109
마가린	0~2
육류	
소뇌	2,000 이상
신장	375
소간	277~300
심장	150
닭고기	131
살라미 소시지	114
베이컨	110
송아지	90
소혀	81
오리고기	76
쇠고기	76
칠면조	72
햄	71
양고기	70
돼지고기	70
껍질 벗긴 닭살	60
소시지	55
난류	
달걀 노른자(7개)	1,500
달걀 흰자	0
달걀	550
메추리알	628
연어알	556
캐비어(Caviar)	300 이상
생선알	300 이상
유제품류	
치즈	85~100
분유	85
아이스크림	45
우유	11
코티지(cottage) 치즈	7
탈지우유	3
어패류	
말린 오징어	625
오징어	312
성게	219
보리새우	218
굴	200 이상
랍스터	200
뱀장어	193
소라	151
미꾸라지	140
문어	135
뱅어	133
게	125
새우	125
바다뱀장어	111
꽁치	108
갈치	91
전복	91
청어	85
도루묵	84
참도미	82
정어리	82
은어	81
조기	75
숭어	75
잉어	74
연어	73
전갱이	71
대구	71
고등어	70
대합	69
날치	61
넙치	62
옥돔	60
가자미	59
가다랭이	53
북어	53
농어	49
다랑어	46
멍게	43
바지락조개	36
피조개	25
해삼	20 이하
기타	
어묵	34
어육소시지	15
흰국수, 흰빵, 백미	20 이하

트랜스지방과 올리브오일

식품회사에서 제품을 만들 때 사용하는 가공된 트랜스지방(transfats)이 심장마비, 암 등을 일으킬 수 있다는 발표가 잇따르면서 근래 트랜스지방 사용을 금지하는 나라가 점차 늘어나고 있다. 가공된 트랜스지방은 라벨에 경화유(hydrogenated oil)라고 쓰여 있으며, 몸에서 필수지방산을 유용하게 사용하는 것을 방해하여 혈액을 찐득거리게 하고, 나쁜 콜레스테롤(LDL)을 올리고 좋은 콜레스테롤(HDL)은 낮춘다.

미국 슈퍼마켓에도 무수한 식물성 오일이 진열대를 채우고 있다. 몇 달씩 이렇게 두어도 변질되지 않는 것은 오일 안의 생명체인 유기물 영양소를 다 걸러 냈기 때문이다. 이렇게 정유하는 과정에서 열을 가하고 산화하여 유해활성산소까지 생긴 것이 몸에 좋을 리가 만무하다.

트랜스지방

트랜스지방은 가공식품, 인스턴트식품, 패스트푸드, 마가린 등에 들어 있으며 가공한 식물성 기름에도 들어 있는 경우가 있다. 유럽의 한 연구에서 여성의 체지방에 트랜스지방 함량이 40%가량 높은 여성은 트랜스지방 함량이 낮은 여성보다 유방암에 더 잘 걸리는 것으로 나타났다. 또한 트랜스지방을 많이 먹고 오메가오일을 먹지 않은 여성은 3.5배나 유방암에 걸리는 확률이 높았다. 또 14년간 진행된 연구에 따르면 심장병에 가장 나쁜 해를 미치는 지방은 육식과 유제품의 지방, 그리고 마가린과 경화유로 튀겨 낸 음식에 들어 있는 트랜스지방이었다. 그 결과 트랜스지방을 가장 많이 먹는 사람은 적게 먹는 사람보다 53%나 심장마비에 걸릴 확률이 높았다.

▶ 대량으로 생산하는 트랜스지방에는 '부분적으로 경화한 오일'이 있는데, 라벨에 'Partially hydrogenated oil'이라고 쓰여 있다. 이러한 오일은 마켓에서 오래 진열하여 팔 수 있도록 개발된 것으로, 고온에 잘 견디어 쉽게 상하지 않는다. 하지만 본질은 역시 트랜스지방이다.

올리브오일

올리브오일은 오메가-9오일로, 나쁜 콜레스테롤(LDL)을 낮추어 주므로 음식이나 샐러드에 뿌려 먹으면 좋은 건강식이 된다. 실제로 올리브오일을 많이 먹는 그리스와 이탈리아 사람들은 심장병에 걸리는 비율이 상대적으로 낮다.

▶ 하지만 올리브오일의 올레익산(oleic acid)은 토끼 실험에서 담낭에 콜레스테롤을 증가시켜 담석이 생기게 하는 것으로 나타났으므로, 담석이 있는 사람은 올리브오일의 과다 섭취를 삼가야 한다. ☞담석증 p.180

올리브오일을 고를 때는 열을 가하지 않고 재래식으로 눌러 짠(cold pressed) 녹색의 '엑스트라 버진(extra virgin)'이 가장 좋다. '버진(virgin)'도 열을 가하지 않고 눌러 짠 오일이지만 엑스트라 버진보다는 질이 떨어진다. '퓨어(pure)'는 열을 가한 것이라 별로 좋지 않다. 오일에 열을 가하면 몸에 해로운 트랜스지방으로 변하기 때문이다.

오일은 빛이 잘 들어가지 않는 불투명한 병에 담긴 것이 좋다. 방앗간이나 마트 등에서 재래식으로 직접 짠 기름을 냉장고에 넣어 두고 사용하는 것도 좋은 방법이다.

올리브오일은 중간 온도(165도) 이상 열을 가하면 좋지 않다. 포도씨오일과 코코넛오일■은 고열(섭씨 190도)에 강하므로 튀김용 기름으로 적당하다.

■ 코코넛오일은 고체로 되어 있다가 실내온도가 올라가면 액체로 되는데, 가공하지 않은(unrefined) 유기농 제품이 좋다.

오일은 열을 가하면 유해활성산소가 생기고 트랜스지방으로 변하기 때문에 가급적 열을 피하는 것이 상책이다. (조리방법에 따라 다르긴 하지만) 참기름이나 들기름처럼 요리를 끝내고 불을 꺼 식힌 다음 뿌리는 방법도 생각해 볼 일이다. 모든 기름 종류는 냉장고에 보관해야 한다.

자연의학
건강 다이제스트 33

1 중풍과 심장마비 예방책으로 중년부터 아스피린을 먹는 사람들이 많다. 하지만 아스피린은 궤양을 일으킬 확률을 높인다. 크기가 작은 베이비 아스피린은 안전하다고 생각하는 사람들이 많은데, 75mg 베이비 아스피린은 150mg 아스피린보다 궤양으로 인한 출혈 확률이 30% 적고, 400mg보다는 40% 적을 뿐이다.

☞2권 아스피린 같은 항염해열진통제의 부작용 p.82

2 타이레놀(Tylenol)을 커피와 같이 복용하면 안 된다. 대장균의 독성부산물이 3배나 과다 생산되어 간 손상을 유발한다.

3 제산제를 자주 먹으면 골다공증이 되기 쉽다. 칼슘은 위산이 있어야 흡수되는데 제산제는 위산의 분비를 억제하여 칼슘 흡수를 떨어뜨리기 때문이다.

4 콜라 같은 청량음료는 인산(phosphate)이 많아 뼈에서 칼슘을 빼내어 소변으로 배출시킬 뿐 아니라, 설탕이 많아 골다공증을 가속한다. 커피는 이뇨작용을 하며 소변으로 칼슘을 배출시킨다.

5 소금을 많이 먹으면 90%의 소금이 소변으로 배출되며 칼슘도 함께 배출된다. 500mg 정도의 소금이 배출될 때마다 약 10mg의 칼슘이 소변으로 배출되어 골다공증을 부추긴다.

6 칼슘이 부족하면 얼음을 좋아하여 얼음을 씹어 먹게 되고, 아이들은 주의가 산만하고 집중력이 떨어진다.

7 육식을 하루 47g에서 142g으로 늘리면 소변으로 배출되는 칼슘양이 2배로 증가하여 골다공증과 신석이 생기기 쉽다.

8 불에 직접 구운 고기와 훈제고기의 N-나이트로소(N-nitroso)라는 성분은, 실험동물을 당뇨에 걸리게 할 때 사용하는 물질(streptozotocin)과 화학구조 및 기능이 거의 같아 당뇨에 걸릴 수 있다.

9 베이컨이나 파스트라미(pastrami)같이 가공된 고기는 암을 유발시키는 물질이 있으므로 피해야 한다.

10 소 간, 칠면조, 양고기, 참치, 쇠고기, 연어, 가자미, 새우, 돼지고

기, 치즈, 달걀, 오리고기, 베이컨, 소시지, 닭고기, 고구마 등은 숯불에 굽거나 고열을 가하면 강한 발암물질이 생기므로 약한 불에 조리하거나 끓여 먹는 게 좋다.

11 많은 양의 올리브오일은 담낭을 수축시키므로 담석이 담도를 막아 응급수술을 해야 할 경우가 생길 수 있다. 따라서 담석이 있는 사람은 올리브오일을 삼가야 한다.

12 오메가오일이든 식물성 기름이든, 모든 기름 종류는 냉장고에 보관해야 한다. 호두나 잣 같은 견과류도 껍질을 까면 오일이 산화되므로 즉시 냉장고에 보관해야 한다.

13 로열젤리는 냉동 보관해야 하고 화분(bee pollen: 벌이 뒷다리에 동그랗게 수집해 오는 꽃가루)은 냉장 보관해야 한다. 따라서 시중에 캡슐로 된 제품을 일반 진열대에 놓고 파는 것은 효과가 없다.

☞똑똑한 자연치료제 보관법 p.92

14 꿀을 뜨거운 물에 타면 꿀 안의 영양소가 다 파괴된다. 체온이나 실내온도와 비슷한 미지근한 물에 타 먹는 것이 좋다.

15 과일을 익기 전에 따거나, 다 익은 과일을 며칠 후에 먹게 되면 좋은 성분이 급속히 감소한다.

16 고혈압약, 신경안정제, 면역억제제를 먹는 사람은 자몽을 먹지 말아야 한다. 자몽은 이러한 약 성분을 분해하는 효소의 활동을 저해하여 약효가 지나치게 강해져 부작용을 일으킬 수 있기 때문이다.

17 피임약은 비타민 C, B_2, B_6, B_{12}, 엽산, 아연(zinc)의 수치를 감소시킨다. 특히 엽산이 세포 안으로 흡수되는 것을 방해하여 5년 이상 복용하면 자궁경부세포가 비정상적으로 되어 자궁경부이형증이 되고 나아가 자궁경부암이 될 수 있다. ☞자궁경부이형증 p.403

18 피임약, 이뇨제(Thiazide), 코티솔 등은 당뇨를 일으킬 확률을 높인다.

19 비만은 여러 가지 병의 원인이 된다. 항상 적당한 체중을 유지하기 위해 노력해야 하며, 살을 빼려면 반드시 변비부터 고쳐야 한다.

☞변비 p.235 ☞비만 p.256 ☞다이어트 수프 만들기 p.520

20 시중에 나와 있는 비타민은 다 인조비타민들이다. 이 중 저질 비타민들은 10% 정도밖에 흡수가 안 된다. 라벨을 잘 살펴보고 흡수율이 높은 질 좋은 비타민을 골라 먹어야 한다. ☞비타민이라고 다 똑같지 않다 p.70

21 최근 노인들의 귀가 어두워지는 증상은 비타민 B_{12}와 엽산 부족과 관련이 있는 것으로 나타났으며 알츠하이머병도 연관이 있는 것으로 밝

혀졌다. 가벼운 기억력 감퇴와 신경이상감각 증상은 비타민 B12를 복용하면 회복될 수 있다. ☞2권 비타민 B12 p.98

22 맥주의 호프는 프로락틴(prolactin)의 분비를 증가시켜 전립선을 비대하게 만든다. 모든 알코올, 특히 맥주, 와인, 정종은 전립선 비대와 직접적인 연관이 있다. ☞전립선비대증 p.418

23 살충제도 5–알파–리덕타제(5–alpha–reductase)의 작용을 증가시켜 전립선 비대를 촉진시킨다. 야채, 과일의 살충제를 잘 씻어 내고 유기농을 먹으면 더욱 좋다. ☞전립선비대증 p.418

24 신석이 있으면 칼슘을 먹지 말아야 한다고 알고 있는 것은 잘못된 정보이다. 식사 직전에 칼슘을 섭취하면 된다. 예방하려면 칼슘은 식전에 먹어야 한다. 자세한 원리는 ☞신석증 p.291

25 시금치에는 신석을 생기게 하는 수산(oxalic acid)이 많으므로, 물에 담가 두었다가 삶은 후 물기를 빼고 먹어야 한다. ☞신석증 p.294

26 아연(zinc)은 여드름 치료에 있어 항생제 테트라사이클린만큼 효과가 있다. 오메가–3오일과 달맞이꽃종자유(evenig primrose oil)를 같이 복용하고 티트리오일(tea tree oil)을 바르면 훨씬 효과적이다. ☞여드름 p.354

27 아연(zinc)은 커피나 차와 함께 먹으면 흡수가 저해되므로, 2시간 간격을 두고 먹어야 한다. ☞2권 아연 p.180

28 식사 때 차를 함께 마시면 철분의 흡수가 50%나 감소하므로, 차는 공복에 마시는 것이 좋다.

29 시금치와 고구마는 철분의 흡수를 감소시키므로 철분과 2시간 간격을 두고 따로 먹어야 한다.

30 어떤 21세 여성은 천연 치약으로 바꾸고 나서 천식이 없어졌으나, 전에 쓰던 치약을 다시 사용하고 10분 만에 천식이 도졌다. 치약에 들어 있는 여러 가지 화학물질과 인공색소, 인공향료가 원인이었다.

☞천식 p.436

31 참치(tuna), 가자미(halibut)는 수은(mercury) 함량이 높고 연어, 새우는 가장 낮다. 생선의 수은 함량 ☞ https://www.fda.gov/food/consumers/advice-about-eating-fish

32 천연종합비타민, 칼슘, 오메가-3오일, 셀레니움, 섬유질 등 5가지는 평소 건강 유지를 위해 기본적으로 복용해야 하는 자연치료제들이다. 여기에 야채, 과일 등 항산화 식품을 많이 먹고 비타민 C, E, B12, 엽산을 추가하면 노화도 지연시킬 수 있다.

☞연령별 추천 자연의학 치료제 p.87

33 1시간 운동하면 2시간 더 산다는 연구 결과가 있다. 그러나 운동은 자기 체력의 60% 정도를 넘지 않는 수준으로 하는 것이 좋다. 무리를 하면 오히려 노동이 되어 스트레스가 되고 몸을 해치기 때문이다.

The Doctor of the future will give no medicine,
but will interest his patients in the care of the human frame,
in diet, and in the cause and prevention of disease.

미래의 의사는 약을 주는 것이 아니라 환자 스스로가 자신의 체질과 음식,
병의 원인과 예방을 살펴보게 지도해 줄 것이다.

|

토머스 에디슨Thomas Edison

고국에 계신 여러분께 효과적인 자연의학 치료법과 건강을 유지하는 데 도움이 되는 유용한 정보를 알려드리려고 여러 해 동안 쉬지 않고 노력하여 이 책이 나오게 되었습니다. 이제 저를 낳아 주신 부모님과 나의 조국에 조금이나마 보은을 할 수 있다는 기쁨과, 이 책을 시작으로 자연의학이 고국에 널리 알려지고 정착되는 씨앗이 되기를 바라며 일생의 보람을 느낍니다.

이 책을 숙지하고 실천하면 스스로 자신과 가족의 건강을 개선하고 질병을 미리 예방하여 무병의 행복을 누릴 수 있다고 확신합니다!
뿐만 아니라, 요즘 한국에서도 자연의학 치료제에 대한 관심과 수요가 늘어나면서 저질 제품의 과대광고와 폭리로 아픈 사람들이 경제적, 시간적으로도 큰 고통을 당하는 일이 많다고 들었습니다. 이 책을 통하여 그러한 비양심적인 상행위에 피해를 입지 않도록 자연치료제에 대한 정확한 지식과 정보를 알려드립니다.

의사로서의 사명과 공부는 끝이 없다고 생각합니다. 앞으로도 계속 자연의학 연구와 치료에 정진하며 제 사이트와 저서를 통하여 건강한 삶을 누리는 데 필요한 가치 있고 유용한 정보들을 부지런히 알려드릴 계획입니다.

끝으로, 이 책을 출판해 준 책과이음과 박혜경 대표에게 깊은 감사를 드립니다.

Yours in good health,

이경원

찾아보기

ㄱ

ㄴ

ㄷ

ㄹ

ㅁ

ㅂ

ㅅ

ㅇ

ㅈ

ㅊ

ㅋ

ㅌ

ㅍ

ㅎ

기타